"十二五"职业教育国家规划教材

经全国职业教育教材审定委员会审定

 全国中医药行业高等职业教育"十二五"规划教材

中医药学概要

（供药剂及相关专业用）

主　编　封银曼（郑州市卫生学校）

副主编　陈洪群（南阳医学高等专科学校）

　　　　赵杰荣（濮阳市卫生学校）

　　　　张爱革（安阳职业技术学院）

　　　　曹　雨（哈尔滨市卫生学校）

编　委　（以姓氏笔画为序）

　　　　朱文慧（郑州市卫生学校）

　　　　杨　扬（甘肃省中医学校）

　　　　钟　恬（佛山市南海区卫生职业技术学校）

　　　　郝日晋（山西药科职业学院）

　　　　袁旭美（广东省江门中医药学校）

U0308436

中国中医药出版社

·北京·

图书在版编目(CIP)数据

中医药学概要/封银曼主编 . —北京：中国中医药出版社，2013.8（2016.2 重印）
全国中等医药卫生职业教育"十二五"规划教材
ISBN 978 – 7 –5132 –1513 –8

Ⅰ.①中… Ⅱ.①封… Ⅲ.①中国医药学 – 中等专业学校 – 教材 Ⅳ.①R2

中国版本图书馆 CIP 数据核字（2013）第 129787 号

中 国 中 医 药 出 版 社 出 版
北京市朝阳区北三环东路 28 号易亨大厦 16 层
邮政编码 100013
传真 010 64405750
三河市双峰印刷装订有限公司印刷
各地新华书店经销
＊
开本 787 × 1092 1/16 印张 19.25 字数 430 千字
2013 年 8 月第 1 版 2016 年 2 月第 2 次印刷
书 号 ISBN 978 – 7 – 5132 – 1513 – 8
＊
定价 39.00 元
网址 www. cptcm. com

全国中等医药卫生职业教育"十二五"规划教材
专家指导委员会

前　言

　　"全国中等医药卫生职业教育'十二五'规划教材"由中国职业技术教育学会教材工作委员会中等医药卫生职业教育教材建设研究会组织，全国120余所高等和中等医药卫生院校及相关医院、医药企业联合编写，中国中医药出版社出版。主要供全国中等医药卫生职业学校护理、助产、药剂、医学检验技术、口腔修复工艺专业使用。

　　《国家中长期教育改革和发展规划纲要（2010－2020年）》中明确提出，要大力发展职业教育，并将职业教育纳入经济社会发展和产业发展规划，使之成为推动经济发展、促进就业、改善民生、解决"三农"问题的重要途径。中等职业教育旨在满足社会对高素质劳动者和技能型人才的需求，其教材是教学的依据，在人才培养上具有举足轻重的作用。为了更好地适应我国医药卫生体制改革，适应中等医药卫生职业教育的教学发展和需求，体现国家对中等职业教育的最新教学要求，突出中等医药卫生职业教育的特色，中国职业技术教育学会教材工作委员会中等医药卫生职业教育教材建设研究会精心组织并完成了系列教材的建设工作。

　　本系列教材采用了"政府指导、学会主办、院校联办、出版社协办"的建设机制。2011年，在教育部宏观指导下，成立了中国职业技术教育学会教材工作委员会中等医药卫生职业教育教材建设研究会，将办公室设在中国中医药出版社，于同年即开展了系列规划教材的规划、组织工作。通过广泛调研、全国范围内主编遴选，历时近2年的时间，经过主编会议、全体编委会议、定稿会议，在700多位编者的共同努力下，完成了5个专业61本规划教材的编写工作。

　　本系列教材具有以下特点：

　　1. 以学生为中心，强调以就业为导向、以能力为本位、以岗位需求为标准的原则，按照技能型、服务型高素质劳动者的培养目标进行编写，体现"工学结合"的人才培养模式。

　　2. 教材内容充分体现中等医药卫生职业教育的特色，以教育部新的教学指导意见为纲领，注重针对性、适用性以及实用性，贴近学生、贴近岗位、贴近社会，符合中职教学实际。

　　3. 强化质量意识、精品意识，从教材内容结构、知识点、规范化、标准化、编写技巧、语言文字等方面加以改革，具备"精品教材"特质。

　　4. 教材内容与教学大纲一致，教材内容涵盖资格考试全部内容及所有考试要求的知识点，注重满足学生获得"双证书"及相关工作岗位需求，以利于学生就业，突出中等医药卫生职业教育的要求。

　　5. 创新教材呈现形式，图文并茂，版式设计新颖、活泼，符合中职学生认知规律及特点，以利于增强学习兴趣。

　　6. 配有相应的教学大纲，指导教与学，相关内容可在中国中医药出版社网站

（www. cptcm. com）上进行下载。本系列教材在编写过程中得到了教育部、中国职业技术教育学会教材工作委员会有关领导以及各院校的大力支持和高度关注，我们衷心希望本系列规划教材能在相关课程的教学中发挥积极的作用，通过教学实践的检验不断改进和完善。敬请各教学单位、教学人员以及广大学生多提宝贵意见，以便再版时予以修正，使教材质量不断提升。

中等医药卫生职业教育教材建设研究会

中国中医药出版社

2013 年 7 月

编写说明

《中医药学概要》是根据"全国中等职业教育教学改革创新工作会议"的精神，为适应我国中等医药卫生职业教育发展的需要，由中国职业技术教育学会教材工作委员会中等医药卫生职业教育教材建设研究会组织编写的全国中等医药卫生职业教育"十二五"规划教材之一。本教材主要供中等职业学校药剂专业学生使用。

本教材坚持"三基"（基本理论、基本知识和基本技能）、"五性"（思想性、科学性、先进性、启发性和适用性）、"三个贴近"（贴近学生、贴近岗位、贴近社会）的原则，以目前学科发展和实际需求为准，把握教材的深度、广度及难易度，力求做到内容科学严谨、文字表达准确、重点难点突出、结构规范统一。

本教材内容包括绪论、中医基础理论（阴阳五行、藏象、经络、病因病机、预防与治则）、诊断学、中药学、方剂与中成药。在教材编写过程中以现行的教学计划和教学大纲为纲领，结合了中药、方剂的最新研究成果，突出了实用性。

教材在编写过程中，广泛征求了多方面的意见，采取集体讨论、分工审定、主编负责的方法，多次召开编写会议，对教学大纲和编写大纲进行了讨论修改，然后分工编写。绪论由封银曼编写；第一篇中医基础理论第一章由钟恬编写；第二章、第四章由曹雨编写；第三章、第五章、第二篇诊断学由赵杰荣编写；第三篇中药学第八章至第九章由张爱革编写；第十章至第十三章由杨扬编写；第十四章至第十六章由袁旭美编写；第十七章至第二十章由陈洪群编写；第二十一章至第二十五章由郝日晋编写；第四篇方剂与中成药由封银曼、朱文慧编写。

为了体现中等职业卫生教育药剂专业的课程特色，本书在编写上作了一些尝试，并引用了部分教材和有关著作，在此向原作者和出版社深表敬意和感谢。同时对中等医药卫生职业教育教材建设研究会、中国中医药出版社领导的关怀和支持表示感谢。

由于时间紧，任务重，教材中难免会有疏漏之处，敬请各位专家、同行及使用者提出宝贵意见，以便再版时修订提高。

《中医药学概要》编委会
2013 年 7 月

目 录

第四篇　方剂与中成药

绪　　论

 知识要点

1. 中医学的基本特点。
2. 中医学理论体系的形成及发展。
3. 中医学的认知和思维方法。

中医药学具有数千年的悠久历史，是我国人民长期以来与疾病作斗争的智慧结晶，是我们优秀民族文化遗产中的一颗璀璨明珠。千百年来，中医药学为中华民族的繁衍昌盛和促进世界医学的发展作出了卓越的贡献。

通过长期的医疗实践，中医学逐步形成并发展成为独特的医学理论体系。它突出了人体是一个统一的整体，以阴阳五行学说为指导思想，以脏腑经络理论为核心，通过对人体客观的观察，进行综合的辨证分析来认识疾病，然后运用天然的植物、动物、矿物等药物来防治疾病。它重视人与自然及社会的关系，强调人的统一性，提倡养生保健，以预防为主。

一、中医学的形成和发展

早在原始社会，我们的祖先就在生活、劳动中求得生存和自身保护的简单措施，自发形成了医学的感性认识。随后在长期的生活实践中逐渐认识了对人体有益的植物，"神农尝百草"就生动地反映了人类发现草药的过程。随着时代的发展，动物药和矿物等药也相继出现。这些实践经验经过反复验证，不断更新、创造和发展，形成了中华民族特有的传统医药学理论体系。

（一）中医学的形成

中医学理论体系形成的标志是《黄帝内经》、《难经》、《伤寒杂病论》、《神农本草经》等医学经典书籍的相继问世。

1.《黄帝内经》　约成书于春秋战国时期，分《素问》、《灵枢》两部分，共18卷162篇，是我国最早的一部中医学经典著作。它系统地阐述了人体的组织结构、生理、病理，以及疾病的诊断、防治和养生等问题。其内容包括藏象、经络、病因、病机、诊法、辨证、治则、针灸和汤液治疗等方面。

2. 《难经》 约成书于西汉时期，传说为战国时秦越人所作。本书以问答形式阐述了人体的结构、生理、病因、病理，疾病的诊断、治疗及预防等问题。全书共提出八十一个医学理论难题，故称《黄帝八十一难经》。书中内容简明扼要，辨析精深微妙，在中医学典籍中常与《内经》并提，被认为是最重要的古典医籍之一。

3. 《伤寒杂病论》 为东汉末年张仲景所著。宋代·林亿、孙奇等人整理出版时，将其分为《伤寒论》和《金匮要略》两部分。《伤寒论》以《素问·热论》为基础，创造性地提出六经辨证及治疗原则，确立了六经辨证论治的纲领。《金匮要略》用脏腑病机理论对内伤杂病进行证候分类，共记载 40 多种疾病，融合理、法、方、药于一体，为中医临床的发展奠定了基础。后世将张仲景誉为"医圣"。

4. 《神农本草经》 约成书于秦汉时期，托名神农，是众多医家对中草药的第一次系统总结，被誉为中药学经典著作，也是中医学最早的药物学专著。书中收载 365 味药物，分上、中、下三品，上品 120 种，"无毒"；中品 120 种，"无毒有毒，斟酌其宜"；下品 125 种，"多毒不可久服"。该书以寒、热、温、凉分四性，酸、苦、甘、辛、咸分五味，并概述了服药方法和剂型选择原则，为中药学理论的形成和发展奠定了基础。

（二）中医学的发展

1. 晋、隋、唐时期 该时期由于丰富的医疗实践使中医学理论逐渐得到充实和发展。如晋代·皇甫谧的《针灸甲乙经》，发展了经络、腧穴和针灸治疗的方法和理论，是我国第一部针灸学专著。王叔和的《脉经》，提出 24 部脉，发展了脉学理论，成为中国现存最早的脉学专著。隋代·巢元方的《诸病源候论》，详述了疾病的病因病机和证候，是我国现存的第一部论述病因和证候学的专著。在中药方面，唐政府颁布了由苏敬等人主持编写的《新修本草》，又称《唐本草》，该书载药 844 种，是世界上最早的一部药典，对我国和世界医学的发展作出了重要的贡献。晋代·葛洪的《肘后备急方》、唐代·孙思邈的《千金方》、王焘的《外台秘要》，在脏腑辨证及处方用药等方面颇有建树，书中汇集了历代名方，是现代研究唐以前方剂的重要资料。

2. 宋、金、元时期 这个时期医学流派纷呈、百家争鸣，中医理论也因此有了突破性进展。在宋代由于活字印刷术的出现推动了我国科学文化的发展，大批医学经典书籍得以刊印。陈言（字无择）的《三因极一病证方论》，提出了"三因学说"；钱乙的《小儿药证直诀》，发展了脏腑辨证理论；唐慎微编著的《经史证类备急本草》，后世简称《证类本草》，该书载药 1455 种；《太平圣惠方》为广泛收集民间效方集体编写而成，共 100 卷，载方 16834 首，是一部理、法、方、药较为系统完整的大型医书；《圣济总录》共收载药方约 2 万首，既有理论，又有经验，内容极为丰富；《太平惠民和剂局方》载方 788 首，是我国历史上第一部由政府编制的成药药典；陈自明的《妇人大全良方》、严用和的《济生方》等，都是实践经验的总结，对后世方剂学的发展有很大影响。杜清碧的《敖氏伤寒金镜录》，论述了各种舌苔所主证候及治法，是我国现存第一部验舌专著。

金元时期出现了四大医学流派：以刘完素为代表的"寒凉派"，认为五运六气，火热居主要地位，发病病机也以火热为主，六气皆可从火化，因而他大力倡导火热论，治疗上以清热通利为主，善用寒凉药物；以张子和为代表的"攻下派"，认为任何疾病都是由邪气所致，因此治病就是要攻邪，邪气去而人身的元气自然恢复；以李东垣为代表的"补脾派"，认为人体内在元气充足时诸病不生，而元气的充足与否主要取决于脾胃有无受伤；以朱丹溪为代表的"滋阴派"，认为人体阳常有余，阴常不足。通过他们之间的学术争鸣，对我国医学理论的发展起着积极的促进作用。

元代·危亦林的《世医得效方》中，关于麻醉药的使用及对脊柱骨折采用悬吊复位法的记载，较之英国达维斯提出此法要早 600 多年，在伤科史上有很突出的成就。

3. 明、清时期　是中医学理论的综合汇通和深化发展阶段，这一时期出现了很多综合性医学书籍。在明代，楼英的《医学纲目》和王肯堂的《证治准绳》，通论了中医基础理论及临床各科证治；我国伟大的医药学家李时珍，历时 27 年，编写了《本草纲目》这一科学巨著，全书 52 卷，载药 1892 种，并按药物的自然属性和生态条件分为 16 部、60 类，是当时最完备的分类系统，也是我国科学史上极其辉煌的硕果；朱橚编纂的《普济方》，载方 61739 首，是我国现存最大的一部方书；张介宾的《景岳全书》对内、外、妇、儿等各科临床辨证论治作了较系统的分析，全面论述了中医基本理论，治法以温补为主；赵献可的《医贯》对命门学说发展影响较大；李中梓提出"先后天根本论"，认为"肾为先天之本"，"脾为后天之本"，治疗疾病当固先后天之根本，至今仍有重要意义。清代，吴谦等编写的《医宗金鉴》，以歌诀体概括疾病诸证的辨证施治，切于实际，易学易用；陈梦雷主编的《古今图书集成·医部全录》更是集古今医书和临床各科之大成，为后世习医者提供了极大方便；赵学敏的《本草纲目拾遗》，全书载药 921 种，大大丰富了我国药学宝库。叶天士、薛生白、吴鞠通、王孟英温病四大家，对温热病的病因、传变、诊断及治疗进行了系统的总结，创立了卫气营血和三焦辨证，形成了比较系统而完整的温病学说，从而使温病成为独立于伤寒之外的一门学科，为丰富和发展中医学作出了巨大的贡献。

11 世纪我国就开始应用"人痘接种法"来预防天花，到 16 世纪出现了专著《种痘新书》，17 世纪流传到欧亚各国，成为人工免疫法的先驱。明末·吴又可著《温疫论》，在当时没有显微镜的条件下，提出了传染病的病因是一种叫"戾气"的致病物质，传染途径是从口鼻而入。这种科学的见解，成为我国病因学说发展中的里程碑。

4. 新中国成立后　在党的中医政策的光辉指引下，中医药事业得到了很大的发展。1958 年毛泽东同志提出"中国医药学是一个伟大宝库，应当努力发掘，加以提高"的指示；1986 年中央人民政府批准成立国家中医药管理局；2003 年我国第一部专门的中医药行政法规颁布实施。随着中医药学的发展，中医服务和中医药特色优势也得到不断提高，中医药事业的辉煌成绩，愈来愈受到各国医药界乃至科技界的重视，中医中药、针灸、气功、推拿、食疗、抗衰老、舌诊、脉诊等方面的研究成果，在国际上也享有盛誉，近年来掀起了全球性的"中医热"，说明了中国传统医药具有独特的优势和强大的生命力。"国家发展医药卫生事业，发展现代医药和我国传统医药"已写进了中华人民共和国的宪法之内，中国医药学必将走向现代化、走向世界、走向未来。

二、中医学的基本特点

中医学在长期的医疗实践中，逐步形成了以整体观念为指导思想和以辨证论治为诊治特点的医学理论体系。其基本特点是整体观念和辨证论治。

（一）整体观念

整体，就是统一性。中医学认为人体是一个有机的整体，构成人体的各个组成部分之间，在生理上是相互协调的，在病理上也是相互影响的。同时还认为人体与自然环境、社会环境之间也是一个密切相关的整体。这种内外环境的统一性和机体自身整体性的思想，称之为整体观念。这个思想贯穿于生理、病理、诊法、辨证、治疗等整个中医理论体系之中。

1. 人体是一个有机的整体 中医学认为，人体是以五脏为中心，通过经络系统把六腑、五体、五官、五窍、四肢等全身组织器官联成一个有机的整体。人体是由心、肝、脾、肺、肾等五脏，胆、胃、小肠、大肠、膀胱、三焦等六腑，筋、脉、肉、皮、骨等五体，以及目、舌、口、鼻、耳、前后二阴等诸窍共同组成的。所有的器官都必须通过经络沟通相互联系，这种联系具有独特的规律，即一脏、一腑、一体、一窍构成一个系统。如：心、小肠、脉、面、舌等构成心系统。每一个系统皆以脏为核心，故五大系统以五脏为中心。五脏代表着人体的五个系统，人体的所有器官都可以包括在这五个系统之中，这种五脏一体观反映了人体内部脏腑不是孤立的，而是相互关联的有机整体的思想。一旦发生疾病，脏腑之间、脏腑与体表组织之间也必然相互影响。所以通过诊察五官、形体、色脉等外在的变化，可以了解内在脏腑的病变，从而作出正确的诊断。如心通过经络与舌相连，心脏有病，可反映于舌，所以望舌可了解心的病变，心火上炎，则舌尖红肿疼痛。

2. 人与自然界密切相关 人生活在自然界中，自然界存在着人类赖以生存的必要条件。人体内在的生理活动与外界的自然环境之间密切联系，中医学称之为"人与天地相应"。如各种生物在自然界气候影响下，有春生夏长秋收冬藏的变化。人体也不例外，当春夏阳气发泄时，人体气血容易趋向于表，表现为皮肤松弛多汗少尿；而秋冬阳气收藏时，人体气血容易趋向于里，表现为皮肤致密少汗多尿。这种人体对自然界的适应表现在对地理环境、居住条件等许多方面，一旦自然界的变化超过了人体的适应能力，或者由于人体的机能减退，不能对自然界的变化作出适应性的调节时就会发生疾病，这些疾病不但有季节性的差别，如春季多温病，夏季多泻痢，秋季多疟疾，冬季多伤寒，而且还与地理环境、居住条件都有一定的关系，即使是昼夜的变化对病情也有一定的影响。因此在治疗疾病时，还必须考虑到自然界的因素，做到因时、因地制宜。

3. 人与社会环境相统一 人不单是生物个体，而且是社会的一员，具备社会属性。社会环境不同，人体的身心功能和体质也不同。良好的社会环境，融洽的人际关系，有利于身心健康；否则可使人精神压抑，或紧张恐惧，安全感与稳定感低下或缺失，从而导致身心疾病的发生。所以，人生活在复杂的社会环境中，必须不断自我调节，与之相适应，才能维持生命活动的稳定、平衡和协调，即人与社会环境的统一性。

（二）辨证论治

辨证论治是中医认识疾病和治疗疾病的基本法则，是中医学诊断疾病的基本原则和独特的方法。也是中医学的基本特点之一。

"辨"，有辨别、甄别之意，"证"即证候，是机体在疾病发展过程中某一阶段或某一类型的病理概括。所谓辨证就是将望、闻、问、切四诊所收集的症状与体征，通过分析、综合，辨清其疾病的原因、性质、部位和邪正之间的关系，从而概括判断出为何种证候。论治，是根据辨证的结果，确定相应的治疗方法。辨证是决定治疗的前提和依据，论治是治疗疾病的手段和方法。所以说辨证论治的过程，就是认识疾病和处理疾病的过程。辨证与论治，是诊治疾病过程中相互联系不可分割的两个方面，是理论和实践的有机结合，是理、法、方、药理论体系在临床上的具体运用，是指导中医临床工作的基本法则。

辨证论治既不同于"对症治疗"，也不同于现代医学的"辨病治疗"。由于一个疾病的不同阶段可以出现不同的证候，而不同的疾病有时在其发展过程中，却可以出现相同的证候。因此，同一疾病由于证候不同治疗方法也就不同，而不同的疾病只要出现相同的证候，就可以采用相同的治疗方法，这就是中医"同病异治"和"异病同治"的道理所在。这种针对疾病发展过程中，不同性质的矛盾用不同的方法去解决的做法，就是辨证论治的精神实质。

三、中医学的认知和思维方法

中医学的认知与思维方法，是在长期医疗实践的基础上，运用中国古代哲学的认知与思维方法，对人体的组织结构、生理功能、病因、病机、养生与治则等进行分析、归纳和总结，逐渐形成了中医学的理性认识。因此了解并掌握中医学所特有的认知与思维方法，是学习和理解中医学基本理论的入门途径和必要手段。

（一）整体恒动

恒动，就是不停地运动、变化和发展。中医理论认为：一切物质，都处于永恒而无休止的运动之中，"动而不息"是自然界的根本规律，是物质的固有属性和存在形式。自然界的各种现象包括生命活动、健康、疾病等都是物质运动的表现形式，其内容有以下几个方面：

1. **生理上**　人体脏腑组织的生理功能都处于永恒无休止的运动变化中，如生命活动的生、长、壮、老、已过程，充分体现了"动"。欲维持健康，就要经常锻炼身体，即"生命在于运动"。又如人体对饮食物的吸收，津液的代谢，气血的循环，物质与功能的相互转化等，都是在机体内部以及机体与外界环境之间阴阳的运动变化之中实现的。

2. 病理上 从病因作用于机体到疾病的发生、发展、转归，整个过程始终处于不停的发展变化之中。如外感风寒表证未及时治疗，则可入里化热，转为里热证；实证日久不愈可转为虚证等。

3. 疾病防治上 一切病理变化，都是阴阳矛盾运动平衡失调的结果。治病必求其本，以平为期，治疗应以扶正祛邪、调整阴阳的动态平衡为基本原则。中医学的未病先防，既病防变的思想，就是运用运动的观点去处理健康和疾病的矛盾，调整人体的阴阳偏盛偏衰，使之处于生理活动的动态平衡。所以，中医学养生及防治疾病的基本思想，均体现了动静互涵的恒动观念。

（二）取类比象

取类比象，又称"援物比类"，是自然科学中常用的思维方法。它是在比较法的基础上，根据两个对象之间在某些方面的相似或相同，推出它们在其他方面也可能相似或相同的一种逻辑方法。

中医对于疾病的认知，采取"取类比象"的整体性观察方法，通过对现象的分析，以探求其内在机理，进行辨证论治。如中医学用取类比象法探求疾病的病因：古代医家认为人体四肢和头部不自主地震颤、摇动，严重时甚则突然仆倒、半身瘫痪等病症，是由风引起的，就像自然界中的风一样，具有"动"的特点。在治疗疾病的具体方法上，中医经常利用取类比象法：如治疗上部火旺，用"釜底抽薪法"，治疗阴虚肠液枯涸，大便秘结，用"增水行舟法"等；在用药上也采用取类比象法：如用外形像人体脏器的药食作比治病，如核桃仁酷似人脑沟回，故用之补脑，葛根含有丰富粉质而能吸收湿气用于泄泻，沙苑子、五味子形似人体之肾，故为补肾之要药。

取类比象法在许多情况下尽管十分有效，但也存在局限性。由取类比象所得的结论不一定都是可靠的，必须通过实践检验。因事物之间，既有同一性，又有差异性。同一性提供了类比的逻辑依据，差异性则限制了类比结论的正确性。相似的两个对象之间，总存在一定差异，如果推导的内容正好是它们的不同点，那么，推出的结论就会发生错误。因此，取类比象得出的结论，还必须进行具体分析，不可盲从。

（三）以表知里

以表知里是通过观察事物的外在表现，来分析判断事物内在状况和变化的一种思维方法。此法在各门学科中广泛应用。中医学中，以表知里法应用最为普遍，古代医家称之为"有诸内，必形之于外"，藏象学说即为最好的例证。所谓藏，是指藏于体内的内脏；象，指表现于外的生理、病理现象。例如肺，是藏于体内的内脏；呼吸，是表现于外的生理功能；咳嗽、气喘、咯血是表现于外的病理现象。没有藏就没有象，象是由藏产生的。二者是不可分割的整体，通过对象的观察，就能分析判断内脏的功能盛衰，即是以表知里法的具体应用。

（四）演绎推理

演绎是从一般到个别的推理。演绎推理是一种必然性推理，其推出的结论正确与否主要取决于推理的前提是否正确和推理的形式是否合乎逻辑规则。在推理的形式合乎逻辑的条件下，只要前提真实，一定能得出真实的结论。中医学中演绎常被用来阐释人体的生命活动、疾病的诊断和治疗。如木有生长升发、条达舒畅的特性，肝属木，所以肝也具有生长升发、条达舒畅的生理特点。土克水，脾属土，所以健脾可消除水肿。

同步训练

一、单项选择题

1. 下列不属于"症"的是（　　　）
　　A. 头痛　　　　　　B. 发热　　　　　　　C. 感冒　　　　　　　D. 出血
2. 我国现存最早的系统论述中医学理论的著作是（　　　）
　　A.《黄帝内经》　　B.《伤寒论》　　　　　C.《难经》　　　　　D.《神农本草经》
3. 中医学中成功应用辨证论治的第一部专著是（　　　）
　　A.《黄帝内经》　　B.《伤寒杂病论》　　　C.《难经》　　　　　D.《新修本草》
4. 我国第一部药典是（　　　）
　　A.《本草纲目》　　B.《新修本草》　　　　C.《本草经集注》　　D.《神农本草经》
5. 人体是一个有机的整体，其中（　　　）
　　A. 以五脏为中心　B. 以六腑为中心　　　C. 以经络为中心　　D. 以五官为中心

二、名词解释

1. 辨证论治
2. 整体观念
3. 同病异治
4. 异病同治

三、问答题

1. 试述中医学的基本特点。
2. 辨证与论治有何关系？

第一篇　中医基础理论

第一章　阴阳五行

 知识要点

1. 阴阳、五行的概念；阴阳、五行的属性归类。
2. 阴阳学说的基本内容。
3. 五行的特性及五行生克乘侮规律。
4. 阴阳学说、五行学说在中医学中的应用。

阴阳学说属于中国古代的辩证法思想，是中华民族在长期的生产和生活实践中逐渐形成的哲学思想体系之一。阴阳学说认为，宇宙万物是由阴阳两种势力或力量的相互作用而产生、发展和变化的，阴阳是宇宙的根本规律。《易传·系辞上》云："一阴一阳之谓道。"

五行学说属于中国古代的本原论和系统论。哲学家在寻找和思索宇宙的本原物质的过程中，从中抽象、概括了木、火、土、金、水五种基本元素，一方面用于解释和说明构成世界的本原，另一方面根据五行之间相互资生和相互制约的特性，去阐释自然界事物或现象的发生、发展、变化的内在规律。

阴阳五行学说，作为我国古代的自然观和方法论，广泛应用于许多学科领域。古代医学家将阴阳五行学说引入医学领域，用于揭示或说明人体的组织结构、生理特性、病理变化、辨证论治、预防养生等方面，已经成为中医学基础理论体系不可分割的组成部分，是贯穿于整个中医基础理论体系的思想渊源和重要理论。

第一节　阴阳学说

一、阴阳的基本概念

(一) 阴阳的含义

阴阳是对自然界相互关联的事物或现象对立双方属性的概括，也是对一切事物或现象内部对立双方的概括。

阴阳学说源于古人在生产生活实践中对宇宙万物的长期观察。阴阳最初始的含义是非常朴素和直观的，是指日光的向背而言，朝向日光者为阳，背向日光者为阴。如天为阳，地为阴；白天为阳，夜晚为阴。另外，阴阳又可代表同一事物内部相互对立的两个方面，如外为阳，内为阴；上为阳，下为阴。《素问·阴阳应象大论》指出："阴阳者，天地之道也，万物之纲纪，变化之父母，生杀之本始，神明之府也。治病必求于本。"

(二) 事物、现象阴阳属性的划分

宇宙间的任何事物都可以概括为阴和阳。一般而言，凡是静止的、内守的、下降的、寒冷的、物质的、晦暗的、抑制的都属于阴；凡是运动的、外向的、上升的、温热的、功能的、明亮的、兴奋的都属于阳（表1-1）。而在世界万物中，尤以"水火"最能代表阴阳的属性，如《素问·阴阳应象大论》指出："水火者，阴阳之征兆也。"

表1-1　事物、现象阴阳属性归纳表

属性	空间	时间	季节	温度	湿度	质量	亮度	事物运动	事物状态
阳	上、外	昼	春夏	温热	干燥	轻	明亮	上升、动	兴奋、亢进
阴	下、内	夜	秋冬	寒凉	湿润	重	晦暗	下降、静	抑制、衰退

二、阴阳学说的基本内容

阴阳学说的基本内容可概括为阴阳对立、阴阳互根、阴阳消长、阴阳转化四个方面。

(一) 阴阳对立

阴阳对立是指任何事物或现象都存在相互对立的阴阳两个方面，如寒与热，动与静，升与降，水与火等。阴阳两个方面的相互对立，主要表现为阴阳的相互制约，防止对方过胜。正是阴阳的相互对立制约，才能维持阴阳之间的动态平衡，推动着事物的发生和发展。

（二）阴阳互根

阴阳互根是指相互对立的双方具有相互依存、相互为用的关系。阴阳双方都以对方作为自己存在的基础或前提条件，其中一方的存在是以另一方的存在为前提和条件，而且双方有着相互依存、相互资生等关系。阴阳相互依存，表现在阴以阳的存在为前提，阳以阴的存在为前提，无阴就无所谓阳，无阳也就无所谓阴。以方位的上下言，上为阳，下为阴，上以下为前提而存在，而下以上为前提而存在。没有上，也就无所谓下，没有下，也就无所谓上。

（三）阴阳消长

阴阳消长是指自然界一切事物或现象互相对立着的两个方面，不断运动变化，始终处于此消彼长、此长彼消的恒动之中。阴阳之间的消长关系，在一定限度内保持着动态平衡，以维持事物的正常发展和变化。比如四时气候的变化，从冬至春及夏，气候从寒冷逐渐转暖变热；由夏至秋及冬，气候由炎热逐渐转凉变寒。昼夜变化，从子夜到中午，阳气渐盛，人体的生理功能逐渐由抑制转向兴奋，即阴消阳长；而从中午到子夜，阳气渐衰，则人体的生理功能由兴奋渐变为抑制，即阳消阴长。人体只有处在这种阴阳消长的运动中，才能维持正常的生命活动。

（四）阴阳转化

阴阳转化是指阴和阳在一定的条件下可以向各自相反的方向转化，即阳转化为阴，阴转化为阳。如果说阴阳的消长是一个量变的过程，那么阴阳转化则是在量变基础上的质变。从量变到质变，必须要在一定的条件下才能实现。这个条件就是阴阳运动变化发展到了极点，因此，"极"是阴阳转化的条件。这个"极"就是自然界中"物极必反"规律之"极"。如动极则静，静极则动；寒极生热，热极生寒；升极则降，降极则升；盛极必衰，衰极必盛等等。事物发展变化到了极点，必然向相反的方向转变，这是自然界普遍的规律。如四季的气候变化，由春温、夏热、秋凉到冬寒，是一个转化的过程。温热病极期，高热、口渴、面赤、烦躁、脉数，甚至神昏，可在一夜之间，突然出现面色苍白、四肢厥冷、血压下降、脉微欲绝的危重证候，由阳热证转变为阴寒证。

三、阴阳学说在中医学中的应用

阴阳学说是中医理论体系的重要组成部分，其广泛应用于中医学的各个方面，如用以说明人体的组织结构、生理、病理，并用以指导对疾病的诊断、预防和治疗。

（一）说明人体的组织结构

人体是一个内外上下相互联系的整体，但可划分为阴阳两个部分，《素问·宝命全形论》指出："人生有形，不离阴阳。"阴阳学说对人体的部位、脏腑、经络、形气等的阴阳属性，都做了具体划分（表1－2）。

表1－2　说明人体组织结构

属性	人体部位	组织结构
阳	表、上、背、四肢外侧	皮毛、六腑、手足三阳经、气
阴	里、下、腹、四肢内侧	筋骨、五脏、手足三阴经、血

（二）说明人体的生理功能

人体正常的生命活动，是阴阳双方保持对立统一、协调关系的结果。凡组织结构和气血津液等物质属于阴，这些物质所发挥的功能属于阳。物质是功能的基础，功能是物质的反映，没有物质的摄入就没有生理功能，而另一方面，生理功能又消耗物质，有助于物质的摄入。这种物质与功能之间的对立统一关系，说明了人体生理活动的基本规律。正如《素问·生气通天论》："阴平阳秘，精神乃治。阴阳离决，精气乃绝。"

（三）说明人体的病理变化

阴阳学说用来说明病理变化，是因致病因素作用于机体，破坏了阴阳的动态平衡，出现阴阳偏胜或偏衰的结果（表1－3）。

表1－3　说明人体病理变化

阴阳胜衰	病理状态	病理	临床表现
阴偏胜	阴高于正常水平	阴胜则寒	恶寒、怕冷、无汗、全身冷痛、脉紧
阳偏胜	阳高于正常水平	阳胜则热	发热、汗出、面赤、口渴、脉洪数
阴偏衰	阴低于正常水平	阴虚则热	五心烦热、盗汗、舌红少津、脉细数
阳偏衰	阳低于正常水平	阳虚则寒	形寒肢冷、面色㿠白、舌淡、脉沉迟无力

（四）指导疾病的诊断

《素问·阴阳应象大论》提出："善诊者，察色按脉，先别阴阳。"临床诊断，运用阴阳理论，主要是辨别症状的阴阳和证候的阴阳（表1－4）。

表1－4　指导疾病的诊断

类别	疾病部位	疾病性质	正邪力量对比	面色	四肢	脉象
阴证	里证	寒证	虚证	苍白	手足不温	迟
阳证	表证	热证	实证	面赤	手足发热	数

（五）指导疾病的治疗

运用阴阳理论指导对疾病的治疗，主要体现在药物气味阴阳属性的划分、治则和各种治法等方面（表1－5）。

表 1 - 5　指导疾病的防治

阴阳胜衰	病理	治疗方法	用药药性	用药药味
阴胜	阴胜则寒	寒者热之	温热	辛
阳胜	阳胜则热	热者寒之	寒凉	苦
阴衰	阴虚则热	补阴	偏寒	甘
阳衰	阳虚则寒	补阳	偏热	甘

(六) 指导养生防病

人与自然界息息相关，外界环境中的阴阳消长势必影响到人体内在的阴阳变化，如果机体内部的阴阳变化能保持与自然界阴阳变化协调一致，就能保持身心健康，益寿延年。在一年四季中，要顺其四时，调其阴阳，提高预防疾病的能力，春夏季节阳气偏旺，要注意"春夏养阳"；秋冬季节阴气偏盛，要注意"秋冬养阴"。维持内外环境的统一，不使阴阳偏盛偏衰，是摄生防病的根本。如果不能分别四时，把握阴阳，就会导致疾病的发生。

第二节　五行学说

一、五行的概念

(一) 五行的含义

五行，是指木、火、土、金、水五种元素及其运动变化。其中，"五"是指构成宇宙本原的五种物质性元素，即木、火、土、金、水；"行"即运动、变化。最初人们只认识到这五种物质是人类生活中不可缺少的基本元素，后来人们把这五种物质的相互关系加以抽象推演，用来说明整个物质世界，形成了五行学说。

(二) 五行属性

五行虽然来自具体事物木、火、土、金、水，但是已经超越木、火、土、金、水具体物质本身，具有抽象的内涵和普遍意义。

1. 木的特性　"木曰曲直"。曲，弯曲；直，伸展。木具有能伸、能曲、能直等属性。故凡具有生长、升发、伸展、舒畅等特征和作用趋势的事物和现象，均归属于木。

2. 火的特性　"火曰炎上"。炎，炎热；上，上升。火具有燃烧、炎热、上升、向上等属性。凡具有炎热、发热、明亮、升散、上升等特征和作用趋势的事物和现象，均归属于火。

3. 土的特性　"土爱稼穑"。"爱"通假"曰"；稼，播种；穑，收获。谷物的播种和收获都是以土为基础，因此，土具有孕育生机、长养万物等属性。凡具有生化、长养、承载、受纳等特征和作用趋势的事物和现象，均归属于土。

4. 金的特性　"金曰从革"。从，顺应；革，变革、革除。金属具有变应、易变、肃杀、沉降、凝聚等属性。凡是具有易变、肃杀、收敛、沉降等特征和作用趋势的事物和现象，均归属于金。

5. 水的特性　"水曰润下"。润，滋润；下，沉降、向下。水具有滋润万物、闭藏生机和沉静寒冷等属性。凡是具有滋润、下降、闭藏、寒冷等特征和作用趋势的事物和现象，均归属于水。

（三）事物五行属性归类

五行学说以五行的属性和规律为依据，运用取象比类、归纳推理和演绎推理等逻辑方法，将自然界各种相同、相似或相关的事物和现象，分别纳入木、火、土、金、水五行系统之中，从而形成人类认识自然和生命的五行系统理论（表1-6）。

表1-6　事物属性的五行分类

自然界						五行	人体					
五味	五色	五气	五化	五方	五季		五脏	五腑	五官	五体	五志	五液
酸	青	风	生	东	春	木	肝	胆	目	筋	怒	泪
苦	赤	暑	长	南	夏	火	心	小肠	舌	脉	喜	汗
甘	黄	湿	化	中	长夏	土	脾	胃	口	肉	思	涎
辛	白	燥	收	西	秋	金	肺	大肠	鼻	皮	悲	涕
咸	黑	寒	藏	北	冬	水	肾	膀胱	耳	骨	恐	唾

二、五行学说的基本内容

（一）五行相生、相克

1. 五行相生　生，即资生、助长、促进之意。相生是指五行之间有序地递相资生、助长、促进等作用和关系。五行相生的规律为：木生火，火生土，土生金，金生水，水生木（图1-1）。

在五行相生的关系中，任何一行都存在着"生我"者和"我生"者双向关系，《难经》称之为"母子"关系。"生我"者为我之"母"，"我生"者为我之"子"。以木为例，"生我"者是水，水为木之"母"；"我生"者是火，火为木之"子"。

2. 五行相克　克，克制、制胜、制约之意。五行相克是指五行之间有序地克制、抑制和制衡的作用和关系。五行相克的规律为：木克土，土克水，水克火，火克金，金克木（图1-1）。

在五行相克的关系中，任何一行都同时并存着"克我"和"我克"双向作用，《内经》称之为"所不胜"和"所胜"的关系。"克我"者是我的"所不胜"，"我克"者是我的"所胜"。以木为例，"克我"者是金，金是木的"所不胜"，"我克"者是土，土是木的"所胜"。

相生和相克是不可分割的两个方面，如果没有相生，就没有事物的发生、发展、成长；如果没有相克，就不能维持事物正常的、有序的和协调的发生、发展、成长。因此，必须生中有克，克中有生，相反相成，才能维持和促进事物相对的平衡协调和运动变化，即生克制化。

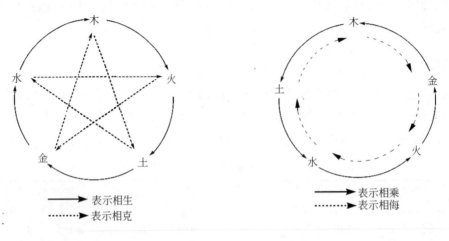

图 1－1　五行生克关系示意图　　　　　图 1－2　五行乘侮关系示意图

（二）五行相乘、相侮

相乘、相侮，是五行之间正常的相克关系遭到了破坏，而出现的异常制约关系。

1. 五行相乘　相乘：乘，是乘虚侵袭之意，相乘即相克太过，亦即五行中的某一行对被克的一行克制太过。引起相乘的原因，主要有两个方面。一是主乘方过于强盛；二是被乘方过于虚弱。正常状态下木能克土，如木过于亢盛，而金又不能正常地克制木时，木就会过度地克土，使土更虚，这就是木乘土（图 1－2）。

2. 五行相侮　相侮：侮，即欺侮，相侮是指恃强凌弱，反克为害。即五行中的某一行本身太过，使克它的一行无法制约它，反而被它所克制，所以称为反克，或反侮。比如，在正常情况下水克火，但当水太少或火过盛时，水不但不能克火，反而会被火克，即火反克或反侮水（图 1－2）。

五行相乘相侮的关系用来说明事物的异常状态。相乘和相侮都是异常的相克现象，两者之间既有区别又有联系。相乘是按照五行相克次序发生的过强克制，从而形成五行系统内部相克作用和关系的异常；相侮是与五行相克次序发生相反方向的控制太过，造成了五行系统相克制衡的破坏。两者之间的关系是在发生相乘时，也可同时发生相侮；发生相侮时，也可同时发生相乘。如木过于强盛时，既可以乘土，也可以侮金；金虚弱时，既可以遭受木的反侮，也可以受到火乘。

三、五行学说在中医学中的应用

五行学说作为我国重要的哲学思想，渗透到中医学的方方面面，并且成为中医学理论体系中重要的组成部分。中医学应用五行学说探讨人体的生理功能和病理变化，并用以指导疾病的诊断、判断疾病的预后、确立疾病的防治原则。

（一）说明五脏的生理功能及相互关系

1. 说明五脏的生理功能　五行学说，将人体的内脏分别归属于五行，以五行的特性来说明五脏的生理功能。例如：木有生长生发、舒畅条达之性，肝喜条达而恶抑郁，有疏通气血、调畅情志的功能，故肝属木。

2. 说明五脏之间的相互关系　五脏的功能活动不是孤立的，而是互相联系的。中医学的五行学说不仅用五行的特性说明五脏各自的功能特点，而且还运用五行生克制化的理论来说明脏腑生理功能的内在联系，即五脏之间存在着既相互资生又相互制约的关系。例如：用木生火，肝藏血以济心来说明五脏之间的联系；用水克火，肾水滋润上行以制约心火来说明五脏之间相互制约的关系。

（二）说明脏腑病变的相互影响

五行学说不仅可以说明在生理情况下，脏腑间的相互关系，而且也可用以说明在病理情况下，脏腑间的互相影响。例如：用"母病及子"来说明病变由母脏传及子脏，用"木旺乘土"来说明肝木克伐脾土等。

（三）指导疾病的诊断

五行理论指导疾病的诊断，主要运用五行归类的方法，将病变的脏、腑、体、窍与病证表现的脉、色、味、声、形、舌等进行联系，来确定病证的诊断。也就是将四诊得来的资料，运用五行理论，进行归类分析，从而作出证候判断。如《难经·六十一难》指出："望而知之者，望见其五色，以知其病。闻而知之者，闻其五音，以别其病。问而知之者，问其所欲五味，以知其病所起所在也。切而知之者，诊其寸口，视其虚实，以知其病，病在何脏腑也。"

（四）指导疾病的防治

临床上，运用五行理论，在预防疾病的传变、确立治疗原则和治疗方法等方面有着重要的指导意义。

1. 预防疾病的传变　五行理论在预防疾病传变中的运用，主要是针对脏腑病的传变而言。脏腑病传变有多种形式，按五行生克乘侮规律传变，是其形式之一。临床诊治疾病时，要仔细分析疾病的发展趋势，早期防治以阻断病势的传变。如肝病之实证，有传脾之趋势，此时虽无脾病的症状，可在治疗肝病的同时，加以补脾，脾气充实，可抵抗肝邪之来袭。《难经·七十七难》指出："见肝之病，则知肝当传之于脾，故先实脾气，无令得受肝之邪。"

2. 确立治则和治法

（1）**补母治则**　主要用于脏腑病变中母子关系失调的虚证，如《难经·六十六难》指出："虚则补其母。"临床上，"水不涵木"是由于肾阴不足、不能滋养肝木，导致肝阴不足、肝阳上亢的病证。肾属水,肝属木,水能生木。现肾水不足,不能生养肝木,导致肾肝两脏阴亏。肝体阴而用阳,肝阴不足,则肝阳上亢。病证主要表现在肝,而其病本在肾。肝为子脏,肾为母脏,虚则补其母,补益肾水,滋养肝木,以涵敛肝阳,"滋水涵木"是其具体治法。

(2) 泻子治则　主要用于脏腑病变中母子关系失调的实证,如《难经·六十六难》指出:"实则泻其子。"临床上,肝火炽盛证,烦躁易怒,面红目赤,舌红苔黄,脉弦数,为木火旺盛之实证,据实则泻其子原则,治疗上,在清泻肝火的同时,须泻心火,泻心火有助于泻肝火。

(3) 抑强治则　主要用于相克太过或反克所致的相乘病证或相侮病证。抑制强盛的一方,则被克制的一方易于恢复正常。如肝木之气太过,乘脾犯胃,称为"木旺乘土",临床上出现肝脾不调或肝胃不和的病证。治疗上以疏木为主,疏肝运脾或疏肝和胃。若脾土壅滞,反克肝木,称为"土壅木郁",治疗上当运脾和胃兼疏肝解郁。

(4) 扶弱治则　主要用于克制不及或因虚被乘、被侮的病证。如肝木虚不能克制脾土,导致脾胃失健,称为"木不疏土",治疗上补肝木之虚为主,兼以健脾和胃。又如肾水不足,反为心火所侮,出现水火不交证,治疗上补肾水为主,兼降心火。

同步训练

一、单项选择题

1. 阴阳在一定范围内的消长保持动态平衡称为 (　　)
   A. 阴阳对立　　　　B. 阴阳转化　　　　C. 阴阳离决　　　　D. 阴平阳秘
2. 阴阳的转化是 (　　)
   A. 绝对的　　　　　B. 有条件的　　　　C. 必然的　　　　　D. 偶然的
3. 根据五行归类,属于"火"的是 (　　)
   A. 青　　　　　　　B. 赤　　　　　　　C. 黄　　　　　　　D. 黑
4. 属于阴中之阴的时间是 (　　)
   A. 上午　　　　　　B. 下午　　　　　　C. 前半夜　　　　　D. 后半夜
5. 下列五行生克关系中哪项是错误的 (　　)
   A. 木克土　　　　　B. 火克水　　　　　C. 金生水　　　　　D. 火生土

二、名词解释

1. 阴阳
2. 五行

三、问答题

1. 阴阳学说和五行学说的基本内容是什么?
2. 简述阴阳学说和五行学说在中医学中的应用。
3. 写出五行之间的生克关系。

第二章 藏 象

 知识要点

1. 五脏的生理功能。
2. 六腑的功能特点以及脏腑之间的相互关系。
3. 气、血的概念、生成、分布及功能。
4. 津液的概念及气血津液的相互关系。

第一节 脏 腑

"藏象"一词，首见于《素问·六节藏象论》。藏象，又称脏象，是指脏腑生理功能、病理变化表现于外的征象。藏，指藏于体内的内脏；象，含义有二，其一为内脏的解剖形态，如"心象尖圆，形如莲蕊"，其二为各内脏表现于外的生理功能和病理现象。藏象学说是指通过对人体生理、病理现象的观察，研究各脏腑的生理功能、病理变化及其相互关系的学说。藏象学说是中医基础理论的核心内容，对认识人体的生理、病理，指导临床实践具有普遍的指导意义。

藏象学说以脏腑为基础，脏腑是内脏的总称，包括五脏、六腑、奇恒之腑三类。五脏即心、肺、脾、肝、肾；六腑即胆、胃、小肠、大肠、膀胱、三焦；奇恒之腑即脑、髓、骨、脉、胆、女子胞。五脏的共同生理特点是化生和贮藏精气；六腑的共同生理特点是受盛和传化水谷；奇恒之腑是指形态上中空似腑、功能上能贮藏精气似脏的一类器官。正如《素问·五脏别论》所说："所谓五脏者，藏精气而不泻也，故满而不能实。六腑者，传化物而不藏，故实而不能满也。"这里的"满"是指"精气充满"，"实"是指"水谷充实"。

藏象学说的主要特点是以五脏为中心的整体观。这主要体现在：以脏腑分阴阳，一阴一阳相为表里，脏与腑是一个整体。如心与小肠、肺与大肠、脾与胃、肝与胆、肾与膀胱以及心包与三焦相为表里。五脏与形体诸窍连接成一个整体，五脏的生理活动与人的精神情志也密切相关，因此，五脏生理功能之间的平衡协调，是维持机体内环境相对稳定的重要环节。

知识链接

　　中医脏腑名称与现代解剖学同名脏器含义不同，中医的脏腑不仅仅是一个解剖学的概念，如中医脏腑中的心，不仅是一个器官，其生理功能还包括主血脉和主神志两个方面；而西医学认为心是一个具有泵作用的实质性器官。

一、五脏

　　五脏，是心、肺、脾、肝、肾的合称。五脏的生理功能之间相互依存，相互制约，维持着机体内环境的相对平衡协调。

（一）心

　　心居于胸腔，有心包卫护于外。心的生理功能主要有两个方面：一是主血脉，二是主神志。在志为喜，在液为汗，在体为脉，其华在面，开窍于舌。

1. 心的生理功能

　　（1）主血脉　包括主血和主脉两个方面。全身的血都在脉中运行，依赖于心脏的搏动而输送到全身，发挥其濡养作用。脉，即血脉，是血液运行的通道，脉道的通利与否，直接影响着血液的正常运行。

　　心、脉和血液构成相对独立的系统，心起主导作用。心脏有规律的搏动，与心脏相通的脉管亦随之产生有规律的搏动，称之为"脉搏"。中医通过触摸脉搏的跳动来了解全身气血的盛衰，作为诊断疾病的依据之一，称之为"脉诊"。心脏的搏动及血在脉中正常运行主要依赖心气的推动作用。心气充沛，才能维持正常的心力、心率和心律，血液才能在脉内正常运行，而见面色红润，脉象和缓有力。若心气不足，运血无力，血脉空虚，则面色无华，脉象细弱无力；若心气衰竭，心脉瘀阻，则面色灰暗，唇舌青紫，心前区疼痛，脉象结、代、促、涩等。

　　（2）主神明　心主神明，又称心藏神，是指心具有主宰五脏六腑、形体官窍等一切生理活动和精神意识思维活动的功能。

　　神，有广义与狭义之分。广义之神，是指整个人体生命活动的外在表现，包括意识、眼神、面色、言语、形体动作和对外界的反应等。狭义之神，是指人的精神意识思维活动。虽分属于五脏，特别为心所主。血液是神志活动的物质基础，心主神志与主血脉密切相关，心血充盈，心神得养，则神志清晰，思维敏捷；心血不足，心神失养，则出现心悸、失眠、多梦等症。

2. 心的系统连属

　　（1）在志为喜，在液为汗　心在志为喜，是指心的生理功能与情志"喜"相关。喜乐愉悦有益于心主血脉的功能。心的功能正常，则乐观向上，身心健康。若喜乐过度，"喜则气缓"，则心神涣散不收，轻则注意力难以集中，重则精神错乱，甚或心气暴脱而亡等。

汗为津液所化，津血同源，血为心所主，故汗与心有密切关系，有"汗为心之液"之说。当心气虚时，卫表不固，自汗出；心阳虚脱时，汗液随心阳而脱，故大汗淋漓；心阴虚时，阳气无所依附，汗液随之外泄，可出现盗汗。

（2）在体为脉，其华在面，开窍于舌　心在体为脉，指全身的血脉都为心所主。华，有光彩之义，其华在面，即心的生理功能正常与否，可以从面部的色泽变化反映出来。心气旺盛，血脉充盈，面部红润有光泽；心气血不足，则面白无华；心脉瘀阻，则面色青紫。

心经别络上行于舌，心的气血上通于舌，所以心的气血强弱与否，往往从舌的变化反映出来。心的气血充足，则舌体红润灵活，味觉灵敏，语言流利；心血不足，则舌质淡白；心火上炎，则舌尖红或舌体糜烂；心血瘀阻，则舌质紫暗或有瘀斑、瘀点。

【附】心包络

心包络又称心包，是心的外围组织，具有保护心脏的作用。但心与心包关系密切，邪气犯心，常先侵犯心包。实际上，心包受邪所出现的病证与心是一致的，如温热之邪内陷，出现高热、神昏、谵语等心神昏乱病证时，称为"热入心包"，实质上仍属心主神志功能失常所反映的"热扰心神"，故心包附属于心。

（二）肺

肺位于胸腔，左右各一。由于肺位置最高，故称之为"华盖"；因肺叶娇嫩，不耐寒热，易被邪侵，故又称"娇脏"。其主要功能是主气、司呼吸，主宣发和肃降，通调水道。在志为忧，在液为涕，在体为皮，其华在毛，开窍于鼻。

1. 肺的生理功能

（1）主气、司呼吸　包括呼吸之气和一身之气。肺主呼吸之气，是指肺有呼吸功能，是体内外气体交换的场所。通过肺的呼吸，吸入自然界的清气，呼出体内的浊气，吐故纳新，以维持人体正常的生命活动。

肺主一身之气首先与宗气的生成有关。宗气是由肺吸入的清气与水谷精气结合而成，它积于胸中，上出喉咙以司呼吸，又通过心脉而散布全身，以营养各脏腑组织，故肺起到了主持一身之气的作用；其次肺有规律的呼吸运动，对气的升降出入运动具有重要的调节作用。《素问·五脏生成篇》说："诸气者，皆属于肺。"

肺主气与肺朝百脉有关。所谓"肺朝百脉"，是指全身的血液都通过经脉而聚汇于肺，肺气能协助心脏调节人体气血的循行。

肺主气的功能正常，气血流通，百脉充盈，呼吸均匀，脉来匀和；若肺气不足，呼吸功能减退，则胸闷气短、喘咳无力、声低息微；肺气虚极，不能呼吸，人的生命活动也将终结。

（2）主宣发和肃降　肺主宣发是指肺气具有向上向外升宣和布散的作用；肺主肃降是指肺气具有向内向下清肃和通降的作用。

肺气宣发作用体现在：一是呼出体内代谢后产生的浊气；二是将脾转输至肺的津液和水谷精微上输头面，外达皮毛；三是宣发卫气于皮毛肌腠，以温煦肌肉，充养皮肤，滋润腠理，调节汗孔开合，控制汗液排泄，维持体温的恒定。

肺气肃降作用体现在：一是吸入自然界之清气，下纳于肾；二是将脾转输至肺的水谷精微向下向内布散于其他脏腑，并将津液下输于肾；三是肃清肺和呼吸道内的异物，以保持呼吸道的洁净和通畅。

肺气的宣发和肃降，是相互制约、相互为用的两个方面。宣发与肃降协调，则呼吸均匀通畅，水液正常输布代谢。肺气宣发肃降，包括升、降、出、入运动，但肺气运动总的趋势是以清肃下降为顺。若肺失宣发，可见鼻塞喷嚏，呼吸不畅，喉痒咳嗽，恶寒无汗等。肺失清肃，可见呼吸短促，咳喘痰多等。肺气宣发与肃降失调，则见呼吸运动失常和水液代谢障碍。

（3）主通调水道　水道是水液运行和排泄的通道。肺通过宣发和肃降对体内水液的输布、运行和排泄起着疏通和调节的作用。肺主宣发，将脾转输到肺的津液布散全身，主司腠理开合，调节汗液的排泄；肺气肃降，不但将吸入之清气下纳于肾，而且也将体内的水液不断地向下输送，经肾与膀胱的气化作用，生成尿液而排出体外。因肺气能促进和调节水液代谢，所以有"肺主行水"和"肺为水之上源"之说。若肺的通调水道功能减退，则可出现水液停聚而生痰、成饮，甚则水肿。

2. 肺的系统连属

（1）在志为忧，在液为涕　忧和悲同属于肺。肺主气，故忧愁和悲伤过度，使气不断消耗，易于伤肺。涕有濡润鼻腔的功能。若肺寒，则鼻流清涕；肺热，则鼻流黄浊涕。

（2）在体为皮，其华在毛，开窍于鼻　皮毛为一身之表，是人体抵御外邪侵袭的屏障，肺宣发卫气，输布水谷精微以温养和润泽皮毛。肺气充足，则皮肤致密，毛发润泽，开合正常，邪不易入侵；若肺气虚弱，卫表不固，则皮毛御邪能力减弱而易感冒，出现恶寒发热、鼻塞、咳嗽、气喘等肺卫不宣的证候。皮毛汗孔的开合，与肺司呼吸相关。汗孔不仅排泄汗液，实际也随着肺的宣发和肃降进行着体内外气体的交换。

肺司呼吸，鼻是呼吸出入的通道，故鼻为肺窍。鼻的通气和嗅觉功能，与肺气的和畅有关。外邪犯肺，常从口鼻而入，若风寒束肺，肺气不宣，则鼻塞流涕，嗅觉失灵；若肺热壅盛，则见发热、鼻翼翕动等症。

（三）脾

脾位于中焦，腹腔之中。主要功能是：主运化，主统血。在志为思，在液为涎，在体为肌肉四肢，其华在唇，开窍于口。

1. 脾的生理功能

（1）主运化　脾主运化是指脾对水谷精微和水液具有运化并转输至全身的功能。

脾运化水谷：是指饮食入胃，经过胃的受纳和腐熟，由脾进一步消化吸收其中的水谷精微，向上转输于肺，再通过肺的宣发作用布散至全身以营养五脏六腑；由于脾能运化水谷精微，水谷精微是维持生命、促进生长发育的最重要物质，也是化生气血的重要原料，所以说脾为后天之本，气血生化之源。若脾失健运，则出现食少、腹胀、便溏、消瘦、乏力等症。

脾运化水液：是指脾对水液的吸收、转输和布散作用。把多余的水液在肺肾的协同作用下，变成汗和尿液排出体外，以维持人体水液的代谢平衡。脾运化水液功能正常，可防止水液停聚。若脾虚水液代谢失调，则导致水液停滞出现痰饮、水肿等症。

脾主升清：是指脾运化的水谷精微和水液，都通过上输于心肺来完成。脾气的运化特点，以上升为主，"脾气主升"，"脾以升为健"。另一方面，脏腑之间的升降相因、协调平衡是维持人体内脏位置相对恒定的重要因素，脾气上升可以维持内脏位置之恒定而不下垂。若脾气不足，不能升清，则神疲乏力、头晕目眩；脾气下陷，则久泄、脱肛、内脏下垂等。

（2）主统血　是指脾有统摄血液在脉管内运行而不溢于脉外的功能，是靠脾气来完成，故脾能统血又称"气能摄血"。脾气健运时，气血充盈，气的固摄功能健全，血液不致外溢。若脾气虚衰，不能统血，血液就会溢于脉外，出现便血、月经过多、崩漏等慢性出血。

2. 脾的系统连属

（1）在志为思，在液为涎　正常思考问题，对机体的生理活动无影响。若思虑过度，所欲不遂时，就会导致气机失调，出现气滞、气结，影响脾的升清，出现不思饮食、脘腹胀闷等。涎具有保护口腔黏膜、润泽口腔，帮助吞咽和消化的作用。若脾失健运则出现口淡无味、口甜、口腻等。

（2）在体为肌肉四肢，其华在唇，开窍于口　肌肉四肢的营养，靠脾运化水谷精微的供给。脾的功能正常，肌肉四肢的营养充足，肌肉丰满矫健。若脾的功能减退，营养不足，则会出现消瘦、四肢沉重、倦怠乏力等。

其华在唇，是指口唇色泽的变化可反映脾功能的盛衰。开窍于口，是指饮食、口味与脾的运化功能有关。脾气健旺，则食欲旺盛、口味正常、口唇红润光泽；脾不健运，则食欲不振、口淡乏味、口唇淡白无华；脾蕴湿热，则口中甜腻、口唇鲜红或糜烂。

（四）肝

肝位于膈下，右胁之内。主要功能是：主疏泄和主藏血。在志为怒，在体为筋，其华在爪，开窍于目。

1. 肝的生理功能

（1）主疏泄　肝主疏泄是指肝对气机、情志和脾胃的运化功能具有疏通、调节作用。气机，即气的升降出入运动。肝主升主动，协调着气血的正常运行。情志，即人的精神情绪变化，与肝的疏泄功能密切相关。肝的疏泄功能正常，则气机调畅，心情舒畅。若肝失疏泄，气机不畅，则胸闷太息、胁肋胀痛、精神抑郁或急躁易怒、头痛眩晕、急性吐血、咯血等。

另外，肝的疏泄功能，是保持脾胃升降协调和胆汁正常分泌的重要条件。脾气主升，运化水谷精微；胃气主降，受纳和腐熟水谷。脾升胃降，才能保持饮食物消化及水谷精微的吸收、转输、布散功能正常；胆汁分泌排泄受肝的疏泄功能的调节。如果肝失疏泄，则出现胸胁胀满、腹胀、腹痛、腹泻、食欲不振、嗳气吞酸、恶心呕吐等症；若影响胆汁的分泌和排泄，可见胁痛、口苦、黄疸等症。

（2）主藏血 肝藏血是指肝脏具有贮存血液和调节血量的功能。肝贮藏血液，既可以濡养自身，制约肝的阳气，勿使过亢，又可防止出血。当机体活动剧烈时，血液需要量增加，肝脏就排出所藏的血液，以满足机体的需要；当人在休息时，机体外周的血液需要量减少，部分血液便藏之于肝脏。若肝血不足，不能濡养于目则两目干涩昏花；若暴怒伤肝，肝不藏血则可导致月经过多、吐衄等出血症状。

2. 肝的系统连属

（1）在志为怒，在液为泪 肝在志为怒，大怒则伤肝，可致肝的阳气升发太过。泪从目出，可濡润眼睛，故泪为肝之液。若肝阴不足，泪液减少，则两目干涩。

（2）在体为筋，其华在爪，开窍于目 筋即肌腱和筋膜，主司运动。筋需要得到肝血的濡养，才能保持强劲有力、运动自如，故曰"肝主筋"。如果肝血不足，不能养筋，可见肢体麻木、筋脉拘急、手足震颤等。

爪，即爪甲，乃筋之延续，故称"爪为筋之余"。正常情况下，肝血充足，爪甲坚韧、红润光泽；若肝血亏虚，则爪甲薄软、淡白无华。

肝的经脉上连目系，目需要得到肝血的濡养，故肝开窍于目。若肝阴血不足，则两目干涩、视物不清或夜盲；肝经风热，则目赤肿痛；肝阳上亢则头晕目眩。

（五）肾

肾位于腰部，脊柱两旁，左右各一，有"先天之本"之称。主要功能是：主藏精，主水，主纳气。在志为恐，在液为唾，在体为骨，主骨生髓通于脑，其华在发，开窍于耳及前后二阴。

1. 肾的生理功能

（1）主藏精，主生殖与发育 精是构成人体的基本物质，也是人体各种机能运动的物质基础，包括"先天之精"和"后天之精"。先天之精禀受于父母，与生俱来，所以说"肾为先天之本"。"后天之精"来源于饮食，指脾胃所运化的水谷精微和脏腑之精。

"先天之精"依赖"后天之精"不断滋养才得以充盛；"后天之精"又必须有"先天之精"的蒸化才能产生。二者相互依存、相互为用，俱藏于肾，供给人体生长发育和生殖的需要。

肾中精气的盛衰关系着人的生长发育和生殖能力。人从幼年开始，肾中精气逐渐充盛，就有齿更发长等变化；发育到青春时期，肾中精气充盛，性机能逐渐成熟，具备了生殖能力；待到老年，肾中精气渐衰，性机能和生殖能力随之减退乃至消失，形体便逐渐衰老。若肾精不足，则会影响人的生长发育，在小儿，则表现为生长迟缓、智力发育不全；在成人，则表现为早衰、头晕耳鸣和生殖机能的障碍。女子则有月经初潮来迟、经闭、不孕等；男子则有精少不育等。

肾藏精，精能化气，从阴阳角度把肾中精气分为肾阴和肾阳。对人体各脏腑起着滋养、润泽作用的称为肾阴，是人体阴液之根本，又称元阴、真阴、真水、肾水。对人体各脏腑起着温煦和推动作用的称为肾阳，是人体阳气之根本，又称元阳、真阳、真火、命门之火。肾阴和肾阳是人体各脏腑阴阳之根本，它们之间相互制约，相互依存，并保持着相对平衡。如果这种平衡遭到破坏，就会出现肾阴虚和肾阳虚的病理变化。肾阴虚，则出现腰膝酸软、头晕目眩、手足心热等症；肾阳虚，则出现形寒肢冷、小便清长等症；肾阴虚，久则可累及肾阳亦虚，称"阴损及阳"；肾阳虚，久则可累及肾阴亦虚，称"阳损及阴"，最终都可形成肾阴阳两虚。

（2）主水　是指肾对调节人体水液的输布和排泄，维持体内水液代谢的平衡起主宰作用，这主要依靠肾的蒸腾气化来完成，所以肾有"水脏"之称。在正常情况下，水液的代谢，需要胃的受纳、脾的运化和转输、肺的宣降、通过三焦下归于肾，通过肾的蒸腾气化，清者运行于脏腑，浊者形成尿液和汗液排出体外。若肾阳不足，气化失常则可出现尿少、水肿、小便不利等症。

（3）主纳气　是指肾固摄、受纳肺吸入的清气，防止呼吸表浅。正常的呼吸既赖于肺的肃降，又依赖肾的摄纳。若肾气充足，纳气功能正常则呼吸均匀和调，并保持一定深度；若肾虚不能纳气，则呼多吸少，呼吸表浅，动则喘甚，称为"肾不纳气"。

2. 肾的系统连属

（1）在志为恐，在液为唾　恐和惊是不良刺激，恐则伤肾。过度的惊恐，可致肾气不固，则二便失禁。唾，是口液中较稠厚的部分，肾精可循肾脉上注舌下为唾，若肾虚不能固液，则口中多唾；若久唾则伤肾。

（2）在体为骨，主骨生髓，其华在发，开窍于耳及前后二阴　肾藏精，精能生髓，骨的生长依赖髓的充养。肾精充足，髓海有源，骨骼得以充养则坚固有力；肾精虚少，则髓生化无源，骨骼失养则见腰膝酸软、骨骼脆弱疏松或小儿囟门迟闭、行迟、立迟等。

髓有骨髓和脊髓之分，脊髓上通于脑，故称"脑为髓之海"。骨髓、脊髓、脑髓均属于肾精所化生。肾精充足，则髓海得养；若肾精不足，髓海空虚，则眩晕、耳鸣、健忘等。

发需要肾中精血的滋养，肾藏精，精能生血。若肾精充足，则毛发润泽，故称"其华在发"；若肾精不足，则须发早白脱落。

耳的听觉功能，依赖于肾中精气充养。肾主藏精，肾中精气充足，则听觉灵敏。若肾精不足，则耳鸣耳聋、听力减退等。二阴，即前阴和后阴。前阴包括尿道和外生殖器，后阴即肛门。尿液和粪便的排泄，与肾的气化密切相关。肾阴不足，则肠液枯涸失润而便秘。肾阳不足，则肾虚不能固摄，会出现久泄滑脱等症。

【附】命门

关于命门的部位和功能，争论颇多。但结合临床，命门火衰的病人与肾阳不足所表现的病证多属一致。在治疗中，补命门火的药物又多具有补肾阳的作用。命门对脏腑有温煦作用，命门之火，从功能上就是肾阳的功能，主要强调肾中阳气的重要性。

二、六腑

六腑，即胆、胃、小肠、大肠、膀胱、三焦的合称。多为中空、囊腔器官，生理功能是"传化物"，主司饮食物的消化、吸收和糟粕的传导、排泄。食物自进入人体至排出体外，要通过七道关隘，称之为"七冲门"。七冲门中任何一门发生病变，都会影响饮食物的受纳、消化、吸收和糟粕的传导、排泄。

六腑是互相连接的，每一个腑都必须及时排空其内容物，才能保持通畅，故六腑共同的生理特点是"实而不满，泻而不藏"，以降为和，以通为用。腑的共同生理特点是受盛和传化水谷，因而其气具有通降下行的特性，故六腑的内容物不能久藏，久藏则造成水谷与糟粕的停滞或积聚，故六腑之病多实证。

（一）胆

胆，为六腑之一，又属奇恒之腑。胆内藏味苦而呈黄绿色的精汁，为清净之液，故胆又称为"中精之腑"、"中清之腑"、"清净之腑"。

由于胆的解剖形态为囊状中空器官，具有六腑的形态学特点，故为六腑之一；而胆的功能却为贮藏精汁，与五脏藏精气的作用相似，故胆又为奇恒之腑之一。胆的生理功能主要是：

1. 贮藏和排泄胆汁 胆汁来源于肝，胆汁由肝分泌出来后进入胆腑贮藏，再在肝气的疏泄作用下排泄于小肠，以促进饮食物的进一步消化吸收。胆汁的正常分泌有赖于肝的疏泄功能正常，若肝疏泄功能失常，胆汁分泌、排泄障碍，影响脾胃消化，则出现食欲不振、厌食油腻、腹胀腹泻等消化不良症状；肝气上逆，或肝火上炎时，亦可引起胆汁上逆，可见口苦、呕吐黄绿苦水等症。

2. 主决断 胆主决断，是指胆在精神意识思维活动过程中，具有判断事物、作出决定的能力。故《素问·灵兰秘典论》有"胆者，中正之官，决断出焉"之说。胆气足则人善断、言行准确、勇敢；胆气虚则人寡断、言行失误、胆小。

（二）胃

胃，位于膈下，上接食道，下通小肠。胃又称胃脘，分上、中、下三部。胃的上部为上脘，包括贲门；胃的中部为中脘，即胃体部分；胃的下部为下脘，包括幽门。

胃的生理特性是喜润恶燥，即指胃应当保持充足的津液以利饮食物的受纳和腐熟。《素问·灵兰秘典论》有"脾胃者，仓廪之官，五味出焉"之说。其生理功能是：

1. 主受纳、腐熟水谷 受纳，即接受、容纳之意。胃主受纳水谷，是指胃具有接受、容纳饮食水谷的作用。饮食入口，经过食管，纳入于胃。机体气血津液的化生，都需要依赖饮食物的营养，故又称胃为"水谷气血之海"，胃的受纳水谷功能是饮食物消化吸收的基础，是机体营养之源。

胃主腐熟水谷，是指食物入胃后，经过胃的初步消化，形成食糜的过程。若胃的受纳、腐熟功能低下，就会出现纳呆、厌食、胃脘胀满疼痛、嗳腐吞酸等饮食停滞之症。

2. 主通降　胃主通降，是指胃气宜保持通畅下降的运动趋势，即饮食物入胃，经过胃的腐熟，进行初步消化之后，通过胃的通降作用，向下通降至小肠，再经过小肠的泌别清浊，其精微物质进一步吸收。胃的通降还有助于小肠将食物残渣下移于大肠，所以胃气贵于通降，以下行为顺。胃的通降功能失常，可表现为胃失和降及胃气上逆。若胃失和降，可见脘腹胀满或疼痛、口臭、大便秘结等；若胃气上逆，可见恶心、呕吐、嗳腐吞酸及呃逆等。故《素问·逆调论》有"胃不和则卧不安"之论。

（三）小肠

小肠，位于腹中，上口与胃在幽门相接，下口与大肠在阑门相连，呈迂曲回环叠积之状，为中空的管状器官，是机体对饮食物进行消化，吸收其精微，下传其糟粕的重要脏器。小肠的生理功能主要是：

1. 主受盛化物　受盛，即接受、容纳、以器盛物之意；化物，即消化、吸收、化生之意。小肠的受盛，是指小肠接受由胃腑下传的食糜而盛纳之，起到容器的作用；化物则是指食糜在小肠内必须停留一定的时间，进一步消化，将食糜变化为水谷精微和糟粕。所以《素问·灵兰秘典论》曰："小肠者，受盛之官，化物出焉。"若小肠受盛化物的功能失常，则表现为腹痛、肠鸣、泄泻等症。

2. 泌别清浊　泌，即分泌；别，即分别；清，指水谷精微；浊，指食物残渣。小肠泌别清浊的功能，主要表现在三个方面：一是将经过小肠消化后的食物，分为水谷精微和食物残渣；二是将水谷精微吸收，经脾的转输作用输布全身，将食物残渣向大肠传送；三是在吸收水谷精微的同时，也吸收大量的水液，故有"小肠主液"之说。经全身代谢后的水液渗入膀胱而为尿。小肠泌别清浊的功能正常，则水谷精微、水液和糟粕各走其道，小便通利，大便正常。若小肠泌别清浊的功能失常，清浊不分，水液归于糟粕，就会导致水谷混杂而出现便溏、泄泻等症。

（四）大肠

大肠，位于腹中，是一个管腔器官，其上口在阑门与小肠相接，其下端紧接肛门，呈回环叠积状，是对食物残渣中的水液进行吸收，形成粪便并有度排出的脏器。故《素问·灵兰秘典论》有"大肠者，传道之官，变化出焉"之说。大肠的生理功能是：

1. 传化糟粕　大肠接受由小肠下移的食物残渣，吸收水分，使之形成粪便，经肛门排出体外。若大肠的传化糟粕功能失常，则出现排便异常，常见的有大便秘结或泄泻；若湿热蕴结大肠，大肠气滞，还会出现腹痛、里急后重、下利脓血等。大肠的传化糟粕功能，实为对小肠泌别清浊功能的承接；是胃的降浊功能的延续；肺与大肠相表里，肺气肃降，津液下布，有助于大肠的传导，糟粕的排泄；脾气的运化，有助于大肠对食物残渣中水液的吸收；肾气的蒸化和固摄作用，主司二便的排泄。因此，大肠的传化糟粕功能与胃、小肠、脾、肺、肾有关。

2. 大肠主津　大肠接受由小肠下传的食物残渣，并将其中水液重新吸收，形成粪便，因此与体内水液代谢有关，故有"大肠主津"之说。大肠主津功能失常，则大肠中的水液不得吸收，水与糟粕俱下，可出现肠鸣、腹痛、泄泻等症；若大肠实热，消灼津液，或大肠津亏，肠道失润，又会导致大便秘结不通。

（五）膀胱

膀胱，又称尿脬，位于小腹中央，是一个中空的囊状器官，其上有输尿管与肾脏相通，其下有尿道，开口于前阴，称为溺窍，膀胱为贮尿和排尿的器官。故《素问·灵兰秘典论》有"膀胱者，州都之官，津液藏焉，气化则能出矣"之说。膀胱的生理功能是：

贮存和排泄尿液 人体的津液代谢过程中，被机体利用后多余的水液下归于肾，在肾的气化作用下生成尿液，下输膀胱，由膀胱贮存。尿液贮存于膀胱，达到一定容量时，可及时地从溺窍排出体外。膀胱的贮尿和排尿功能，全赖于肾的气化功能。肾的气化功能正常，膀胱开合有度，尿液才能正常贮存和排泄。若肾的气化功能失常，则膀胱气化不利，开合失职，可出现小便不利或癃闭、尿频、尿急、小便失禁等症。

（六）三焦

三焦，是上焦、中焦、下焦的合称，并不是一个单独的实质器官，《难经》谓其"有名而无形"。三焦是将人体躯干内划分为三个部分，上焦是指膈以上的部位，包括心、肺及头面部；中焦指膈以下至脐以上的部位，包括脾、胃、肝、胆；下焦指脐以下的部位，包括肾、膀胱、大肠、小肠及男女生殖器官等。三焦的主要功能是：

1. 通行原气 原气是人体生命活动的原动力，它发源于肾，以三焦为通道，到达和作用于全身。

2. 运行水液 三焦有疏通水道、运行水液的作用，是水液升降出入的通路。

三、脏腑之间的关系

人体是一个统一的有机整体，各脏腑、组织器官之间，在生理上是相互资生、相互制约的关系。在病理上相互影响，一脏有病，常累及相联系的脏或腑。所以了解各个脏腑在生理、病理方面的联系，对指导临床辨证和治疗具有重要意义。

（一）脏与脏的关系

脏与脏的关系，即五脏之间的关系。心、肺、肝、脾、肾五脏的生理功能相互联系，相互制约；在病理上相互影响，相互传变。

1. 心与肺 心与肺的关系即气与血的关系。心主血脉，上朝于肺；肺主气，贯通于心脉。心肺两脏相互配合，保证了气血的正常运行。血的运行，虽为心所主，但同样依赖肺气的推动；而肺气的输布，也需要心血的载运才能到达全身，所以"气为血之帅，血为气之母"。

在病理上，若肺气虚弱，宗气生成不足，则运血无力，心血瘀阻；若心气不足，心阳不振，血行不畅，则会影响肺的宣发和肃降，引起肺气上逆。

2. 心与脾　心与脾的关系主要表现在血液的生成和运行上。心主血、行血，脾生血、统血。心血赖脾气健运以化生，而脾气的运化功能又赖心血滋养和心阳推动。血在脉中循行，既赖心气的推动，又靠脾气的统摄，使血行脉中而不致溢出脉外。

在病理上，脾失健运所致血的化源不足和脾不统血所致慢性出血，均可导致心血不足；反之，心血暗耗可影响脾的运化。以上均可形成心脾两虚证，可见食少、腹胀、便溏、心悸、眩晕、失眠等症。

3. 心与肝　心与肝的关系主要表现在血液与精神情志两方面。心主血，肝藏血。心血旺盛，则肝有所藏；肝藏血而不外溢，又保证了心血的旺盛。心主神志，肝主疏泄。人的精神、意识和思维活动，虽然主要由心主宰，但与肝的疏泄功能亦密切相关。心血充足，肝有所藏，肝得阴血濡养则疏泄正常，气机调畅，气血和平，精神愉快。心与肝均依赖血液的濡养滋润，阴血充足，两者功能协调。

心与肝在病理上的相互影响，主要反映在阴血不足和神志不安两方面，表现为心肝血虚和心肝火旺之证等。心血不足可导致肝血不足；肝血不足也可导致心血不足，二者均可形成心肝血虚证，可见心悸、失眠、头晕目眩、手足麻木等症。心肝均以阳用事，情志所伤，多易化火伤阴。

4. 心与肾　心属火，位于上；肾属水，位于下。在上者宜降，在下者宜升。在理论上认为：心火必须下降于肾，与肾阳共同温煦肾阴，使肾水不寒；肾水必须上济于心，与心阴共同涵养心阳，使心火不亢，这样心肾功能才能协调，称为"心肾相交"，或"水火既济"。

在病理状况下，若心火亢于上，不能下交于肾；或肾水（阴）不足，不能上济心阴，则心肾阴虚，心阳独亢，形成"心肾不交"证，出现心悸、失眠、腰痛、遗精等症。反过来，肾的阳虚水泛，能上凌于心，形成"水气凌心"证，出现心悸、气喘、水肿、小便不利等症。

5. 肺与脾　肺与脾的关系主要表现于气的生成和津液的输布两个方面。肺主气；脾主运化，为气血生化之源。肺气依赖脾所化生的水谷精气不断充养；而脾能化生气血、营养全身，也有赖于肺气的宣发与输布。肺主宣降，通调水道；脾主运化水液，两脏密切配合共同参与水液代谢过程。

在病理上，若脾气虚弱不能化生气血以养肺，或肺病日久，不能吸清以养脾，均可形成脾肺两虚证，出现食少、便溏、消瘦、体倦、喘咳无力等；脾失健运，水湿不化，聚湿生痰，影响肺的宣降而成喘咳、痰饮之证。其病在肺，而其本在脾。故有"脾为生痰之源，肺为贮痰之器"之说。

6. 肺与肝　肺与肝关系主要表现在人体气机的调节上。肝主升发，肺主肃降，二者升降相宜，协调有序，气机调畅。在病理上，若肝气郁结，郁而化火，上灼肺金，称为"肝火犯肺"，可出现胸胁疼痛、易怒、咳逆、咯血等；相反，肺失肃降，燥热内盛，可影响肝的疏泄，在咳逆的同时出现头晕头痛、面红目赤等症。

7. 肺与肾　肺与肾的关系主要表现在呼吸运动和水液代谢两个方面。肺主气、司呼吸，肾主纳气。肺吸入的清气需要肾的摄纳，肺肾相互配合，共同完成呼吸的生理活动。肺主宣发肃降、通调水道，为水之上源，肾为主水之脏，为水之下源，水液经过肺的宣降，使精微津液布散到全身，浊液下归于肾而输入膀胱，二者共同参与水液代谢。

在病理上，若肾气不足，摄纳无权，或肺虚及肾，均可导致肾不纳气，出现呼多吸少，动则喘甚等症；若肺失宣肃，不能通调水道，下输膀胱，或肾气不足，不能化气行水，均可导致水液代谢的失常，出现尿少、浮肿等症。

8. 肝与脾 肝与脾的关系体现在消化和血液两个方面。肝主疏泄，脾主运化。肝的疏泄可协调脾胃的升降，有助于消化；脾气健旺，气血生化有源，使肝血充盈而肝气条达。肝主藏血，脾主生血统血。脾之运化，赖肝之疏泄，而肝藏之血，又赖脾之化生。肝脾相互协作，共同维持血液的生成和参与血液的循行。若暴怒伤肝，肝气横逆，则可影响脾胃的升降与运化，出现胁痛、食少、呕恶或腹痛、腹泻等症；反之，脾胃湿热郁蒸，亦可影响肝胆疏泄，出现胁痛、口苦、黄疸等症。

9. 肝与肾 肝与肾的关系主要表现在精与血之间相互资生和相互转化方面。肝藏血，肾藏精，精血相互资生。肝血依赖肾精的滋养，肾精又依赖肝血的不断补充，肝血与肾精相互资生、相互转化，故有"精血同源"、"肝肾同源"之说。肝肾阴液息息相通，肾阴充盈，滋养肝阴，制约肝阳使之不亢，称"水能涵木"。

在病理上，如肾精（阴）亏损，可导致肝血（阴）不足；肝血（阴）不足亦可导致肾精（阴）亏损，二者均可形成"肝肾阴虚"证。阴不制阳，水不涵木，又可形成"肝阳上亢"证。反之，肝火炽盛，亦可下劫肾阴，形成肾阴不足，症见眩晕、耳鸣、潮热、盗汗等。

10. 脾与肾 脾与肾的关系，主要反映在先天与后天相互资生和水液代谢方面。脾主运化水谷精微，化生气血，为后天之本；肾主藏精，为先天之本。脾的运化需要肾阳的温煦；肾精又赖脾运化水谷之精微的不断补充，才能充盛。后天与先天相互资生、相互为用。脾主运化水湿，须有肾阳的温煦蒸化；肾主水，又赖脾气的制约，即所谓"土能制水"。脾肾两脏相互协作，共同参与水液的新陈代谢。

在病理上，肾阳不足，不能温煦脾阳，可导致脾阳不振；脾阳久虚，损及肾阳，可引起肾阳亦虚，二者均可导致脾肾阳虚，而出现五更泄泻、腰膝酸软等症。脾虚不运或肾虚不化，水液代谢失调，均可致水肿、尿少等症。

（二）脏与腑的关系

脏与腑的关系，主要是阴阳表里配合关系。由于脏属阴，腑属阳；脏为里，腑为表，一脏一腑，一表一里，一阴一阳，相互配合，其经脉互为络属，组成心与小肠、肺与大肠、脾与胃、肝与胆、肾与膀胱等脏腑表里关系，生理上相互联系，病理上相互影响。

1. 心与小肠 心的经脉属于心，络于小肠；小肠的经脉属于小肠络于心，从而构成表里关系。在病理上，若心有实热，可循经下移小肠，出现小便短赤、灼热疼痛、甚至尿血等；反之，小肠实热亦可循经上炎于心，症见心烦失眠、口舌生疮等。

2. 肺与大肠 肺与大肠通过经脉互相络属，构成表里关系。肺气肃降，帮助大肠之传导；大肠传导功能正常，也有利于肺气的肃降。在病理上，如肺失肃降，则津液不能下达，可见大便困难；大肠有实热，便秘不通，也可影响肺气肃降而出现胸满、喘咳等症。

3. 脾与胃　脾与胃通过经脉互相络属，构成表里关系。脾主运化，其气宜升，喜燥恶湿；胃主受纳，其气宜降，喜润恶燥。胃气只有下降，饮食才能不断地受纳并下传至小肠；脾气只有上升，水谷精微才能上输于心肺而布散全身。脾为阴脏，脾阳健则能运化，故性喜温燥而恶阴湿。胃为阳腑，赖阴液滋润，胃阴足则能受纳腐熟，故性喜柔润而恶燥。故脾与胃纳运相得、升降相因、燥湿相济，共同完成饮食的传化过程。在病理上，若脾为湿困，运化失职，清气不升，则可影响到胃的受纳与和降，可出现食少、腹胀、呕吐等；若饮食不节，食滞胃脘，胃气不降，亦可影响到脾的运化与升清，出现腹胀、泄泻等症。

4. 肝与胆　肝与胆通过经脉互相络属，构成表里关系。胆附于肝，肝的疏泄功能正常，保证了胆汁的排泄通畅；胆汁的排泄无阻，有助于肝的疏泄。在病理上，肝和胆常相互影响，肝失疏泄则影响胆汁的分泌、排泄；反之，胆汁排泄失常，也会影响到肝的疏泄，形成肝胆同病，如肝胆湿热、肝胆火旺等。

5. 肾与膀胱　肾与膀胱通过经脉互相络属，构成表里关系。肾主水，膀胱主贮尿与排尿。膀胱的贮尿与排尿，依赖肾的气化。肾气充足，气化功能正常，则膀胱开合有度，贮尿、排尿正常；如果肾气不足，则膀胱开合失常，就可出现小便不利、遗尿、失禁等。

（三）腑与腑的关系

六腑的生理功能是受盛和传化水谷。六腑之间的关系，主要体现于食物的消化、吸收和排泄过程中的相互联系和密切配合。饮食入胃，下移于小肠，小肠对食糜再进一步消化。胆排泄胆汁进入小肠以助消化，通过小肠的消化而泌别清浊。清者为水谷精微和津液，经脾的运化和转输，以营养全身；浊者为剩余的水液和食物残渣，水液经肾的气化，一部分渗入膀胱，形成尿液，排出体外；食物残渣下传大肠，经大肠吸收水液和向下传导，形成粪便，排出体外。六腑传化水谷，需要不断地受纳、消化、传导和排泄，虚实更替，宜通不宜滞，所以古人有"六腑以通为用"，"腑病以通为补"的见解。

在病理上，六腑相互影响，相互传变。如胃有实热，消灼津液，可致大肠传导不利，使大便秘结不通；而大肠燥结，也可影响胃的和降，使胃气上逆，出现恶心、呕吐等症。

第二节　精、气、血、津液

精、气、血、津液是构成人体的基本物质，也是维持人体生命活动的最基本物质。从精、气、血、津液的相对属性看，气具有推动、温煦等作用，属于阳；精、血和津液具有滋润、濡养的作用，属于阴。精、气、血、津液是通过脏腑的功能活动所化生，而脏腑、组织的生理活动依赖精、气、血、津液所提供的能量。因此，精、气、血、津液和脏腑组织之间，保持着密切的关系。了解精、气、血、津液的产生、生理功能和病理变化，对临床辨证和治疗具有重要意义。

一、精

（一）精的基本概念

精是指人体内的精微物质，是人体生命的根本，是构成人体和维持人体生命活动的最基本物质之一。

精有广义和狭义之分。广义之精，泛指构成人体和维持人体生命活动的一切精微物质，包括气、血、津液以及从饮食物中吸收的水谷精微等，统称为精气；狭义之精，是指具有繁衍后代作用的生殖之精，是促进人体生殖功能的基本物质。

（二）精的生成

人体精的生成禀受于先天而充养于后天，故从精的生成来源而言，有先天之精和后天之精的区分。先天之精禀受于父母，是构成胚胎的原始物质，主要秘藏于肾。后天之精来源于饮食水谷，又称为"水谷之精"。人出生以后，要依赖脾胃对饮食物的消化吸收，将其转化为水谷精微，以营养各个脏腑组织，维持正常的生命活动。由于这部分精微来源于后天，故称为后天之精。后天之精在供给脏腑生理活动需要后，其剩余部分输送到肾中加以贮藏，以充养肾所藏的先天之精。先天之精要不断得到后天之精的充养才能维持正常的生理作用，而后天之精的生成要靠先天之精的活力资助。因此，无论是先天之精或是后天之精的匮乏，均能产生精虚的病理变化。

（三）精的生理功能

精的生理功能是：主持人体的生长、发育和生殖，濡养脏腑，生髓化血。肾中精气的盛衰盈亏决定着机体的生、长、壮、老、已。肾精衰少与某些先天性疾病、生长发育不良、生殖功能低下和衰老密切相关。

二、气

（一）气的基本概念

气的概念同时具有生命物质和生理功能两种含义，一指气是构成人体和维持生命活动的精微物质，如水谷之气，呼吸之气等；二指气是脏腑组织的功能活动，如脏腑之气，经络之气等。两种气互相联系，互相促进，前者是后者的物质基础，后者是前者的功能表现，同时充盈于全身的内外上下，发挥着重要的生理作用。

（二）气的生成和运动

气是由禀受于父母的先天之精气、后天摄取的水谷之精气和吸入体内的自然界之清气，通过肾、脾、胃和肺等脏腑的综合作用而生成。

气的运动，称为"气机"。气的运动形式，归纳为升、降、出、入四种形式。气的升、降、出、入运动，是人体的各种生理活动的基础，而且在脏腑的功能活动中有具体体现。如肺呼气为出，吸气为入，肺气宣发为升，肃降为降；脾主升清，胃主降浊。脏腑的功能各有侧重，但从整体观念看，气的升降出入必须保持对立统一、协调平衡。

气的升降出入运动协调，称作"气机调畅"，若气的升降出入运动平衡失调，即为"气机失调"，主要表现为：气滞、气逆、气虚、气闭、气陷和气脱。机体必须保持气机调畅，才能维持正常的生理活动，若气机失调就会发生病变。

（三）气的分类

根据气的分布部位、功能特点的不同，把气分为四种。

1. 元气　是人体各种气中最基本、最重要的一种气，又叫"原气"、"真气"。

（1）*生成*　元气根于肾，以肾所藏的精气为主，依赖于肾中精气所化生，出生后又需要得到后天水谷之精的培育，才能发展壮大。

（2）*分布*　元气源于肾，以三焦为通路布散全身，内而五脏六腑，外而肌肤腠理，无处不到。

（3）*主要功能*　元气推动人体的生长发育，温煦和激发各个脏器的生理活动，是人体生命活动的原动力，是维持生命活动的最基本物质。元气充沛，则脏腑机能旺盛，健康少病；若先天禀赋不足或后天失养，损伤元气，则脏腑气衰，体弱多病。

2. 宗气

（1）*生成*　宗气是肺吸入的清气和脾胃运化的水谷之气互相结合而成。

（2）*分布*　宗气聚于胸中，上出咽喉，灌注心肺之脉，下蓄丹田，注入足阳明之气街，而下行于足。

（3）*主要功能*　一是走息道以行呼吸，凡语言、声音、呼吸的强弱，都与宗气的盛衰有关；二是贯心脉以行气血，即助心行血。凡气血的运行、肢体的寒温、心搏的强弱、节律的均匀等，亦与宗气的盛衰有关。如宗气不足，不能助心行血会引起血行瘀滞。

3. 营气　营气与血液同行脉中，都具有营养作用，故常"营血"并称。在内属阴，又称"营阴"。

（1）*生成*　主要由脾胃运化的水谷精微所化生，是水谷之气中比较有营养的一部分。

（2）*分布*　营气行于脉中，成为血液的组成部分，循脉上下，营运全身。

（3）*主要功能*　有营养各脏腑器官和化生血液两方面的功能。

4. 卫气　相对而言，在外属阳，故称"卫阳"。

（1）*生成*　主要由脾胃运化的水谷精微所化生，是水谷之气中比较强悍的一部分。其性流利，行动迅速。

（2）*分布*　卫气在外可达皮肤肌肉，在内可及胸腹脏腑，遍及全身。

（3）主要功能　一是护卫肌表，抵御外邪的入侵；二是温养脏腑，润泽皮毛；三是控制汗孔的开合，调节体温。

营气和卫气都来源于水谷之精气，营行脉中，卫行脉外；营主内守而属阴，卫主外卫而属阳，二者必须协调，才能正常维持汗孔开合、体温和正常防御外邪。若营卫不和，即可出现发热、恶风、汗出、脉缓等症。

（四）气的主要功能

1. 推动作用　是指气具有激发和推动作用。人体的生长发育，各脏腑、经络的生理功能，血液的循行，津液的输布等，都依赖气的激发和推动作用。如血液在经脉中运行周身，依赖心气的推动作用；人体的生长发育和生殖功能，依赖肾气的推动；水谷精微的化生依赖脾胃之气的推动等。若气虚则推动作用不足，人的生长发育就会迟缓，脏腑经络的功能就会减退，或见血行迟缓，水湿不化，痰湿内生等。

2. 温煦作用　气的温煦作用是指气有温暖作用。气是机体热量的来源，是体内产生热量的物质基础。正常的体温，需要气的温煦作用来维持；各脏腑、经络的生理活动，需要在气的温煦作用下进行；血和津液等液态物质，都需要在气的温煦作用下，才能正常循行。气虚为阳虚之渐，阳虚为气虚之极。如果气虚而温煦作用减弱，则可出现畏寒肢冷、脏腑功能衰退、血液和津液的运行迟缓等寒象。

3. 防御作用　气循环于全身内外上下，具有护卫肌表，抵御外邪侵袭的作用。气是维持人体生命活动的物质基础，"正气存内，邪不可干"。邪气侵入机体之后，机体的正气奋起与之抗争，正盛邪去，邪气被驱除体外，故气有防御作用。若卫气不足则出现表虚易于感冒。

4. 固摄作用　指气对血、津液、精液等液态物质具有稳固、统摄、防止无故流失的作用。气的固摄作用具体表现为：气能摄血，约束血液，使之循行于脉中，而不逸出脉外；气能摄津，约束汗液、尿液、唾液、胃肠液等，调控其分泌量或排泄量，防止其异常丢失；气能固摄精液，使之不因妄动而频繁遗泄。如固摄作用减弱，则导致慢性出血、自汗、多汗、遗精、遗尿等。

5. 气化作用　气化是在气的作用下脏腑的功能活动。精、气、血、津液等不同物质之间的相互化生，以及物质与功能之间的转化，如饮食化生为精、气、血、津液，津液经过代谢部分转化为汗、尿排出体外等，都是有关脏腑气化作用的结果。如果气的气化作用失常，则能影响整个物质代谢过程。

三、血

（一）血的基本概念

血是运行于脉中的赤色液体，是构成人体和维持人体生命活动的基本物质之一，具有营养和滋润作用。血必须在脉管中正常运行，才能发挥其生理效应，若溢出脉外，即称"离经之血"，形成出血、瘀血等。

（二）血的生成

血主要由水谷精微所化生的营气和津液组成。营气和津液，都来源于脾胃运化的饮食所化生的水谷精微，所以说"脾胃是气血生化之源"。其次，精血同源，肾精可化血。因肾藏精，主骨，生髓，骨髓可以化血。

（三）血的循行

血液正常循行必须具备两个条件：一是脉管系统的完整性，二是心、肺、肝、脾等各脏发挥正常的生理功能。心主血脉，是血液循行的动力；肺朝百脉，可辅助心脏推动血的循行；肝藏血，具有贮藏血液和调节血流量的功能；脾统血，能固摄血液，使血液循于脉中而不溢于脉外。血行失常表现为出血和血瘀两种。暴怒伤肝，肝不藏血或脾虚不能统血均可导致出血证；心肺气虚，推动力量不足，则出现血液流速缓慢、滞涩，甚则导致血瘀证。

（四）血的主要功能

血具有营养和滋润全身的生理功能。《难经·二十二难》说："血主濡之。"血在脉中循行，内而脏腑，外达皮肉筋骨，对全身各脏腑组织起营养和滋润作用，以满足人体生理活动的需要。血液充足，则见面色红润、肌肉丰满和壮实、皮肤毛发润泽等。血虚不养则见头晕眼花、面色无华、毛发干枯、肌肤干燥等。

血是神的主要物质基础。血液充盛，血脉和利，则见精神充沛，神志清晰，思维敏捷；若血虚神志失养则表现为健忘、失眠、多梦等。

四、津液

（一）津液的基本概念

津液是体内一切正常水液的总称，包括各脏腑组织器官的内在体液（如肠液、胃液等）及正常分泌物（如汗、尿、泪、唾、涕）在内。其中津和液又有不同：清而稀薄、流动性较大的，称为津；浊而稠厚、流动性较小的，称为液。但津和液都来源于水谷，互相渗透，互相转化，故常津液并称。

（二）津液的生成、输布和代谢

津液的生成、输布和排泄，是一个涉及多个脏腑生理活动的复杂过程。《素问·经脉别论》中提到"饮入于胃，游溢精气，上输于脾，脾气散精，上归于肺，通调水道，下输膀胱，水津四布，五经并行"，这是对津液代谢过程的简要概括。

脾胃主腐熟运化。胃主受纳腐熟，可吸收水谷中部分精微。脾主运化、主升清，一方面将胃肠吸收的水谷精微与津液上输于肺，由肺的宣发和肃降输布全身；另一方面，脾可直接将津液向四周布散至全身。

肺主宣发肃降、通调水道，为水之上源。肺接受从脾转输而来的津液之后，一方面通过宣发作用将津液输布至人体上部和体表，另一方面，通过肃降作用，将津液输布至肾和膀胱以及人体下部。

肾主水，肾对津液的输布起着主宰作用，主要表现在两个方面：一是肾中阳气的蒸腾气化作用，是胃"游溢精气"、脾散精、肺通调水道，以及小肠泌别清浊等作用的动力，推动着津液的输布。二是由肺下输至肾的津液，在肾的气化作用下，清者蒸腾，经三焦上输于肺而布散全身，浊者化为尿液注入膀胱。

小肠泌别清浊，吸收饮食物中大部分的营养物质和水分，上输于脾，而布散全身，并将水液代谢产物经肾输入膀胱，把糟粕下输于大肠。

大肠接受小肠下注的饮食物残渣和剩余水分，将其中部分水分重新吸收，使残渣形成粪便而排出体外。

在津液的输布和排泄过程中，肺、脾、肾三脏起着重要作用，同时由胃、小肠、大肠的参与而共同完成。三焦为"决渎之官"，对水液有通调决渎之功，是津液在体内流注输布的通道。

（三）津液的主要功能

津液具有滋润和濡养作用。其中布散于肌表者，可滋润皮毛肌肤；流注于孔窍者，可滋润和保护孔窍；渗入于血脉者，可充养和滑利血脉，并成为血液的组成部分；灌注于内脏、骨节、脑、髓者，可滑利关节，濡养脏腑，填补脑髓。

津液的病证主要有津液不足和水湿停聚两种。汗、吐、下太过可形成津液不足证。津液不足，失去濡润作用，可见目、口、鼻、舌、咽、肌肤等干燥；脏腑津液不足，可见肺燥，干咳无痰；胃燥口渴多饮；肠燥大便秘结等。肺、脾、肾等脏器对津液的输布、排泄发生障碍，可形成水湿停聚证，症见痰饮、水肿、妇女带下增多等。

五、精、气、血、津液之间的关系

（一）精和气的关系

精能化气，气能生精，精与气相互资生、相互依存。肾精和肾气互生互化，相互为用，常合称为肾中精气。肾精化生元气，水谷精微化生宗气、营气、卫气，全身各脏腑之气都依赖于精的滋养，而精的生成，又依赖于气的充盛。所以，精盈则气盛，气足则精充；若精亏则气衰，气虚则精不足。气不仅能生精，又能固精。气失固摄，则精关不固，出现早泄、滑精。

（二）气和血的关系

气是血液生成和运行的动力；血是气的物质基础和载体。"气为血之帅，血为气之母"。"气为血之帅"表现在：血液的生成有赖于脏腑的气化，叫"气能生血"；血液在脉管内正常循行，有赖于心气的推动、肺气的宣发、肝气的疏泄，叫"气能行血"；血液在脉管内正常循行而不溢于脉外，又需要得到气的固摄，叫"气能摄血"。"血为气之母"表现在：气的生成和发挥作用，需要得到血的供养，血旺则气足，叫"血能生气"；气依附于血而存在，血是气的载体，叫"血能载气"。

在病理上，气与血则相互影响，气虚则导致血虚，血虚可导致气虚，均可形成气血两虚；气滞可导致血瘀，血瘀可导致气滞，均可形成气滞血瘀；急性大出血时，血脱气无所附，血脱气亦脱。

（三）气和津液的关系

津液和血液都是液体物质，所以气和津液的关系与气和血的关系非常相似。

津液的化生，有赖于脾胃之气的运化，叫"气能生津"。津液的输布和排泄，全赖于脾气的转输，肺气的宣降，肾气的气化，叫"气能行津"。津液在体内代谢，亦需要气的固摄，叫"气能摄津"。气在体内的存在，不仅依附于血，且依附于津液，故津液亦是气的载体，叫"津能载气"；气也需要从津液那里获得濡养，叫"津能生气"。

在病理上，气与津液则相互影响。若脾虚不能生津，则导致津液不足或气津两虚。若肺脾肾三脏功能失调，津液的输布与排泄发生障碍，可导致津液的停聚，叫"气不行水"。若气虚不能固摄，可导致津液的无故流失，出现多汗、遗尿等；在多汗、多尿或吐泻等津液大量流失的情况下，亦可出现"气随津脱"的病证。

（四）精、津液和血的关系

1. 精、血同源 血是由水谷精气所化生，精也有赖于水谷精气的培育补充，二者同出一源，故称"精血同源"。精血相互资生，相互转化，相互影响。肝藏血，肾藏精，精血相互资生。肝血依赖肾精的滋养，肾精又依赖肝血的不断补充。在病理上，如肾精亏损，可导致肝血不足；肝血不足亦可导致肾精亏损，二者均可形成肝肾阴虚证。

2. 津、血同源 津液和血都来源于饮食，由脾胃所化生，故有"津血同源"之说。津液渗注于脉管之中，即成为血液的重要组成部分。在病理情况下，血和津液也相互影响。如在失血过多时，脉外之津液可渗透到脉内，以补充血液的不足，此时由于脉外津液的不足，常见口渴、尿少、皮肤干燥等症；反之，在高热、吐泻等脉外津液耗伤时，脉内之津液亦可渗透到脉外，形成血脉空虚、津枯血燥证。

同步训练

一、单项选择题

1. 五脏各有其华，心其华在（ ）

    A. 爪   B. 面   C. 发   D. 唇

2. 脾主运化的功能完整的说法是（ ）

    A. 运化水湿   B. 运化水液   C. 运化水谷和水液   D. 化生血液

3. 气血生化之源是（ ）

　　　A. 肝　　　　　B. 心　　　　　C. 肾　　　　　　D. 脾

4. 具有"泌别清浊"功能的腑是（　　　）

　　　A. 小肠　　　　B. 脾　　　　　C. 大肠　　　　　D. 胃

5. 下列哪项不属于气的作用（　　　）

　　　A. 推动作用　　B. 温煦作用　　C. 固摄作用　　　D. 滋润作用

6. 血的运行与下列哪个脏腑有直接关系（　　　）

　　　A. 心　　　　　B. 肺　　　　　C. 肝　　　　　　D. 肾

7. 下列各项与津液代谢关系最为密切的是（　　　）

　　　A. 脾胃肾　　　B. 心脾肾　　　C. 肺脾肾　　　　D. 肝脾肾

8. 人体生命活动的原动力是（　　　）

　　　A. 宗气　　　　B. 卫气　　　　C. 元气　　　　　D. 营气

9. 有"先天之本"之称的是（　　　）

　　　A. 肾　　　　　B. 肺　　　　　C. 肝　　　　　　D. 心

10. 肝开窍于（　　　）

　　　A. 舌　　　　　B. 目　　　　　C. 鼻　　　　　　D. 耳

二、名词解释

1. 心主血脉

2. 脾主升清

3. 气

4. 津液

5. 肝主藏血

三、问答题

1. 何谓肺的宣发肃降功能？

2. 肾精由哪几部分组成？

3. 气的功能有哪些？

4. 气和血的关系如何？

5. 津液是如何在体内完成输布的？

第三章　经　　络

 知识要点

1. 经络的概念、组成。
2. 经络系统的循行特点、走向和交接规律。
3. 经络的生理功能和临床意义。

一、经络的概念和组成

（一）经络的概念

经络是经脉和络脉的总称。"经"，同"径"，有路径的含义，是经络系统中直行的主干，部位较深；"络"，有网络的含义，为经脉的分支，部位较浅。经络纵横交错，遍布于全身，是人体运行气血、联络脏腑、沟通内外、贯穿上下的通路。它把人体的五脏、六腑、皮肉、筋骨、五官九窍、四肢百骸等联系成一个有机的整体。

（二）经络系统的组成

经络系统由经脉和络脉组成，其中经脉包含十二经脉，奇经八脉，以及附属于十二经脉的十二经别、十二经筋、十二皮部。络脉由十五别络和行于浅表部位的浮络以及细小的孙络等组成。

二、经络的循行和分布

（一）十二经脉

十二经脉指手足三阴经和手足三阳经，即手太阴肺经、手少阴心经、手厥阴心包经，手阳明大肠经、手少阳三焦经、手太阳小肠经，足阳明胃经、足少阳胆经、足太阳膀胱经，足太阴脾经、足少阴肾经、足厥阴肝经。十二经脉是构成经络系统的主体，故称之为"十二正经"。

1. 十二经脉的命名　十二经脉的命名是根据经脉所属脏腑和循行部位，结合阴阳理论而命名的。凡是隶属于脏的经脉属阴经，隶属于腑的经脉属阳经。循行于上肢的叫手经，循行于下肢的叫足经。循行于四肢内侧的为阴经，循行于四肢外侧的为阳经。因肢体内、外侧面又分别有前、中、后之分，分布于肢体内侧的经脉按前中后分布的位置不同分别命名为太阴、厥阴、少阴，而分布于肢体外侧的经脉则分别命名为阳明、少阳、太阳。与膈以上的肺、心包、心三脏密切相连的经脉分别叫手太阴肺经、手厥阴心包经、手少阴心经；与此三脏相表里的三腑的经脉分别叫做手阳明大肠经、手少阳三焦经、手太阳小肠经。与膈下的脾、肝、肾三脏密切相连的经脉分别叫做足太阴脾经、足厥阴肝经、足少阴肾经；与此三脏相表里的三腑的经脉分别叫做足阳明胃经、足少阳胆经、足太阳膀胱经。

2. 分布规律　十二经分布于头面、躯干和四肢，纵贯全身，在体表的循行是左右对称的。

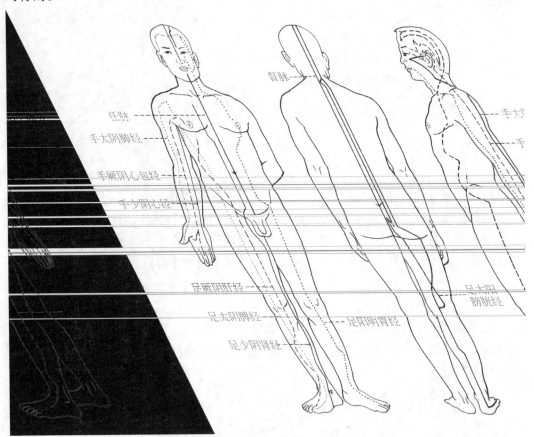

图3-1　十二经脉和任督二脉循行分布示意图

头面部："头为诸阳之会"，手足六阳经皆上聚于头。阳明经行于面部、额部；太阳经行于面颊、头顶及后项部；少阳经行于头部两侧。阴经一般不分布于头面部，唯有足厥阴肝经到达头顶。

躯干部：手三阳经行于肩胛部；足三阳经中阳明经行于胸腹部，太阳经行于背部，少阳经行于躯干侧面。手足三阴经交接于胸腹部。循行于胸腹部的经脉，自内向外的顺序是足少阴肾经、足阳明胃经、足太阴脾经、足厥阴肝经。

四肢部：阴经行于四肢的内侧，阳经行于四肢的外侧。分布于四肢内侧的三阴经，太阴在前，厥阴居中，少阴在后。但在下肢内踝上八寸以下的部位是厥阴在前，太阴在中，少阴在后。四肢外侧的三阳经分布规律是，阳明在前，少阳在中，太阳在后（图3-1）。

3. 走向和交接规律　十二经脉的走向和交接规律是：手三阴经起于胸，从胸走向手，交于手三阳经；手三阳经起于手，从手走向头，交于足三阳经；足三阳经起于头，从头走向足，交于足三阴经；足三阴经起于足，从足走向腹，再到达胸，交于手三阴经（图3-2）。

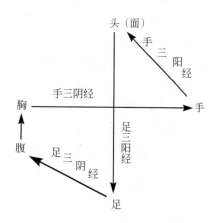

其中，相表里的阴经与阳经交接于手足末端，同名的手足阳经交接于头面部，相互衔接的手足阴经在胸腹部交接。这样就构成了一个像《灵枢·营卫生会》所描述的"阴阳相贯，如环无端"的循行线路。

图3-2　十二经脉走向交接规律示意图

4. 表里关系　手足三阴经和手足三阳经，通过经别和别络相互络属，其中阴经属脏络腑，阳经属腑络脏，形成了六对"表里相合"关系，简称"表里关系"。即手太阴肺经与手阳明大肠经相表里；手厥阴心包经与手少阳三焦经相表里；手少阴心经与手太阳小肠经相表里；足太阴脾经与足阳明胃经相表里；足厥阴肝经与足少阳胆经相表里；足少阴肾经与足太阳膀胱经相表里。凡具有表里关系的经脉，均循行分布于四肢的内侧与外侧相对应的位置，并在手足末端相交接。

5. 流注次序　十二经脉气血流注遵循一定的规律，即从手太阴肺经开始，依次传至足厥阴肝经，再传至手太阴肺经，首尾相接，如环无端，保证了经脉气血在体内的循环和输布。其流注次序见图3-3。

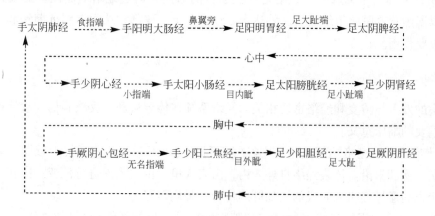

图3-3　十二经脉流注次序示意图

（二）奇经八脉

奇经八脉是任脉、督脉、冲脉、带脉、阴跷脉、阳跷脉、阴维脉、阳维脉八条经脉的总称。它与十二正经不同：既不直接隶属于脏腑，又无表里配合关系，其分布也不像十二经脉那样规则。因此，这八条经脉与寻常的十二正经有别，故称"奇经八脉"。

奇经八脉纵横交叉于十二经脉之间，加强了十二经脉之间的联系：督脉"总督诸阳"；任脉为"阴脉之海"；冲脉通行上下，渗贯三阴三阳；带脉"约束诸经"，沟通腰腹部的经脉；阴维脉和阳维脉组合所有的阴经和阳经，对十二经脉的气血起到了很好的调节作用。奇经八脉与肝、肾等脏及女子胞、脑、髓等奇恒之腑关系较为密切，它们在生理上相互联系，在病理上相互影响。其中，任脉、督脉和冲脉皆起自胞中，同出于会阴，故称之为"一源三歧"。所以，奇经八脉与女子的月经和妊娠密切相关。

此外，在奇经八脉中唯有任脉和督脉在体表有自己的腧穴，因此，又将十二经脉和任脉、督脉合称"十四经"。

三、经络的生理功能和临床意义

（一）生理功能

1. 联络脏腑，沟通表里上下 十二经脉"内属于脏腑，外络于肢节"，经络系统以其纵横交错的网络结构将人体的五脏六腑、四肢百骸、五官九窍、皮肉筋骨等组织器官联系为一个有机整体，为人体正常生理活动提供了结构基础。

2. 运行气血，濡养全身 依据十二经脉的交接、走向和流注次序等结构特点，使经络系统形成了一个闭合的环路，为人体气血的运行提供了保障。人体气血通过经络系统运行周身，能将营养物质输布到全身各个脏腑组织脏器，从而完成和调于五脏，撒陈于六腑的生理功能。《灵枢·本脏》中说："经脉者，所以行气血而营阴阳，濡筋骨，利关节者也。"

3. 抗御外邪，保卫机体 经络是气血运行的通路，通过经络的流注，卫气营血通达全身以温煦营养脏腑组织器官，外达十二经筋和十二皮部，从而起到抗御外邪，保卫机体的重要作用。

（二）临床意义

疾病的发生与传变和经络密切相关。经络系统在传导病邪、反映病情、诊治疾病等方面有重要的临床意义。

1. 传导病邪 经络功能失常，则经气不利，气血不和，人体抵抗力减弱，易感病邪而发病。病邪常沿着体表经络自外入内，由表入里，由浅入深进行传变。脏腑之间疾病的传变也是通过经络来完成的，如肝病传脾，肺病传肾等。

2. 反映病情 根据经络循行部位和脏腑的联系，通过经络和脏腑、官窍、皮毛之间的联系，脏腑的疾病可以反映到五官、九窍等体表的一定部位，作为临床诊断疾病的重要依据，如肝开窍于目，肝火上炎，则目赤肿痛。

3. 诊治疾病 根据经络在体表循行和脏腑之间的络属关系，结合某经某脏某腑等部位的病证辨证论治。可在病变部位附近取穴或远离循经取穴，从而发挥腧穴的近治作用或远治作用，适用于内、外、妇、儿等临床各科疾病的治疗。此外，经过长期的临床观察，发现某些药物对某些脏腑经络有选择性治疗作用，从而形成了药物的归经理论。因此，经络理论对临床用药起到了很好的指导作用。建立在经络理论基础上的针灸、推拿、按摩等治疗作用为世界所公认和接受，对世界医学作出了重要贡献。

同步训练

一、单项选择题

1. 足三阳经的走向规律是（　　　）
   A. 从足走头　　　　　B. 从头走足　　　　　C. 从胸走手
   D. 从手走头　　　　　E. 从足走腹

2. 手足三阴经交于（　　　）
   A. 手　　　　　　　　B. 足　　　　　　　　C. 头
   D. 躯干　　　　　　　E. 胸腹

3. 手厥阴经分布在（　　　）
   A. 上肢内侧前缘　　　B. 上肢外侧前缘　　　C. 上肢内侧中线
   D. 上肢外侧中线　　　E. 上肢外侧后缘

4. 分布在头部两侧的经脉是（　　　）
   A. 太阳经　　　　　　B. 阳明经　　　　　　C. 少阳经
   D. 厥阴经　　　　　　E. 太阴经

5. 分布在胸腹部的经脉是（　　　）
   A. 足少阳胆经　　　　B. 手少阴心经　　　　C. 手太阴肺经
   D. 足太阳膀胱　　　　E. 足阳明胃经

6. 根据十二经脉气血流注次序，肾经上交的经脉是（　　　）
   A. 足厥阴肝经　　　　B. 足少阳胆经　　　　C. 足阳明胃经
   D. 手太阳小肠经　　　E. 足太阳膀胱经

7. 与足太阴经相表里的经脉是（　　　）
   A. 足厥阴经　　　　　B. 足少阳经　　　　　C. 足阳明经
   D. 手太阳经　　　　　E. 手少阳经

8. 均起于胞中的奇经是（　　　）
   A. 任脉、督脉　　　　B. 阴维脉、阳维脉　　　C. 阴跷脉、阳跷脉
   D. 冲脉、任脉、督脉　E. 任脉、带脉

二、名词解释

1. 经络

2. 十二正经

三、问答题

1. 试述十二经脉在体表的分布规律。

2. 谈谈经络系统对人体生理功能的影响和临床疾病的治疗意义。

第四章　病因病机

知识要点

1. 六淫、七情的概念及其性质和致病特点。
2. 疾病发生的一般规律和基本病机。
3. 继发性致病因素的形成及致病特点。

当各种致病因素作用于人体，导致脏腑、经络功能失常，气血阴阳的平衡状态遭到破坏时，疾病就会发生。疾病的发生主要关系到"正"、"邪"两个方面。"正"，即正气，是指人体的机能活动、抗病能力及康复能力。"邪"即邪气，泛指各种致病因素，即病因。

第一节　病　　因

病因就是导致人体发病的原因，又称病邪（简称"邪"）。中医学的病因主要包括六淫、七情、饮食、劳逸、疫疠、痰饮、瘀血、外伤及虫兽伤等。本书将病因概括为外感病因、内伤病因和其他病因。

一、外感病因

外感病因是指来源于自然环境中的致病因素，多从肌肤、口鼻侵入人体而发病。主要病因有六淫、疫疠等。

（一）六淫

六淫，即风、寒、暑、湿、燥、火六种外感病邪的总称。在正常情况下，风、寒、暑、湿、燥、火是自然界六种不同的气候变化，称为"六气"，是万物生长的重要条件。人体通过自身的调节与自然界中的六气相适应，所以在正常情况下，六气不会使人体发病。当气候出现异常变化，或机体抗病能力下降，不能适应周围环境的变化时，六气就会成为致病因素而导致人体发病，这种情况下的六气便称为六淫。

六淫致病，具有以下特点：①外感性：病邪入侵途径，多从口鼻或肌肤而入，或两者同时受邪。②季节性和地域性：与季节气候、居住环境有关，如春季多风病，夏季多暑病，夏末秋初居住潮湿多湿病，秋季多燥病，冬季多寒病等。③单一性和相兼性：六淫邪气既可单独使人致病，也可由两种以上邪气相合侵犯机体而发病，如风寒感冒、风湿痹证等。④转化性：在发病过程中，常常互相影响，相互转化，如寒邪可以郁而化热；热邪不解，耗伤津液，可以化燥等。

1. 风 为春季的主气，但四时皆有。风邪致病，以春季为多，其他季节亦可发生。风邪自口鼻、肌肤而入，致病范围较广，是导致外感疾病的主要因素。风邪的性质和特点为：

（1）风为百病之长 风邪是外感病邪的先导，为六淫之首。寒、湿、燥、热等邪，往往依附于风而侵袭人体，如风寒、风热、风湿、风燥之邪等。临床上风邪为患较多，又易与其他病邪相合为病，所以说"风为百病之长"、"六淫之首"。

（2）风为阳邪，其性开泄，易袭阳位 风性具有升发、向上、向外的特点，故属阳邪。风邪致病，易伤人体上部，易犯肌表，常见鼻塞流涕，咽痒咳嗽，头晕头疼等。其性开泄，常使皮毛腠理开泄而见汗出、恶风等症。

（3）风性善行数变 "善行"指风邪具有游走不定的特性。风邪致病，病位游移无定处，如偏于风邪盛的"痹证"，常见游走性关节疼痛，又称"行痹"。"数变"是指风邪致病具有变化无常和发病迅速的特性，如风疹一病，突发性皮肤瘙痒，发无定处，此起彼伏；又如中风之突然昏仆、不省人事等多属风的病变。

（4）风性主动 "动"指摇不定，风邪致病具有动摇不定的特点，出现眩晕、震颤、四肢抽搐、口眼㖞斜、颈项强直等，多属风的病变。如外感热病中的"热极生风"。

2. 寒 为冬季的主气，其他季节也可见到因感受寒邪而发病的，如淋雨涉水、汗出当风，或贪饮寒凉等。寒邪伤于肌表称为"伤寒"；寒邪直中脏腑的则称为"中寒"。寒邪的性质和特点为：

（1）寒为阴邪，易伤阳气 寒性清冷，其性属阴，故寒为阴邪。寒邪最易损伤人体的阳气，影响阳气的温煦气化作用。故感受寒邪之后，常出现全身或局部的寒象，如寒邪束表，卫阳被郁，则见恶寒；如寒邪直中脾胃，则受纳运化升降失常，可见吐泻清稀，脘腹冷痛。

（2）寒性凝滞，主痛 凝滞就是凝结阻滞而不通的意思。寒邪侵袭机体，易使气血凝滞，运行不畅，"不通则痛"，出现各种疼痛症状，所以寒邪是造成多种痛证的原因之一。如寒邪客于肌表，则见头身肢节剧痛；寒邪直中肠胃，则脘腹冷痛；寒痹以关节冷痛为主，称之为"痛痹"等。这类疼痛遇寒加重，得热痛减。

（3）寒性收引 收引即收缩牵引的意思。寒性收引是寒邪具有收缩拘急之性。寒邪客于肌表，使气血收敛，毛窍收缩，腠理郁闭，而见恶寒、无汗、脉紧；寒邪入侵经络关节，则见经脉拘急，肢体关节屈伸不利等。

3. 暑 为夏季的主气，乃火热之气所化。暑邪独见于夏令，暑邪致病，具有明显的季节性，主要发生在夏至以后，立秋以前。暑邪的性质和特点为：

（1）暑为阳邪，其性炎热 暑为夏季的火热之气所化，火热属阳，故为阳邪。其性炎热，是指暑邪伤人，多出现一系列阳热症状，如壮热、烦渴、面赤、肌肤灼热、汗出、脉洪大等。

（2）暑性升散，耗气伤津　升散，即上升发散之意，是指暑邪侵犯人体，可使腠理开泄，水分蒸发，汗出过多。耗气伤津，多由于过量蒸发和排出汗液而致气随津泄，气津两伤。故暑邪伤人，出现汗出、口渴喜饮、大便干结、小便短赤。同时由于气随津泄则见气短乏力、脉虚，甚至出现形气暴脱，突然昏倒，不省人事。

（3）暑多夹湿　暑夏季节，气候炎热，人多贪凉饮冷；又因夏季多雨潮湿，所以在感受暑热的同时，常兼夹湿邪，除有发热、烦渴的暑热症状外，还兼有四肢困倦、胸闷呕恶、不思饮食、便溏、苔腻、脉濡等湿阻症状。

4. 湿　为长夏的主气。长夏，时当夏秋之交，雨水较多，为一年中湿气最盛的季节，故长夏多湿病。此外，还与生活环境有关，如居住潮湿或涉水淋雨等均可感受湿邪。湿邪的性质和特点为：

（1）湿为阴邪，易阻滞气机　湿邪与水同类，故为阴邪。湿为有形之邪，当其侵犯人体，就可滞留脏腑、经络，使其气机阻滞。如湿阻上焦，气机不畅则胸闷；湿阻中焦，升降不利则腹胀、大便不爽；湿阻下焦，气机不利则小便短涩。湿为阴邪，易伤阳气，特别是损伤脾阳，以致脾阳不振，运化无力而出现泄泻、尿少、水肿等症。

（2）湿性重浊　重即沉重或重着的意思。如湿邪侵袭肌表，见周身沉重、四肢困倦如裹；湿邪留滞经络、关节，则关节疼痛重着等。浊，即秽浊之意。湿邪为患，其分泌物和排泄物等具有秽浊不清的特点。如湿滞大肠，则大便溏泻、下利脓血黏液；湿邪下注，则小便浑浊，妇女带下过多；湿邪侵淫肌肤，导致疮疡湿疹，出现脓水秽浊等。

（3）湿性黏滞　"黏"即黏腻；"滞"即停滞。湿邪致病主要表现在两个方面：一是症状的黏腻性。如湿滞大肠，腑气不通，则大便黏腻不爽；湿滞膀胱，气化不利，则小便滞涩不畅；湿浊内盛，则舌苔厚而黏腻。二是病程较长，久治不愈，反复发作。如风湿痹证、湿疹等。

（4）湿性趋下　湿类于水，水性向下，故湿邪亦有趋下、下注之性。湿邪致病易伤人体的下部，如妇科带下病，泻痢，淋浊，风湿痹证的下肢关节疼痛等。

5. 燥　为秋季的主气，秋季气候干燥，自然界呈现一派干枯收敛之象。燥分为温燥和凉燥，初秋有夏热之余气，燥与热相合侵袭人体，病多表现为温燥。深秋近冬，已有冬之寒气，燥与寒相合侵袭人体，病多表现为凉燥。燥邪的性质和特点为：

（1）燥性干涩，易伤津液　干，干燥；涩，涩滞。燥邪为干涩之病邪，故外感燥邪最易耗伤人体的津液，造成阴津亏虚的病变，出现各种干燥、涩滞不利的症状。如口鼻干燥、咽干口渴、皮肤干燥，甚则皲裂、毛发不荣、小便短少、大便干结等。

（2）燥易伤肺　肺为娇脏，喜润而恶燥，外合皮毛，开窍于鼻，直接与自然界的大气相通。燥邪多从口鼻、皮毛而入，故最易伤肺。燥邪犯肺，耗伤肺津，肺失宣降，可见干咳少痰、痰黏难咯，或痰中带血、咽干疼痛。由于肺与大肠互为表里，燥邪自肺影响到大肠，致大肠传导失司，则可出现大便干燥不畅等症。

6. 火　与热性质相同，均为阳盛所生，故火热常并称。凡致病具有炎热、升腾等特性的外邪，称为火热之邪。火热旺于夏季，但火并不像暑那样具有明显的季节性，也不严格受季节气候的限制，故火热之气太过，变为火热之邪，伤人致病。热多属外淫，如风热、暑热、湿热之类病邪；火常由内生，如心火上炎、肝火亢盛、胆火横逆等病变。火热之邪的性质和致病特点如下：

（1）火热为阳邪，其性炎上　阳主躁动而向上；火热之性燔灼、焚焰、升腾，主躁动而向上，故为阳邪。阳邪侵入，则致人体阳气病理性偏亢，"阳胜则热"，故发为实热证，临床多见高热、恶热、烦渴、汗出、脉洪数等。其性炎上，是指火热之邪易侵害人体上部，故火热病证，多发生在人体上部，尤以头面部为多见，如目赤肿痛、咽喉肿痛、口舌生疮糜烂、牙龈肿痛、耳内肿痛或流脓。

（2）火热易扰心神　火热与心相通应，故火热之邪入于营血，尤易影响心神，轻者心神不宁而心烦失眠；重者可扰乱心神，出现狂躁不安，或神昏谵语等。故《素问·至真要大论》有"诸躁狂越，皆属于火"之说。

（3）火热易伤津耗气　火热之邪，最易迫津外出，消灼阴液，使人体阴津耗伤。故火热之邪为病，临床表现除热象明显外，常伴有口渴喜冷饮，咽干舌燥，小便短赤，大便秘结等津液耗伤的症状，即所谓"阳胜则阴病"。阳热太盛，最易损伤人体正气，而致全身性的机能减退。故《素问·阴阳应象大论》有"壮火食气"之说。此外，热邪迫津外泄，大量津伤，往往气随津脱，临床可见体倦乏力、少气懒言等气虚之证，甚则全身津气脱失。

（4）火热易生风动血　"生风"，是指火热之邪袭入，燔灼肝经，消灼阴液，筋脉失养，而引起肝风内动的病证。由于此肝风为内热甚引起，故又称"热极生风"。临床常表现为高热、神昏谵语、四肢抽搐、两目上视、角弓反张等。"动血"，指火热入于血分，易迫血妄行。火热之邪客入血脉，轻则加速血行，重则可灼伤脉络，迫血妄行，出现如吐血、衄血、便血、尿血、皮肤发斑、妇女月经过多、崩漏等各种出血证。

（5）火邪易致疮痈　火热之邪侵入血分，可聚于局部，腐蚀血肉，发为痈肿疮疡。因此，由火毒壅聚所致之痈疡，其临床表现以疮疡局部红肿热痛、破溃流脓为特征。

（二）疫疠

疫疠，又称瘟疫、疫毒、疫气、毒气等，统称为"疫疠"。是一类传染性很强的致病因素。疫疠致病为疫病，如疫痢、白喉、烂喉丹痧、天花、霍乱、鼠疫等等，实际上包括了多种传染病。

1. 疫疠的致病特点

（1）传染性强，易于流行　传染性和流行性，是疫气致病最主要的特点。疫疠主要是通过空气传播，从口鼻进入人体而致病，另外也有随饮食、接触、蚊虫叮咬等途径在人群中传播，甚则出现流行。

（2）发病急骤，病情危重　瘟疫论提及疫病"缓者朝发夕死，重者顷刻而亡"，足见疫疠发病急骤，来势凶猛，变化多端，病情危重。

（3）一气一病，症状相似　疠气不同于六淫、七情等病邪可引起多种病证，疠气种类虽多，但一种疠气仅导致一种疫病发生，故当某一种疠气流行时，临床症状基本相似。例如痄腮，无论患者是男是女，一般都表现为耳下腮部肿大。

2. 疫疠发生与流行的因素 疫疠的发生与流行，除与人体的正气强弱有关外，亦与下列因素有关：

（1）气候因素 自然界气候急骤或持久的反常变化，如久旱久涝、持续高温等均可助长疠气滋生、传播而导致疫病的流行。

（2）环境与饮食因素 水源、空气、饮食污染也会滋生疠气，引起疫疠的发生和流行。

（3）预防因素 发现疫疠并及时做好预防隔离工作，否则会导致疫疠的发生与流行。

（4）社会因素 社会因素对疫疠的发生和流行有一定影响。如战乱和灾荒，社会动荡不安，人们的生活环境恶劣，卫生防疫条件落后等。若国家安定，且注意卫生防疫工作，采取一系列积极有效的防疫和治疗措施，社会安定富足，生活和卫生条件良好，传染病即能得到有效的控制。

二、内伤病因

内伤病因指因人的情志或生活起居没有规律，导致脏腑功能失常的致病因素。包括七情内伤、饮食失宜、过劳、过逸等。

（一）七情

七情是指人的喜、怒、忧、思、悲、恐、惊七种情志变化。正常情况下，七情是人体对外界客观事物和现象做出的七种不同的情感反应，是机体正常的功能表现形式，不会使人体发病。只有突然、强烈或长期持久的情志刺激，超过了人体自身的调节能力，引起脏腑气血功能紊乱，阴阳平衡失调，才会导致疾病发生。七情的致病特点如下：

1. 直接伤及内脏 由于情志活动与脏腑气血关系密切，五脏的精、气、血、津液是情志活动的物质基础，因此，七情太过直接影响相应的脏腑，导致脏腑功能失常。如心在志为喜，过喜则伤心；肝在志为怒，大怒则伤肝；脾在志为思，忧思过度则伤脾；肺在志为悲，悲伤过度则伤肺；肾在志为惊恐，过度惊恐则伤肾。由于心为五脏六腑之大主，心主血脉，心主神志，故七情太过可影响到心脏，亦可导致其他脏腑功能失调而发病。所以，七情致病以心、肝、脾三脏功能失调为多见。

2. 影响脏腑气机 七情对内脏的直接伤害，主要是影响脏腑气机，导致气血紊乱。

喜则气缓：喜为心之志，正常情况下，喜能缓和情绪紧张，使心情舒畅。但大喜过度则心气涣散，神不守舍，出现精神不集中，甚则失神狂乱。

怒则气上：怒为肝之志，过度愤怒则影响肝的疏泄功能，导致肝气横逆上冲，血随气上可见面红目赤、头痛头胀或呕血，甚则出现昏厥猝倒等肝气上逆之证。

悲则气消：悲为肺之志，过度悲伤会损伤肺气，出现气短、懒言乏力、四肢困倦、精神萎靡不振等。

恐则气下：恐为肾之志，恐惧过度，可使肾气不固，气泄于下，而出现二便失禁、遗精、遗尿等症。

思则气结：思为脾之志，思虑过度，可导致脾气郁结，运化无力而出现纳呆、脘腹胀满、便溏等症。思发于脾而成于心，故思虑可伤心脾，出现失眠、多梦等症。

惊则气乱：惊与恐同类，惊恐不仅可致肾气不固，还可导致心气紊乱，心无所倚，神无所归，出现心悸、惊恐不安、失眠等症。

3. 影响病情变化 在疾病演变过程中，情志的变化往往影响病情的改变。病后保持良好的情绪，如积极乐观，可使"气和志达，营卫通利"，有助于缓解病情，恢复健康。若病后郁闷寡欢，情志不畅，倘若又遇不良的情志刺激，病情会加重，甚则恶化。

（二）饮食

饮食是人体维持生命活动的最基本物质。良好的饮食习惯，要求定时、定量、有规律、有节制，同时注意饮食卫生和合理膳食。若饮食失宜，则易损伤脾胃，使其升降功能失常，导致聚湿、生痰、化热或变生他病，故有"病从口入"之说。饮食失宜有以下三个方面：饮食不节、饮食不洁、饮食偏嗜。

1. 饮食不节 指饮食没有规律，主要包括过饥和过饱。

（1）过饥 指饮食摄入量不足，或食不接续，导致气血生化无源，久而久之会使气血得不到补充而虚少，症见面色不华、气短心悸、神疲乏力，形体消瘦等。亦可因正气亏虚，抗病能力低下而易生他病。

（2）过饱 指长期进食过量，或暴饮暴食，均会加重脾胃的负担，或超出脾胃的受纳和运化能力，导致饮食停滞，损伤脾胃，运化失司，初见嗳腐吞酸、厌食、矢气、脘腹胀满或吐泻。久则因饮食停滞，郁而化热，聚湿生痰，变生其他疾病。如婴幼儿，因脾胃功能尚未健全，自控能力相对较弱，极易出现进食过量，或暴饮暴食，导致食积胃腑，日久酿成疳积，症见面黄肌瘦、腹胀、五心烦热、易哭易惊、发热等。

2. 饮食不洁 是指饮用的食物不清洁、不卫生，或腐败变质有毒，或被污染。饮食不洁多损伤胃肠，出现腹痛、吐泻等症状；亦可引起各种肠道寄生虫病，表现为时有腹痛、嗜食异物、面黄肌瘦，甚则出现蛔厥等。若误服腐烂变质、有毒食物，可引起食物中毒，出现剧烈腹痛、吐泻，重者可致昏迷、死亡。

3. 饮食偏嗜 偏食生冷寒凉，易损伤脾胃阳气，导致寒湿内生，症见脘腹冷痛、喜按、泄泻等；偏食辛温燥热，可导致胃肠积热，症见口渴、口臭、腹胀腹痛、便秘或痔疮等；过食肥甘厚味，可助湿生痰或酿成疖肿疮疡等。

（三）劳逸

劳逸包括过度劳累和过度安逸。正常的体力劳动和必要的体育锻炼，有助于气血运行；适当的休息可以消除疲劳、恢复体力和脑力。若过度劳累或者过度安逸，就会成为致病因素而导致人体发病。

1. 过劳 是指过度劳累，包括劳力过度、劳神过度和房劳过度。

（1）劳力过度则伤气 是指长时间从事繁重或超负荷的体力劳动，以致积劳成疾。

劳力过度易导致气虚,症见少气懒言、四肢困倦、体倦乏力等。

(2) 劳神过度则伤血 是指脑力劳动太过。脾为气血生化之源,在志主思,心主血脉而藏神,思虑过度则暗耗心血,损伤脾气导致心脾两虚,出现心悸、失眠、健忘、纳呆、腹胀、便溏等症。

(3) 房劳过度则伤肾 性生活不节或过于频繁、早婚、多育等房事过度可损伤肾中精气,症见腰膝酸软,眩晕耳鸣,精神萎靡,性功能减退,或遗精、早泄、阳痿,或月经不调、不孕不育等。

2. 过逸 指过度安逸,即长时间不劳作,又不锻炼身体,或好逸恶劳,致使气血运行不畅,脾胃运化无力,症见腹胀、食少、乏力,精神不振,肢体软弱,动则心悸、气短等。若脾失健运,湿痰内生,则百病丛生。

三、其他致病因素

(一) 继发性病因

继发性病因是指疾病过程中形成的病理产物,又作为致病因素导致人体新的疾病发生。病理产物主要有痰饮、瘀血、结石等,另有内风、内湿、内寒、内燥,其性质和特点可参照六淫。

1. 痰饮

(1) 痰饮的概念 由多种致病因素作用于人体,使机体水液代谢失常所形成的病理产物。一般认为较浓浊者为痰,清稀者为饮,二者同出一源,均为水液在体内停滞而成。

(2) 痰饮的形成 痰饮多由外感六淫,或饮食失调,或七情所伤,使脏腑功能失常,水液代谢障碍,以致水液停滞,聚而成痰成饮。肺为水之上源,主宣发肃降,布散津液,通调水道;脾主运化水湿;肾主水液蒸腾气化。若肺、脾、肾三脏功能失调,均可致水液代谢失常,聚而成痰。痰饮形成后,随气机升降而流动,内至脏腑,外达皮肉筋骨。

(3) 痰饮的致病特点 由于痰饮可随气而行,全身上下内外无所不至,因此可引起许多病证。如饮逆于上,症见眩晕;饮流于下,则见足肿;饮停中焦,则脾胃运化失常等。痰饮致病,可阻滞脏腑气机,使气血运行受阻。如痰饮留于肺,出现咳喘胸闷;痰饮流注经络则肢体麻木、屈伸不利,甚则半身不遂;痰扰神明,可见心悸,或癫,或狂,或痴。痰饮致病,病势缠绵,病程较长,治疗困难。故有"顽痰"之称。

2. 瘀血

(1) 瘀血的概念 是指血液运行障碍、停滞而形成的病理产物,包括离经之血积存体内,或运行不畅,阻滞于脏腑及经脉的血液。

(2) 瘀血的形成 瘀血的形成主要是由于气虚、气滞、血寒、血热、外伤以及负重。气虚无力推动血液运行而停滞,或气虚不能固摄血液而致血液外溢;气滞则影响血液运行,血运不畅而瘀阻。血寒使血液凝滞而成瘀;血热则血液妄行或热邪灼伤脉络,血溢脉外而成瘀；各种外伤使脉络破损，血离经脉而成瘀；长期负重，血行不畅而成瘀。

（3）瘀血的致病特点 瘀血的病证虽然繁多，但其临床表现有以下共同特点：

疼痛：多表现为刺痛，痛处固定不移，拒按，夜间加重。

肿块：体表局部青紫肿胀，体内多为癥块，质硬，或有压痛。

出血：血色紫暗，或夹有瘀块。

全身症状：久瘀可见肌肤甲错，面色黧黑，舌质紫暗，或有瘀点瘀斑，脉涩或结代。

（二）外伤

外伤包括枪弹伤、金刃伤、跌打损伤、烧烫伤、冻伤和虫兽伤等。外伤一般都可以导致皮肤肌肉或筋骨受损，出现瘀血肿痛、出血或筋伤骨折、关节脱臼等，重则损伤内脏，如处理不及时或处理不当以及病人阳气亏虚等，往往容易导致创口溃烂，出现高热不退或破伤风等症。

第二节 病 机

病机，即疾病发生、发展和演变的机理。疾病的发生、发展与变化，与患者机体的体质强弱和致病因素的性质密切相关。由于素体不同，病邪各异，会引起全身或局部多种多样的病理变化。一般来说，外感疾病的病机变化规律主要是正邪相争；内伤杂病的病机变化规律主要是阴阳失调、气血津液失常等。在疾病的发生、发展和变化过程中，上述几个方面往往同时存在，交织错杂，相互影响而不可分割。

一、正邪斗争

正邪斗争，是指致病因素侵入人体后，机体的抗病能力与之所作的斗争。这种斗争不仅关系着疾病的发生，同时影响着疾病的发展与转归。所以，从一定意义上来说，疾病的发展过程就是正邪斗争及其盛衰变化的过程。

疾病的发生主要是由"正"、"邪"两个方面的因素决定的。"正"即正气，是指脏腑组织的生理功能和抗病能力及康复能力；"邪"即邪气，泛指一切致病因素。中医学十分重视正气在发病中的作用，认为邪气入侵是发病的条件，而正气不足则是发病的根本。如果内脏功能正常，正气旺盛，气血充盈，卫外固密，病邪就难以侵入，疾病也无从发生，此即"正气存内，邪不可干"。只有在人体正气相对虚弱，卫外不固，抗邪无力的情况下，邪气方能乘虚而入，使人体阴阳失调，脏腑经络功能紊乱，才能发生疾病，即"邪之所凑，其气必虚"。由此可见，疾病就是在一定条件下邪正斗争的反映。

中医学重视正气，强调正气在发病中的主导地位，并不排除邪气对疾病发生的重要作用。邪气是发病的条件，在一定的条件下，甚至可能起主导作用，如高温、高压电流、化学毒剂、枪弹伤、冻伤、毒蛇咬伤等，即使正气强盛，也难免被伤害。又如疫疠之邪，即多种传染病的发生，对人体有较大的危害，要积极防止传染病的发生和播散。

在疾病的发展过程中，邪正双方力量的对比，必然会出现彼此消长的变化。一般而言，正气增长则邪气必然消退，反之，邪气增长则正气必然损耗，就是这种邪正消长，形成了病证的虚实变化。《素问·通评虚实论》说："邪气盛则实，精气夺则虚。"所谓实，主要是指邪气亢盛，是以邪气亢盛为矛盾主要方面的一种病理反映。也就是说发病后邪气亢盛而正气未衰，能积极地与邪气相抗争，故邪正斗争剧烈，反映明显，在临床上表现出一系列亢盛有余的证候，即称之为实证。所谓虚，主要是指正气不足，是以正气虚损为矛盾主要方面的一种病理反映。也就是说此时正气虚弱难以与邪气激烈斗争，临床上出现一系列虚弱、衰退、不足的证候，即称之为虚证。但是这种虚实都只是相对的而不是绝对的，在一定条件下可以由实转虚，也可以由虚转实，甚至出现虚实夹杂的情况。

在疾病的发展过程中，正气与邪气不断地进行斗争，其结果若正胜邪退则疾病好转或痊愈，若邪盛正衰则疾病加重或恶化，甚至导致死亡。

二、阴阳失调

阴阳失调，是指机体在疾病的发生发展过程中，由于各种致病因素的影响，导致机体的阴阳消长，打破了相对的平衡，从而形成阴阳偏盛偏衰的病理状态。由于六淫、七情、饮食、劳倦等各种致病因素作用于人体，必须通过机体内部的阴阳失调才能形成疾病，所以阴阳失调又是疾病发生、发展的内在根据。

1. 阴阳偏盛 阴或阳单方面的亢盛而导致阴阳平衡失调。其本质是"邪气盛则实"的实证。阳邪侵入人体形成阳偏盛，阴邪侵入人体形成阴偏盛。

阳偏盛，即阳盛，是指机体在疾病过程中所出现的一种阳气偏盛，机能亢奋，热量过剩的病理状态。由于阳是以热、动、燥为其特点，阳偏盛，即表现"阳盛则热"的热象，如壮热、面红、目赤等。

阴偏盛，即阴盛，是指机体在疾病过程中所出现的一种阴气偏盛，机能障碍或减退，以及病理性代谢产物积聚的病理状态。由于阴是以寒、静、湿为其特点，阴偏盛，即表现"阴盛则寒"的寒象，如形寒、肢冷、舌淡等。

2. 阴阳偏衰 即阴或阳单方面的不足而导致阴阳平衡的失调。其本质是"精气夺则虚"的虚证。这里所说的"精气夺"，实质上是包括了机体的精、气、血、津液等基本物质的不足及其生理功能的减退，同时也包括了脏腑、经络等生理功能的减退和失调。

阳偏衰，即阳虚，是指机体阳气虚损，机能减退或衰弱，热量不足的病理状态。其病机特点为机体阳气不足，阳不制阴而阴寒内盛，表现为"阳虚则寒"的虚寒证。

阴偏衰，即阴虚，是指机体精、血、津液等物质亏耗，以及阴不制阳，导致阳相对亢盛，机能虚性亢奋的病理状态。其病机特点为阴精虚损，阴不制阳而阳热偏盛，表现为"阴虚则热"的虚热证。

3. 阴阳互损 指在阴或阳任何一方虚损的前提下，病变发展影响到相对的另一方，最后形成阴阳两虚的病机。在阴虚的基础上继而导致阳虚的，称为"阴损及阳"；在阳虚的基础上继而导致阴虚的，称为"阳损及阴"。

三、气血津液失常

气血津液失常，是指在疾病过程中，由于邪正斗争的盛衰，或脏腑功能的失调，导致气、血、津液等基本物质出现虚损、运行紊乱以及相互关系失调等的病理变化。气血津液的充足和运行协调是脏腑、经络、官窍等组织器官进行生理活动的物质基础。因此，脏腑经络发生病变，可以影响气血津液的化生和运行，从而导致气血津液失常；而气血津液的失常也会影响脏腑经络的功能活动，出现各种复杂的病理变化。

（一）气的失常

气的失常，是指气的生化不足或耗散过多而致气的不足或功能减退，以及气的运动失常的病理状态，主要包括气虚和气机失调两个方面。

1. 气虚　是指气的不足，脏腑组织功能低下或衰退，抗病能力下降的病理状态。多由于先天禀赋不足，或后天失养，或肺脾肾等脏腑功能失调而致气的生成不足；也可因劳倦内伤，久病不复等，使气过多消耗而致。气虚病变主要以人体各种机能减退或障碍为特征，常表现为推动无力、固摄失职、气化失司等异常改变，临床常见精神委顿、倦怠乏力、眩晕、自汗、易于感冒、面色苍白、舌淡、脉虚等。病变进一步发展，还可造成血、津液的生成不足、运行迟缓或因失于气的固摄而流失等。

2. 气机失调　即气的升降出入失调，是指疾病在其发展过程中，由于致病因素的影响，导致气的运行不畅或升降出入失去平衡协调的病理变化。其病机可概括为气滞、气逆、气陷、气闭、气脱等情况。

（1）**气滞**　气滞是指气的运行不畅甚至郁滞不通的病理状态。多由于情志不畅，或痰湿、食积、瘀血等阻碍气机，或外邪侵犯，抑遏气机，或脏腑功能障碍而气机郁滞等，皆可形成局部或全身的气机不畅或郁滞，从而导致某些脏腑、经络的功能障碍。气滞一般属于邪实为患，但亦有因气虚推动无力而滞者。由于肝升肺降、脾升胃降，在调整全身气机中起着极其重要的作用，故脏腑气滞以肺、肝、脾、胃为多见。

（2）**气逆**　是指气升之太过，或降之不及，以致脏腑之气逆于上的一种病理状态。多由情志所伤，或因饮食不当，或因外邪侵犯，或因痰浊壅阻所致，亦有因虚而气机上逆者。气逆病变，虚实并见，常见于肺、胃和肝等脏腑，其具体的病机和临床表现各有其特点。如肺失肃降，肺气上逆，发为咳逆上气；胃失和降，胃气上逆，发为嗳气、呃逆、恶心、呕吐；肝气上逆，血随气逆，发为头痛头胀、面红目赤、易怒，或为咯血、吐血，甚或昏厥等。

（3）**气陷**　是指气的升举无力，或下降太过，而致气陷于下的病理状态。多由于气虚病变发展而来，尤与脾气的关系最为密切。主要见于素体虚弱，或病久耗伤，或劳伤过度，或泄泻日久，致脾气虚损，清阳不升，或中气下陷，从而形成气虚下陷的病变。气陷的病理变化，主要有"中气不足"与"中气下陷"两个方面。"中气不足"，主要指脾气虚损，升清之力不足，无力将水谷精微上输于头目，致头目失养，可见头晕、目眩、耳鸣等症。"中气下陷"，是指脾气虚损，升举无力，气机趋下，无力维系内脏位置，而发生某些内脏位置下移的病变，常表现有腰腹坠胀、便意频频，形成胃下垂、肾下垂、子宫下垂、脱肛等。由于气陷是在气虚的基础上形成的，与脾气虚损的关系最为密切，故常伴有面色无华、气短乏力、语声低微、脉弱无力等。

（4）气闭　即气结聚于内，外出障碍、闭阻的病理状态。多由情志刺激，或外邪、痰浊等闭塞气机，使气不得外出，壅塞清窍、神失所主而昏厥等，临床常见有因触冒秽浊之气所致的闭厥、突然精神刺激所致的气厥、剧烈疼痛所致的痛厥、痰闭气道之痰厥等。如中暑，暑热之邪，深伏于里，气机闭阻，阳气被郁，不能外达，临床表现出突然昏厥、不省人事、四肢不温等。

（5）气脱　即气不内守而外脱，以致全身机能突然衰竭的一种病理状态。多由于病程日久，正气已虚，正不敌邪，以致气不内守而外脱；或因大出血、大汗等气随血脱、气随津泄所致。由于气不能内守，外散虚脱，出现功能活动突然衰竭，临床表现为面色苍白、汗出不止、目合口张、手撒、二便失禁、脉微欲绝或虚大无根等危重征象；若气脱不复，则导致阴阳离决而死亡。

（二）血的失常

血的失常，是指血的生成不足或耗损太过而致血虚，血的濡养功能减弱，以及血液运行失常的病理变化。主要体现为血虚和血行失常两个方面。

1. 血虚　是指血液不足或血的濡养功能减退的病理状态。多由于失血过多而新血未能及时生成补充；或因久病不愈、慢性消耗、思虑过度等因素而致营血暗耗；或因饮食营养不足，脾胃虚弱，血液生化乏源；或肾精亏损，精不化血而生成不足。

血虚常见全身或局部的某些机能减退或营养不良，如肌肤爪甲失养，面色苍白，唇舌爪甲色淡，头昏眼花，两目干涩，心神不宁，心悸怔忡，视力减退，肢节屈伸不利，肢体或肌肤麻木等。

2. 血瘀　本章病因一节"其他致病因素"已作论述。

3. 出血　是指血液不循常道，溢出脉外的病理状态。主要有外伤损伤脉络而出血，气虚固摄无力、血液不循常道而外溢，血分有热、迫血妄行，瘀血阻络、血不归经等。出血因病变部位不同，可出现吐血、咳血、便血、尿血、崩漏，以及鼻衄、齿衄、肌衄、创伤出血等，若突然大量出血，可致气随血脱而引起全身功能衰竭，甚则死亡。

（三）气血关系的失常

气与血关系密切，在生理上相互依存、相互为用，在病理上也相互影响而导致气血同病。

1. 气滞血瘀　由于气的运行不畅，导致血液运行障碍，出现血瘀。多由于情志内伤，抑郁不遂，气机阻滞而成血瘀。亦可因闪挫外伤等因素所致。

2. 气虚血瘀　气虚运血无力，血行瘀滞，气虚和血瘀并存。轻者，气虚尚能推动血液，表现为血行迟缓，运行无力；重者，气虚无力推动血行，机体某些部位失于血液濡养而致瘫软不用，甚至痿废。

3. 气不摄血 气虚不足，固摄血液的功能减退，而致血不循经，溢出脉外，导致各种失血。一般多与久病伤脾，脾气虚损，中气不足有关。临床常见吐血、衄血、便血、尿血、妇女崩漏等。同时伴有气虚表现，如面色无华、神疲乏力、脉虚无力等。

4. 气随血脱 是在大出血的同时，气亦随着血液的流失而脱散，从而形成虚脱的危象。临床常见冷汗淋漓，四肢厥冷，晕厥，脉芤或沉细而微。

5. 气血两虚 气虚和血虚同时存在。多因久病消耗，而致气血两伤；或因失血，气随血耗；或因气虚，血无以生化，日渐亏少，从而形成气血两虚病证。临床可见面色淡白或萎黄、少气懒言、疲乏无力、形体消瘦、心悸失眠、肌肤干燥、肢体麻木等。

（四）津液代谢失常

津液代谢失常，是指全身或某一环节的津液代谢发生异常，导致津液的生成、输布或排泄发生紊乱或障碍的病理过程。主要体现为津液不足和津液输布、排泄障碍所形成的水湿痰饮等两个方面。

1. 津液不足 是指津液亏少，进而导致内则脏腑，外而孔窍、皮毛，失其濡润、滋养，而产生一系列干燥枯涩的病理状态。多由外感阳热病邪，或五志化火、消灼津液，或多汗、剧烈吐泻、多尿、失血，以及大面积烧伤，或过用辛燥之物，或慢性病消耗等引起津液耗伤所致。伤津主要是水分的减少，临床以一系列干燥失润的症状为主；脱液则是水分、精微物质共同丢失，临床不仅有阴液枯涸的症状，而且还可表现出虚风内动、虚热内生之象。

2. 津液输布、排泄障碍 是指津液不能正常转输和布散，导致津液在体内环流迟缓，或在体内某一局部发生滞留，因而津液不化，水湿内生，或酿痰成饮的病理状态，即水湿停聚。多由于脾失健运，水湿内生；肺失宣降，津液不行；肾失气化，水液内停；三焦气机不利，则水道不畅，津液输布障碍；膀胱气化失司，浊气不降，则水液不行；肝气疏泄失常，则气机不畅，气滞则水停，影响三焦水液运行等。津液的输布和排泄障碍，与脾、肺、肾、膀胱、三焦的功能失常密切相关，并受肝失疏泄病变的影响。临床上主要有湿浊困阻、痰饮凝聚、水液潴留等病理形式，证候复杂，有"百病多由痰作祟"之说。

另外，由于气、血、津液在生理上存在着相互依存、相互为用的密切联系，因而在病理上亦相互影响，其中的任何一方失常，都可能对其他一方或几方产生影响，导致其关系失调，称之为气血津液关系失常。临床常见气滞血瘀、气虚血瘀、气血两虚、气不摄血、气随血脱、津停气阻、气随津脱、津枯血燥、津亏血瘀、血瘀津停等病证。

同步训练

一、单项选择题

1. 关于"六淫",下列哪种说法最准确（　　）
   A. 六气　　　　　　B. 正常之六气　　　　　C. 疫疠
   D. 风、寒、暑、湿、燥、火六种病邪的统称

2. 既属于疾病的病理产物，又属于病因的是（　　）
   A. 七情　　　　　　B. 劳逸　　　　　　C. 六淫　　　　　　D. 瘀血

3. 其性炎上的病邪为（　　）
   A. 火邪　　　　　　B. 燥邪　　　　　　C. 风邪　　　　　　D. 寒邪

4. 下列属于瘀血的致病特点的是（　　）
   A. 变化多端　　　　B. 痛无定处　　　　C. 痛处固定，刺痛拒按，肿块　　　　D. 黏滞

5. 水湿停滞与下列哪些脏腑的功能失调有关（　　）
   A. 心、脾、肾　　　B. 心、肝、肾　　　C. 脾、肺、肾　　　D. 脾、肺、肝

6. 在六淫中最易伤肺的邪气是（　　）
   A. 火邪　　　　　　B. 燥邪　　　　　　C. 风邪　　　　　　D. 寒邪

7. 在六淫中最易导致疼痛的是（　　）
   A. 火邪　　　　　　B. 湿邪　　　　　　C. 风邪　　　　　　D. 寒邪

8. 下列哪项属于湿邪的性质（　　）
   A. 黏滞　　　　　　B. 凝滞　　　　　　C. 涩滞　　　　　　D. 瘀滞

二、名词解释

1. 辨证求因

2. 六淫

3. 瘀血

三、问答题

1. 何谓"风为百病之长"？

2. 简述形成"阳偏盛"病机的原因。

3. 简述寒邪的性质和特点。

第五章　预防与治则

 知识要点

1. 预防的概念。
2. 中医学"未病先防"和"既病防变"的预防思想和基本方法。
3. 治本与治标，扶正与祛邪的相关内容。
4. 因时因地因人制宜的含义及运用。

第一节　预　防

预防，即预先采取一定的措施来防止疾病的发生与发展，又称"治未病"。中医学的预防思想源远流长，对预防疾病的重要性有充分的认识。早在两千多年前的《黄帝内经》中就明确提出了"圣人不治已病治未病，不治已乱治未乱……"的预防思想；药王孙思邈尤其重视疾病的预防与早期诊治，在其《千金方》中强调指出："上医治病，治未病之病；中医治欲病之病；下医治已病之病。"这种理念与现代三级预防思想不谋而合。

一、未病先防

未病先防，即在疾病未发生之前，采取各种预防保健措施来防止疾病的发生。中医认为，疾病的发生，关系到邪正两个方面。邪气入侵是导致疾病发生的重要条件，而正气不足则是疾病发生的内在根源。因此，预防疾病的发生一方面要尽量避免邪气的入侵，更重要的是提高自身正气，增强抗病能力。

（一）养生固护正气，增强抗病能力

养生是指通过各种调摄保养的方法，以增强体质，提高机体对外界环境的适应能力和抗病能力，从而预防疾病的发生，延年益寿。

1. 顺应自然　人类生活在自然界中，与自然界息息相关。自然界的任何变化必然直接或间接地影响着人体，使人体产生相应的生理和病理反应。例如一天中有昼夜之别，一年中有春夏秋冬四季之分；地域中又有南北气候差异。要想预防疾病的发生，我

们必须顺应自然规律，采取相应措施来适应自然环境的变化。中医所说的"春夏养阳，秋冬养阴"，就是顺时养生和预防疾病所遵循的基本原则。

2. **养性调神** 人的精神情志活动可影响机体气机的正常升降出入运动。突然强烈的精神刺激或反复、持续的情绪反应，可使人体气机逆乱，气血阴阳失调，脏腑功能紊乱而发病。在疾病过程中，情志波动又能使疾病恶化，相反，精神愉快，心情舒畅，气血调达，阴阳和平则有利于恢复健康，正如《素问·上古天真论》提出："恬淡虚无，真气从之，精神内守，病安从来?"因此，注意精神情志活动调养，保持精神愉快，心情舒畅，减少各种不良刺激和过度的情绪波动，对于提高机体的抗邪能力，减少或防止疾病的发生，具有非常重要的意义。

3. **体魄锻炼** 古人早就认识到"生命在于运动"。运动不仅可以促进体内气血运行流畅，调节精神情志，而且是智力劳动的良好催化剂。在春秋战国时代，已应用"导引术"和"吐纳术"来防治疾病。东汉名医华佗根据"流水不腐，户枢不蠹"的道理，创造了"五禽戏"健身运动，模仿虎、鹿、熊、猿、鸟五种动物的动作来作防病健身的运动。晋代葛洪强调气功摄生治未病。随后，健身方法日益发展，创制了"太极拳"、"八段锦"、"易筋经"等多种健身方法，不仅能增强体质，提高健康水平，也对药物治疗起到积极的辅助作用。

4. **调摄饮食** 饮食关乎人之康寿与疾病。唐代孙思邈说："食能排邪而安五脏。"并认为"若能用食平疴释情遣疾者，可谓良工"，肯定了食疗有祛病或治疗作用。人若能够做到饮食有规律，有节制，并注意食物营养搭配合理，才能保持身体健康。倘若饥饱无常，暴饮暴食，偏饮偏食，必然会削弱机体的抗病能力而招致疾病的产生。

5. **药物预防与人工免疫** 适当进行药物预防与人工免疫也是提高正气的重要方法。我国很早就有此方面的记载。《内经》中谓"小金丹……服十粒，无疫干也"，就是最好见证。16世纪中叶我国又发现了人痘接种法预防天花。中药方面用苍术、艾叶、雄黄等烟熏起到防病治病的目的。近年来应用中草药预防疾病也收到了良好的效果。如用贯众、板蓝根或大青叶预防流感，用茵陈、栀子预防肝炎，用马齿苋预防痢疾，用生黄芪、白术、防风、板蓝根、大青叶预防 SARS 病毒传染等，常有防患于未然之效。

知识链接

> WHO 提出人类健康四大基石"合理膳食、适量运动、戒烟限酒、心理平衡"是"三级预防"中一级预防的基本原则，与中医学的"治未病"思想高度吻合。

(二) 避免邪气的入侵，防患于未然

中医学在强调"正气存内，邪不可干"的同时，也指出"虚邪贼风，避之有时"，"五疫之至，皆相染易"，告诫人们要"避其毒气"。此外，强调讲究卫生，防止环境、水源和食物的污染，并因地制宜采取改水、灭螺、驱蚊、灭鼠等来预防地方病、流行

病、传染病的发生。

在日常生活与劳作中，饮食起居要顺应四时，还要防范外伤、虫兽伤和毒物等的伤害。

二、既病防变

未病先防是预防疾病最理想的积极措施。但是如果疾病已经发生，则应早期诊治，防止疾病的发展与传变，使疾病治愈于初期阶段，这就是既病防变。

1. 早期诊治 外邪初袭人体，病情轻浅，正气未衰，治疗起来比较容易。若不及时治疗，病邪就会由表及里，病情由轻到重，正气受到严重损耗，给治疗带来困难。因此，既病之后，能够及早发现、及早诊治，防止疾病由浅入深，由轻到重，由局部到整体，做到防微杜渐，这是防治的重要原则。

2. 控制传变 传变是指脏腑组织病变的传移变化。无论是外感病还是内伤病，均有不同的传变途径及发展规律。外感伤寒病多沿六经进行传变，外感温热病多沿卫气营血或在三焦之间进行传变；而内伤杂病多以五行生克制化规律、经络进行传变……在疾病防治工作中，只有全面认识和掌握疾病的传变途径和规律，及时采取适当的防治措施，才能有效防止疾病的进一步发展或恶化。例如《金匮要略》中说："见肝之病，知肝传脾，当先实脾。"临床常在治疗肝病的同时，配以健脾和胃之法来有效防止由单纯肝病向肝脾不调、肝胃不和等综合病证的转化。

> ### 知识链接
>
> 现代医学提出了"三级预防"：一级预防即病因预防，是在疾病尚未发生时针对致病因素（或危险因素）采取措施，预防疾病的发生；二级预防又叫"三早"预防，即早发现、早诊断、早治疗，是防止或减缓疾病发展而采取的措施；三级预防即康复治疗，又叫临床预防，目的是防止伤残和促进功能恢复，提高生存质量，延长寿命，降低病死率。其中的"二级预防"、"三级预防"和中医学的"既病防变"的预防思想一脉相承。

第二节 治则与治法

治则，即治疗疾病的基本法则。它是在中医学的整体观念和辨证论治理论指导下制定的治疗方法总则，它对临床治疗立法、处方、用药，具有普遍指导意义。而治法是在治则指导下制定的治疗疾病的具体方法，它从属于一定的治疗原则，如益气、养血、滋阴、补阳等，就是扶正的具体方法，而发汗、吐下等，则是祛邪的具体方法。

一、治则

临床常遵循的治疗法则有治病求本，扶正与祛邪，因时、因地、因人制宜等。

（一）治病求本

"本"指疾病的根本。治病求本，就是在治疗疾病时，必须寻求疾病的本质，并针对其本质进行治疗。这是中医治病的主导思想，是整体观念与辨证论治在治疗观中的体现。

任何疾病在发生与发展的过程中，总是通过若干症状和体征表现出来的，但是这些显露于外的症状和体征并不是疾病的本质。医者必须充分搜集、了解疾病的各个方面，并通过综合分析，找出疾病的根本原因，进而确定治疗法则，才能从根本上解除疾病的各种症状和体征。

具体运用这一法则时，必须正确掌握"治标与治本"、"正治与反治"两种方法。

1. 治标与治本 "标"与"本"是一组相对的概念，有多种含义，可用来说明病变过程中各种矛盾双方的主次关系。一般来说，"本"代表疾病过程中占主要地位或起主要作用的方面；"标"代表疾病过程中占次要地位或起次要作用的方面。从正邪双方来说，正气是本，邪气是标；从病因与症状来说，病因是本，症状是标；从病变部位来说，内脏是本，肌表是标；从疾病的先后来说，旧病是本，新病是标；原发病是本，继发病是标等。由于病证复杂多样，常有标本主次之分，所以临床中可根据病证先后缓急分为急则治标、缓则治本、标本同治三种情况。

（1）**急则治标** 是指在标病危急，已成为疾病的主要矛盾，如不先治其标，病人就会有很大痛苦，甚至危及生命，或影响对本病的治疗时而采取的一种暂时的急救措施。例如大出血的患者，无论病因如何，均应先行止血以治标，待血止后，病情缓和，再根据出血原因治疗本病。"急则治标"只是对某些危急病证采取的一个临时措施，其最终目的还是创造条件，更好地治本。

（2）**缓则治本** 是指在病情较缓时，针对疾病的本质进行治疗的一种措施。在一般情况下，治本是治疗疾病的一条根本原则。治本的同时，标病会随之消失。例如脾虚泄泻，脾虚为本，泄泻为标，不采用单纯的收敛止泻法治标，而应用健脾益气法治本，使脾气健运后，泄泻就自然停止。

（3）**标本同治** 是指在标本并重，或标本均不太急时而采用的一种标本兼治的措施。例如气虚又患感冒，气虚为本，感冒为标，此时若单纯治本以益气，则使邪气滞留，表证难解；若仅发汗解表，则易伤正气，使正气更虚，故用益气解表法以兼顾标本。但是标本兼治并不意味着不分主次的平均对待，还是应根据疾病的具体情况有所侧重。

2. 正治与反治 在一般情况下，疾病发生发展过程中的现象与本质是一致的。但疾病的变化错综复杂，有时也会出现现象与本质不一致的情况。因此针对疾病的现象真假而言，就有正治与反治的区分。

（1）**正治** 是指治疗用药的性质、作用趋向逆病证表象而治的一种治疗方法，又称"逆治"。正治法是临床最常用的一种治疗方法。适用于疾病的本质和现象相一致的病证。具体应用方法举例说明如下：

寒者热之：是指用温热药物治疗寒性病变出现的寒象。如用辛温解表法治疗表寒证，用辛热温里法治疗里寒证等。

热者寒之：是指用寒凉药物治疗热性病变出现的热象。如用辛凉解表法治疗表热证，用苦寒清里法治疗里热证等。

虚则补之：是指用补益药物治疗虚性病变出现的虚象。如用温阳益气法治疗阳气虚证，用滋阴养血法治疗阴血虚证等。

实则泻之：是指用攻逐法治疗实性病变出现的实象。如用消导法治疗食滞证，用活血逐瘀法治疗血瘀证等。

（2）反治 是指治疗用药的性质、作用趋向顺从疾病的征象（或假象）而治的一种治疗方法。由于采用方药的性质顺从疾病的某些征象或假象，即与疾病的征象相一致，故又称"从治"。适用于疾病的征象与本质不完全一致的病证。究其实质，是在治病求本法则指导下，针对疾病本质而进行治疗的方法，故仍然属于"治病求本"。这种反治用于临床，一般有以下几种具体方法：

热因热用（以热治热）：是指用热性药物治疗具有假热症状的病证。适用于真寒假热证（阴寒内盛，格阳于外，形成里真寒外假热的证候）。治疗时针对疾病的本质，用热性药物治其真寒，真寒一去，假热也就随之消失。

寒因寒用（以寒治寒）：是指用寒性药物治疗具有假寒症状的病证。适用于真热假寒证（热邪深伏于里，阻遏阳气不能外达形成里真热外假寒的证候）。因其本质为热，而假象为寒，故必须用寒凉药治疗里热证，里热一清，阳气则能外达，外寒症状亦随之消失。

塞因塞用（以补开塞）：是指用补益的药物治疗因虚而闭塞不通的病证。适用于真虚假实证。如治疗脾胃虚弱，中气不足，气机升降失常而表现出的腹部胀满、阻滞不通的症状，可采用健脾益气的方法，使脾气健运，气机升降正常，则腹胀可除。

通因通用（以通治通）：是指用通利的药物治疗具有实性通泻症状的病证。适用于真实假虚证。一般对泄泻、下利、崩漏等，当用止泻、固涩等法治疗，但若因实热壅结肠道而致的热利之证，不仅不能止泻，相反还应采用下法以祛实热，实热一去，泄泻自止。

（二）扶正与祛邪

任何疾病的过程，均是正邪相争的过程。正与邪的盛衰，不仅是发病与否的前提，而且决定着疾病的发展与转归。因此治疗疾病就要扶助正气，祛除邪气，改变邪正双方力量的对比，使疾病向痊愈的方向转化。所以扶正祛邪是指导临床治疗的重要原则。

1. 基本概念

（1）扶正 即扶助正气，就是采用扶助正气的药物或其他疗法，如益气、养血、滋阴、助阳等方法，以增强体质，提高机体的抗病能力，从而驱逐邪气，以达到战胜疾病，恢复健康的目的。扶正适用于虚证。

（2）祛邪 即祛除邪气，就是利用驱除邪气的药物或其他疗法，如发汗、攻下、清解，消导等方法，以祛除病邪，达到邪祛正复，恢复健康的目的。祛邪适用于实证。

2. 临床运用　临床运用此法则时，要根据疾病不同时期正邪力量的对比情况，分清主次来决定扶正祛邪的主次与先后，分别采用单独使用和合并使用。单独使用即扶正适用于正虚为主而邪不盛的虚性病证；祛邪适用于邪实为主而正虚不显的实性病证；合并使用即主要适用于正气已虚而邪气仍实的虚实夹杂的病证。具体应用有以下四种情况。

（1）先祛邪后扶正　即先攻后补，在邪实正虚的虚实错杂证中，若邪气盛，急待祛邪，正气虽虚，尚可耐攻，以邪气盛为主要矛盾，如若兼顾扶正反会助邪，因此要先攻后补。例如，瘀血所致的崩漏证，因瘀血不去，出血不止，故应当先活血化瘀，然后再进行补血。

（2）先扶正后祛邪　即先补后攻，适用于正虚邪实的虚实错杂证中正气虚衰不耐攻伐的情况。此时若兼祛邪则更伤正气，必须先用补法扶正，使正气逐渐恢复到能承受攻伐时再攻其邪。例如膨胀病，当正气虚衰为主要矛盾，正气又不耐攻伐时，必须先扶正，待正气适当恢复，能耐受攻伐时再泻其邪，才不至于发生意外事故。

（3）祛邪为主兼以扶正　适用于正虚邪实，二者均不重，但以邪实为主。单攻邪易伤正，单补正又易恋邪，此时治疗当以祛邪为主兼以扶正。

（4）扶正为主兼以祛邪　适用于正虚邪实，二者均不重，但以正虚为主。单补虚易恋邪，单攻邪又易伤正，此时治疗当以扶正为主兼以祛邪。

（三）因时、因地、因人制宜

因时、因地、因人制宜，又称"三因制宜"。是指治疗疾病要根据季节气候、地理环境以及病人的体质、性别、年龄等不同情况，制定适宜的治疗方法。

1. 因时制宜　四时气候的变化，对人体的生理功能、病理变化均产生一定的影响。根据不同季节气候的特点来考虑治疗用药的原则，即因时制宜。四季气候有寒热温凉的变化，所以治疗疾病时，要考虑当时的气候条件。例如，春夏季节，气候由暖转热，阳气升发，人体腠理疏松开泄，即使外感风寒，也应注意慎用辛温发散之品，以免开泄太过，耗伤气阴。而秋冬季节，气候由凉变寒，外界阴寒过盛，人体腠理致密，阳气闭藏于内，此时若非大热病证，也当慎用寒凉之品，以防苦寒伤阳。《素问·六元正纪大论》"用温远温，用热远热，用凉远凉，用寒远寒"之说，就是这个道理。

2. 因地制宜　根据不同地理环境特点来考虑治疗用药的原则，就叫因地制宜。不同的地理环境，由于气候条件及生活习惯不同，人的生理活动和病变特点也有区别，所以治疗用药亦应有所差异。如我国西北地区，地势高而寒冷，其病多寒，治宜辛温；东南地区，地势低而温热，其病多实热，治宜苦寒。说明地区不同，患病亦异，而治疗应当有所区别。即使患相同的病证，治疗用药亦当考虑不同地区的特点。例如，用黄麻、桂枝治疗外感风寒证，在西北严寒地区，药量可以稍重，而在东南温热地区，药量就应当稍轻。此外，某些地区还有地方病，治疗时也应加以注意。

3. 因人制宜　根据病人年龄、性别、体质、生活习惯等不同特点确定治疗用药的原则，叫做因人制宜。

（1）年龄 年龄不同，生理功能及病变特点亦不同。老年人气血衰少，生机减退，患病多虚证或正虚邪实。治疗时，虚证宜补，而邪实必须攻者，亦应注意配方用药，以免损伤正气。小儿生机旺盛，但脏腑娇嫩，气血未充，且婴幼儿生活不能自理，多病饥饱不匀，寒温失调。故治疗小儿病，当慎用峻剂和补剂。此外，一般用药剂量，亦必须根据年龄加以区别。

（2）性别 男女性别不同，各有其生理特点，特别是对妇女经期、妊娠期、产后等情况，治疗用药尤须加以考虑。妇女妊娠期，禁用或慎用峻下、破血、滑利、走窜伤胎或有毒药剂。产后又应考虑气血亏虚及恶露情况等。

（3）体质 在体质方面，由于每个人的先天禀赋和后天调养不同，人体素质不仅有强弱之分，而且还有偏寒偏热及素有某种慢性疾病等不同情况，所以虽患同样疾病，治疗用药亦当有所区别。如阳旺之躯慎用温热，阴盛之体慎用寒凉，其他如患者的职业、工作条件等也与某些疾病的发生有关，在诊治时也应注意。

因时、因地、因人制宜的治疗原则，充分体现了中医治疗疾病的整体观念和辨证论治在实际应用上的原则性和灵活性。故应全面地看问题，具体情况具体分析。

二、治法

治法，是中医在辨证论治原则指导下的八种基本治疗大法的总称。是清代医家程钟龄总结前人的经验，依据疾病的阴、阳、表、里、寒、热、虚、实的不同性质，把常用的多种治疗方法归纳为汗、吐、下、和、温、清、消、补八法。

1. 汗法 又称解表法，是运用解表发汗的方药以开泄腠理、驱邪外出、解除表证的一种治法。主要适用于外感表证及某些水肿，疮疡初起以及麻疹初期透发不畅而兼有表证者。由于外感病邪的性质有寒热不同，人的体质有阴阳气血的盛衰情况，其病证有风热感冒、风寒感冒、气虚感冒等证型，具体治法可分为辛凉解表、辛温解表及扶正解表等法。使用汗法应以汗出邪解为度，不可发汗过度，防止伤津耗气。对于表邪已解、或自汗盗汗、失血、吐泻、热病津伤及疮疡已溃、麻疹已透者，不可用汗法。

2. 吐法 又称催吐法，是运用具有催吐作用的方药引起呕吐，促使病邪或有害物从口中吐出的一种治法。主要适用于误食的毒物尚在胃中，或宿食停留胃脘不化，或痰涎壅盛，阻塞咽喉气道，呼吸吞咽困难者。吐法一般多用于急救，用之得当，收效迅速，但容易损伤正气。凡体质虚弱，年老体衰，或孕妇、产妇及消化道出血等患者，不宜用吐法。

3. 下法 又称泻下法，是运用具有泻下作用的方药，通过泻下通便，以攻逐体内积滞、肠道燥屎等里实证候的一种治疗方法。主要适用于胃肠积滞，实热内结，胸腹积水，阴寒痼积，瘀血内停，燥屎虫积等病证。在具体应用上有寒下、温下、攻下、润下、逐水、攻瘀等不同。下法易伤正气，当以祛邪为度，不可过量。对年老体弱、婴幼儿、孕妇产妇以及脾胃虚弱者应慎用或禁用。

4. 和法 又称和解法，"和"有调整、调和之意，是运用具有疏通、和解作用的方药，以祛除病邪，调理脏腑、气血，扶助正气的一种治疗方法。本法适用范围很广，如半表半里之少阳证，肝脾不调，肠胃不和等。临床根据病邪的部位和性质，以及脏腑功能失调的不同，在具体运用上有和解少阳、调和肝脾、调和肠胃等法。邪在表，或邪已入里者均不宜使用。

5. 温法 又称温里法、祛寒法，是应用具有温热性质的药物或方剂，以补益阳气、祛除寒邪，治疗里寒证的一种治法。主要适用于中焦虚寒、阳衰阴盛、亡阳欲脱、寒凝经脉等证。临床应根据邪寒所居部位，人体阳气盛衰的程度差异等分别运用温中散寒、回阳救逆、温肺化饮、温经散寒等法治疗。温法所使用的药物，性多温燥，易耗阴血，故凡阴血亏虚、血热等证以及孕妇均当慎用或忌用。

6. 清法 又称清热法，是运用寒凉性质的方药，通过清热、泻火、解毒、凉血等作用，以清除热邪，治疗热性病证的一种治法。主要适用于各种里热病证。根据热邪所犯脏腑不同及病情发展的阶段不同，清热法又分为清热泻火、清热解毒、清热凉血、清热养阴、清脏腑热等具体治法。具有清热作用的方药，多属寒凉之性，常有损伤脾胃阳气之弊，故不可久用；素体脾胃阳虚者慎用。

7. 消法 又称消散法，是运用具有消导、消散、软坚、化积等作用的方药，以驱散病邪，消除体内积滞、癥瘕、痞块等病证的一种治法。主要适用于饮食积滞或癥瘕等病证。具体运用时有消食导滞、行气散瘀、消痰化饮、软坚散结、消痈溃脓等方法。消法属于攻邪的范围，治疗实证。体虚者使用，要注意攻补兼施，避免损伤正气。

8. 补法 又称补益法，是运用具有补益作用的方药，补益人体气血阴阳的不足，或某一脏腑虚损，以消除虚弱病证的一种治法。主要适用于各种虚证。常见虚证不外气血阴阳的不足，故常用的补法有补气、补血、补阴、补阳及补脏腑虚损几类。补能扶正疗虚，但用之不当亦能助邪，重在掌握药性及选择病证，无虚不用补法，以防"闭门留寇"。

以上八法，临床运用时，根据病情需要，既可单用，也可两法或多法配合使用。

同步训练

一、单项选择题

1. 下列属于治则的是（　　　）
  A. 攻下　　　　　B. 发汗　　　　　C. 扶正　　　　　D. 益气
2. 用寒性的药物治疗热性病证是属于哪种方法（　　　）
  A. 热因热用　　　B. 寒因寒用　　　C. 寒者热之　　　D. 热者寒之
3. 血瘀所致的经闭当用（　　　）
  A. 补血法　　　　B. 祛瘀法　　　　C. 先攻后补法　　D. 攻补兼施法
4. 中医治病的根本原则是（　　　）
  A. 调整阴阳　　　B. 治病求本　　　C. 扶正祛邪　　　D. 三因制宜
5. "热者寒之"具体应用的治法是（　　　）
  A. 清法　　　　　B. 温法　　　　　C. 和法　　　　　D. 消法

6. 气虚病人复感外邪，应采用的治疗法则是（　　　）

　　A. 治其标　　　　　B. 治其本　　　　　C. 标本同治　　　　　D. 先治本后治标

7. "见肝之病，知肝传脾，当先实脾"属于（　　　）

　　A. 因人制宜　　　　　B. 因地制宜　　　　　C. 既病防变　　　　　D. 未病先防

二、名词解释

1. 治病求本

2. 三因制宜

3. 正治

4. 反治

5. 扶正

6. 祛邪

7. 预防

三、问答题

1. 如何理解中医"治未病"的预防思想？

2. 如何把握中医扶正和祛邪的临床运用？

第二篇 诊断学

第六章 诊 法

 知识要点

1. 望、闻、问、切四诊的主要内容。
2. 望神、望色的方法及临床意义。
3. 望舌的内容及临床意义。
4. 脉诊的部位、方法及内容。

诊法，是中医诊察疾病的重要方法。包括望、闻、问、切四个内容，简称为"四诊"。医生运用视觉观察病人全身和局部的变化，称为望诊；凭听觉和嗅觉辨别病人的声音和气味变化，称之为闻诊；仔细询问病人或陪诊者，了解疾病发生和发展过程、现在症状及其他与疾病有关的情况，称为问诊；切按病人脉搏和触按病人的皮肤、脘腹、腰背、四肢及其他部位，称为切诊。

人体是一个有机的整体，局部的变化可以影响全身，内脏的病变也可以通过官窍、肌肤等反映到体表，即所谓"有诸内者，必形之于外"。所以运用四诊诊察疾病表现于外的各种现象，就可以探索疾病的病因、病性、病位及其内在联系，从而为正确辨证提供依据。

望、闻、问、切四诊相互联系，不可分割，不能相互取代，必须将它们有机地结合起来，只有"四诊合参"，才能全面、系统、客观地了解病情，从而作出正确的诊断。

第一节 望 诊

望诊，是医生运用视觉对病人的全身和局部的异常变化及分泌物、排泄物等进行有目的观察，以收集病情资料的诊察方法。

望诊应在充足的光线下进行，以自然光线为宜。望诊须结合病情和其他诊断方法，有步骤、有重点的进行仔细观察。望诊一般可分为望全身情况和望局部情况。

一、望全身

（一）望神

神，有广义和狭义之分。广义的神，是指人体生命活动的外在表现。狭义的神，是指人的精神、意识、思维活动。神以精气为物质基础，可反映人体脏腑气血的盛衰。望神即是通过观察人体生命活动的整体表现来判断病情的方法。望神可知正气存亡、脏腑盛衰、病情轻重、预后善恶。望神包括望精神、表情、意识、面色、目光、动态等，其中望目最为重要。

1. 得神 又称"有神"，多见神志清楚，表情自然，言语清晰，反应灵敏，精力充沛，面色明润含蓄，两目明亮有神，呼吸顺畅，形体壮实，动作灵活等。表示正气充盛，脏腑功能正常，为健康的表现，或虽病而正气未伤，病情较轻，预后良好。

2. 少神 又称"神气不足"，多见精神不振，少气懒言，动作迟缓，思维迟钝，面色少华，两目晦滞，目光乏神等。表示正气已伤，脏腑功能不足，多见于虚证，积极治疗，预后较好。

3. 失神 又称"无神"，多见神志昏迷，或烦躁狂乱，或精神萎靡；目光呆滞或晦暗无光，反应迟钝，呼吸气微，甚至目闭口开，手撒遗尿，或撮空理线，循衣摸床等。表示正气大伤，脏腑功能虚衰，病情严重，预后较差。

4. 假神 是指垂危病人出现的暂时性的某些症状"好转"的假象，如原本精神萎靡，面色晦暗，声低气弱，懒言少食，突然精神转佳，两颊色红如妆，语声清亮，喋喋多言，思食索食等。表示病情恶化，脏腑精气将绝，是阴阳将要离决前的一种假象，预后不良。俗称"回光返照"或"残灯复明"。

（二）望色

望色是指通过观察病人皮肤色泽变化以了解病情的方法。

皮肤色泽，是脏腑气血之外荣，因而望色能了解脏腑的功能和气血的盛衰。望色主要是望面部颜色。根据五行学说和藏象理论，五色配五脏，故五色变化能反映相应脏腑的精血盈亏，光泽变化能反映精气的盛衰。此外，病邪性质、病变部位、气血盛衰等，也会通过色泽变化而有所反映。

1. 常色 常色即正常人的面色。我国健康人面色是微黄红润，有光泽，表示人体精气旺盛、气血津液充足、脏腑功能正常。常色有主色与客色之分，主色指由禀赋所致、终生不变的色泽；客色指受季节气候、生活和工作环境、情绪及运动等因素影响所致面色的短暂性改变，不属于病态。

2. 病色 病色即由疾病造成的面色的异常变化，常见的病色有青、黄、赤、白、黑五种。

（1）青色 主寒、痛、瘀血和惊风。

寒凝则气滞瘀血，筋脉拘急收引，故面呈青色，甚则青紫；经脉瘀阻，不通则痛；血不养筋，肝风内动则惊风抽搐。所以青色多见于寒证、瘀血和痛证。小儿惊风或惊风先兆，面部鼻柱与两眉间多出现青紫。

（2）赤色 主热证。

红色为血热皮肤血络充盈所致。气血得热则行，热盛而血脉充盈，气血上荣，故面色红赤。若满面通红，多为外感发热或体内阳盛的实热证；若颧部潮红娇嫩，午后出现，则多为阴虚火旺的虚热证。久病重病的患者，面色苍白，但时时泛红如妆称为"戴阳证"，是虚阳浮越的真寒假热的危重证候。

（3）黄色 主虚证、湿证

黄为脾虚湿蕴之征，脾失健运，则水湿内停，气血不充，故面色发黄。若脾胃气虚，气血不足，面色淡黄，枯槁无光，称为"萎黄"。若面目一身俱黄，称为"黄疸"。黄而鲜明如橘子色者，属于"阳黄"，为湿热熏蒸所致；黄而晦暗如烟熏者，属"阴黄"，为寒湿郁阻引起。面黄虚浮，称为"黄胖"，多为脾气虚衰，湿邪内阻所致。

（4）白色 主虚、寒证、失血证。

白色为气血不足的表现。凡阳气虚衰，气血运行乏力；或失血伤气，气血不能上荣于面，皆可导致面呈白色。如面色㿠白虚浮，多属阳气虚；面色淡白消瘦，多属血虚。里寒腹痛或阳气暴脱，则多见面色苍白。

（5）黑色 主肾虚、水饮和瘀血。

黑色为阴寒水盛之色。主要是肾阳虚衰，水湿内盛，气血凝滞，经脉肌肤失养所致。面色淡黑，见于肾虚水泛；妇人眼眶见黑，多为寒湿带下；面色黧黑而肌肤甲错，属瘀血；面黑干焦，则多为肾精久耗。

（三）望形体

望形体主要是观察病人形体的强弱、胖瘦等情况，以了解体质的强弱和内脏气血的盛衰。如精力充沛，骨骼健壮，胸廓宽厚，肌肉充实，皮肤润泽等，都是强壮的征象；精神不振，骨骼细软，胸廓狭窄，肌肉瘦削，皮肤枯燥等，都是衰弱的征象。形体强壮者，内脏坚实，气血旺盛，虽有病也预后良好。形体衰弱者，内脏气血多不足，体弱多病，预后较差。

肥胖和消瘦均不是健康的表现。形肥能食，为形盛有余；形肥少食，为脾虚有痰；形瘦食少，为中气虚弱；形瘦善饥，为胃中有火；大骨枯槁，大肉陷下，为气血干枯，脏腑精气衰竭。

　　国际上常用体重计算公式：成人男性标准体重＝〔身高(cm)－100〕×0.9(kg)；成人女性标准体重＝〔身高(cm)－100〕×0.9(kg)－2.5(kg)。正常体重为标准体重加减10%，大于10%为肥胖，小于10%为消瘦。

(四) 望姿态

　　望姿态主要是观察病人的动静姿态及与疾病有关的体位变化。不同的疾病可以出现不同的姿态和体位。根据"阳主动，阴主静"的原则，如病人喜动多言，属阳证；喜静少言，属阴证。倦卧向里的多属虚证、寒证，仰卧展肢的多属实证、热证。手足拘挛，面颊牵动，多为热病发痉的先兆；半身不遂，或口眼㖞斜，多属中风；足轻无力、行动不灵，多为痿证；关节肿胀，屈伸困难，行动不便，多属痹证；喘息抬肩，不能平卧，多为哮喘；循衣摸床，撮空理线，或久病卧床不起，忽然烦躁，坐卧不安，多为危重病证。

二、望局部

　　1. 望头与发　头为诸阳之会，精明之府，中藏脑髓。脑为髓海，为肾所主，肾之华在发，而发又为血之余。所以望头和发，可以了解肾和气血的盛衰。

　　小儿头形过大或过小，多为先天不足，肾精亏损；囟门下陷，多属虚证；囟门高突，多属实热证；囟门迟闭，头项软弱，不能竖立，多属肾精不足，发育不良；无论成人或儿童，头摇不能自主，皆为风证。

　　头发稀疏易落，或干枯不荣，多为精血不足之证。突然出现片状脱发，多属血虚受风，又称"斑秃"；小儿发结如穗，多见于疳积。

　　2. 望目　肝开窍于目，五脏六腑之精气皆上注于目。故目的异常变化，可反映脏腑的病变。如目赤红肿，多属风热或肝火；白睛发黄，多为黄疸；目眦淡白，属气血不足；目眦溃烂，多为湿热；眼泡浮肿，多为水肿；眼窝下陷，多为津液亏耗；两目上窜，直视或斜视，属肝风内动；瞳孔散大，多为精气衰竭。

　　3. 望齿和龈　齿乃骨之余，骨为肾所主，胃之经脉络于牙龈中，所以牙齿与肾、牙龈与胃有密切的关系。如牙齿干燥，多属胃热炽盛、津液大伤；睡中咬牙，多为食积或虫积；牙龈色白，多为血虚；齿龈出血且痛，为胃火伤络；牙齿松动稀疏、齿根外露者，多属肾虚或虚火上炎。

　　4. 望咽喉　咽喉为肺胃之门户，又与多条经脉相联络，故许多脏腑的病变可以从咽喉的异常变化反映出来。咽部红肿疼痛，为肺胃有热；若红肿疼痛，溃烂或有黄白色浓点，多为肺胃热毒壅盛；若红色娇嫩，肿痛不甚，多为阴虚火旺；若色淡红不肿，微痛反复发作，或喉痒干咳，多为气阴两亏，虚火上浮；咽喉如有灰白点膜，擦之不去，重剥则出血者，是为白喉，为肺热阴伤所致。

5. 望颈项　颈前颌下结喉之处，有肿物和瘤，可随吞咽移动，皮色不变也不疼痛，缠绵难消，且不溃破，为颈瘿，俗称"大脖子"。颈侧颌下，肿块如垒，累累如串珠，皮色不变，初觉疼痛，谓之瘰疬。如颈项软弱无力，谓之项软。后项强直，前俯及左右转动困难者，称为项强。如睡醒之后，项强不便，称为落枕。颈项强直、角弓反张，多为肝风内动。

6. 望斑疹　斑和疹都是全身性疾病反映于皮肤的一种症状表现。常见于外感热病。皮下出现片状斑块，或红或紫、压之不褪色、摸之不碍手者，谓之"斑"，多属热入营血、络脉受损、迫血妄行的征象。色红疹点小如粟米，高出皮肤，摸之碍手者，谓之"疹"，多属风热郁于血络所致。疹也有直接命名为病名的，如麻疹、风疹等。斑疹以色红润泽、神志清醒者为顺，色晦暗或突然隐没、神志模糊、咳喘气急者为逆，多属正气不足，邪毒内陷，病情较重。

三、望小儿指纹

食指络脉是小儿食指桡侧所显现的脉络，为手太阴肺经的分支。望小儿指纹，一般是通过观察三岁以下小儿指纹的色泽形态，来诊断病情和判断预后。

1. 三关的分布　小儿食指络脉分为风、气、命三关，即食指第一节为"风关"，第二节为"气关"，第三节为"命关"（图 6 - 1）。

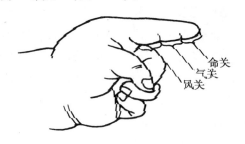

图6 - 1　小儿指纹三关示意图

2. 望指纹的方法　抱小儿使指纹向光，医生用左手握住小儿食指，以右手大拇指用力适中地从命关向气关、风关直推数次，使食指桡侧的络脉显现，以便于观察。

3. 望指纹的内容　主要是观察食指络脉的色泽、长短及浮沉。正常络脉，色呈淡红，隐现于风关之内。色鲜红者，多属外感风寒；色紫红者，多为热证；色青者，多主风、主痛；色紫黑者，多为血络郁闭，病情危重。纹色浅淡属正常，纹色深浓为邪盛。络脉显现于风关，为邪浅病轻；从风关透至气关，病邪深入，病情较重；若从风关、气关透至命关，是邪深病甚；若络脉直达指端，叫"透关射甲"，示病情危重。

四、望舌

舌诊，是望诊的重要组成部分，也是中医诊断疾病的重要依据之一。五脏六腑直接或间接地通过经络与舌相联系，因此，脏腑的病变可以通过舌象反映出来。望舌，主要是观察舌质和舌苔两个方面。舌质，又称舌体，是舌的肌肉脉络组织。舌苔，是舌体上附着的一层苔状物。

正常舌象是：舌体柔软、活动自如、色淡红润泽，舌面上铺有颗粒均匀、干湿适中的薄白苔，简称"淡红舌，薄白苔"。中医学经过长期临床实践总结发现，舌的一定部位与脏腑有密切联系，所以将舌面划分为舌尖、舌中、舌根和舌边四个部分，分别诊察相应脏腑的病变（图6-2）。

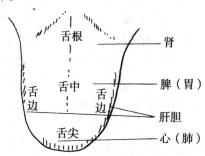

图6-2 舌的脏腑分布示意图

望舌要在充足的自然光线下进行，要求将舌自然地伸出口外，舌尖略向下，充分暴露舌体。望舌时还要注意"染苔"，如乌梅、橄榄等能使舌苔染黑；黄连、橘子等可将舌苔染黄；吸烟可使舌苔染灰；饮食过热则舌质变红；刮舌可使舌苔由厚变薄等。因此，在望舌时要注意其他因素的影响，才能获得正确的观察结果。

（一）望舌质

望舌质主要是观察舌质的颜色和形态两个方面的异常变化来了解脏腑气血的病变。

1. 舌色

（1）淡白舌 舌色较正常浅淡者为淡白舌，主虚证、寒证。为阳气衰弱、气血不足所致。

（2）红舌 舌色较正常深者为红舌，主热证，但有虚实之分。舌红苔厚者，多为实热证。如鲜红无苔或少苔，则为阴虚有热；舌尖红为心火；鲜红而干，多为热盛伤津。

（3）绛舌 舌色深红者称为绛舌。主热盛。外感热病，为热入营血；内伤杂病，为阴虚火旺，多见于久病重病。舌色红绛，舌面如镜，为胃阴大伤；舌绛干枯，为肾阴枯竭。

（4）紫舌 舌色青紫，称为紫舌。主瘀血、寒证或热证。如微呈紫色，表示气滞血行不畅；紫而湿润，多为阴寒内盛，血脉瘀滞；舌色紫暗或见瘀斑，多为气滞血瘀；舌紫而干，多为热证。

2. 舌形

（1）胖瘦 舌体较正常胖大的为胖大舌。舌胖而淡白，边有齿印者，多属气虚或脾肾阳虚，水湿痰饮阻滞；舌体胖大而深红，多是心脾热盛，气血壅滞；舌体瘦小而薄，称瘦薄舌，多为阴血不足的表现；若瘦薄红绛而干，是久病津液耗伤，病情严重。

（2）裂纹 舌体上有各种形状的裂沟，称裂纹舌。若舌红绛而有裂纹，多为热盛伤阴；舌淡白而有裂纹，多属气血不足。也有部分正常人，终年舌体有较深裂沟，应该注意鉴别。

（3）芒刺　舌乳头增生、肥大、高起如刺者，称芒刺舌。芒刺是热邪内结的表现，一般而言，芒刺越多，热毒越盛。芒刺干燥，多属邪热亢盛；舌中有芒刺，多为胃肠热极；舌尖有芒刺，多属心火亢盛；舌体两边有芒刺，多系肝胆郁热。

（4）齿痕　舌体的边缘可见牙齿压迫的痕迹，即为齿痕舌。齿痕舌常与胖大舌同时并见。脾虚不能运化水湿，导致舌体胖大，故齿痕舌多主脾虚和湿盛。

3. 舌态　望舌态主要是观察舌体的动态变化，临床上常见的有以下五种。

（1）强硬　舌体强硬，运动不灵，屈伸不利，或不能转动者，称为强硬舌，又称"舌强"。舌质红而强硬，兼神志不清，多属热扰心神；舌质干而强硬，多为热盛伤津；若见于外感热病，多属热入心包；舌强不语，口眼歪斜，常为中风先兆，多见于内伤杂病。

（2）歪斜　舌体偏斜于一侧，称为歪斜舌。舌歪斜，伴有语言不利，半身不遂者，多是中风或中风之先兆。

（3）颤动　舌体颤抖，不能自主，称为颤动舌。舌质淡白而颤抖者，多属血虚生风；舌红绛而颤抖者，多为热极生风。内伤杂病中出现舌颤，属气血两虚；外感热病中出现，多属热极生风或虚风内动。

（4）短缩　舌体紧缩不能伸长，称为短缩舌。多见危重证候的反映。舌淡或青而湿润短缩，多属寒凝筋脉；舌胖而短缩，属痰湿内阻；舌红绛而短缩，多属热病津伤；凡舌短缩，神昏难言者，多属危证。

（5）吐弄　舌体伸长，吐露口外，称为吐舌；舌体时时伸出口外，立即收回口内，在口内外伸缩不已，或舔口唇上下左右，掉动不停，叫做"弄舌"。两者多见于小儿，属心脾积热或动风先兆，也见于智能发育不全者。

（二）望舌苔

望舌苔主要观察苔色和苔质两个方面的异常变化，可以反映病邪的深浅，疾病的轻重及发展变化情况。

1. 苔色

（1）白苔　可为正常舌苔，主病多为表证、寒证、湿证，亦可见于热证。苔薄白而润，可为正常舌象，或为表证初起，或是里证病轻，或是阳虚内寒。苔薄白而滑，多为外感寒湿，或脾肾阳虚，水湿内停。苔薄白而干，多由外感风热所致。苔白厚腻，多为湿浊内停，或为痰饮、食积。苔白厚而干，主痰浊湿热内蕴；苔白如积粉，扪之不燥者，称为积粉苔，常见于瘟疫或内痈等病，系秽浊湿邪与热毒相结而成。苔白而燥裂，粗糙如砂石，提示燥热伤津，阴液亏损。

（2）黄苔　主热证、里证。黄苔，为热邪熏灼所致。淡黄为热轻；深黄为热重；焦黄为热结；微黄为外感风热，或表证开始化热入里。黄而厚腻，为湿热或痰热。黄厚而干，是胃热伤津。

（3）灰苔　主里证。常见于里热证，或里寒证。灰苔可由白苔转化而来，也可与黄苔同时并见。苔灰而干，多为热甚伤津；若苔灰而润，则为寒湿内阻，或痰饮内停。

（4）黑苔 主里热极，或里寒极。黑苔多由灰苔或焦黄苔发展而来。常见于疾病的严重阶段。若苔黑而燥裂，甚则生芒刺，多为热极津枯；苔黑而润滑，则多属阳虚寒盛。

2. 苔质

（1）厚薄 苔质的厚薄，以"见底"和"不见底"为标准，即透过舌苔能隐隐见到舌体的为薄苔，不能见到舌体的为厚苔。一般而言，疾病初起，病邪在表，病情较轻者，舌苔多薄；而病邪传里，病情较重，或内有食积、水饮、痰湿停留者，则舌苔多厚。

舌苔由薄增厚，表示邪盛病进，病情加重；反之由厚变薄，表示正胜邪退，或内邪消散，病情减轻。若由无苔逐渐生出舌苔，是胃气来复，病情好转；若病中舌苔突然消失，为胃气已伤，病情加重。

（2）润燥 是机体津液盈亏和输布功能的反映。舌苔润泽有津，干湿适中，不滑不燥，称为润苔。舌面干燥少津，称为燥苔，多为热盛伤津和津不上润。苔面水分过多，称为滑苔，多为阳虚阴盛，水湿内停所致。

舌苔由润变燥，表示津液已伤，热势加重，或邪从热化，消耗津液。若舌苔由燥转润，则是热邪渐退或机体正气渐复之象，表示病情好转。

（3）腐腻 苔质疏松而厚，颗粒粗大，有如豆腐渣，刮之易去，称为腐苔。多为阳热有余，蒸腾胃中腐浊邪气上升而成，常见于食积，痰浊等病证。若舌面覆盖着一层浊而滑腻的苔垢，颗粒细腻而致密，刮之难去，称为腻苔。多见于湿浊、痰饮、食积等阳气被阴邪所抑的病变。

（4）花剥 舌苔剥落不全，剥落处光亮无苔称为花剥苔。多为正气虚弱，胃之气阴两伤。常见于久病重病之人。小儿食滞胃脘，消化不良也会出现花剥苔。

第二节 闻 诊

闻诊是通过听声音和嗅气味来诊察疾病的方法。人体的声音和气味，都是在脏腑生理和病理活动中产生的，因而能够反映出脏腑的变化情况。

一、听声音

1. 语声 病人语声的强弱，可反映正气的盛衰，同时也反映邪气的性质。如语声高亢洪亮，烦躁多言，多属实证、热证；语声低微，少气懒言，多属虚证、寒证；语声重浊或暴哑，常见于外感；若神识不清、胡言乱语、声高有力者，称为"谵语"，多属邪热扰心的实证；若精神衰惫、语言重复、声音低弱者，称为"郑声"，是心气大伤、精神散乱之虚证。若自言自语、见人便止者，称为"独语"，多为心气不足或气郁痰阻。

2. 呼吸 呼吸微弱，短而声低，多属内伤虚损；呼吸有力，声高气粗，多属邪热实证；喘息气粗，声高息涌，以呼出为快，属实喘，多为肺有实热、或痰饮内停；喘而气怯，声低息短，气不得续，以吸入为快，属虚喘，多由肺肾气虚，摄纳无力所致。

3. 咳嗽 咳嗽是肺失肃降，肺气上逆所致。咳声重浊有力，多属实证；咳声低微气怯，多属虚证；咳嗽伴痰白清稀者，多为外感风寒；咳痰不爽，痰稠色黄者，多属肺热；咳嗽痰多，色白易咯，多为痰湿内盛；咳吐脓血，伴胸痛，发热者，多为肺痈；咳痰带血，伴潮热、盗汗、消瘦者，多为肺痨；干咳无痰或量少痰黏，多属燥邪伤肺或阴虚肺燥；小儿咳声阵发，咳而气急、连声不绝、弯腰屈背、面红目赤，终止时作鹭鸶叫声，称为"顿咳"，亦称"百日咳"。

4. 呃逆 呃声高亢而短，响亮有力，多属实热；呃声低沉而长、气弱无力，多属虚寒；呃声不高不低，无其他不适，多为偶然触犯风寒，或因咽食急促，或因大笑后所致，不属病态；若久病胃气衰败，出现呃逆声低无力，则属危证。

5. 嗳气 古称"噫气"，俗称"打饱嗝"。病态状况下，多因暴饮暴食，或食入过量，损伤脾胃，胃气上逆所致。若食后嗳出酸腐气味，多为宿食停滞，消化不良；嗳气而无酸腐气味，多为寒邪客胃，或肝胃不和；若老年人时有嗳气，多为脾胃功能低下，胃气上逆所致。

二、嗅气味

口气臭秽，多见于胃热或消化不良，亦见于龋齿，口腔不洁等。口气酸臭，多是胃有宿食；各种排泄物与分泌物，包括大小便、痰液、带下等，有恶臭者，多属实热证；略带腥味者，多属虚寒证。咳吐浊痰脓血，腥臭异常者，多为热毒炽盛、瘀结成脓的肺痈；大便臭秽为肠中积热；大便溏薄有腥味属脾胃虚寒；小便臊臭黄赤或混浊，多属湿热。

第三节 问 诊

问诊，是医生通过对病人或陪诊者进行有目的的询问，了解疾病的起因、发展和治疗经过、现在症状和其他与疾病有关的情况，以诊察疾病的方法。问诊内容涉及范围很广，必须根据中医的基本理论，从整体出发，按辨证的要求，有目的地进行询问，才能掌握要领。

问诊主要包括问一般情况、主诉、现病史、个人史、家族史等，尤其要围绕主诉询问现病史及其他情况。比较全面而重点突出的问诊方法可归纳为"十问歌"。即"一问寒热二问汗，三问头身四问便，五问饮食六胸腹，七聋八渴俱当辨，九问旧病十问因，再兼服药参机变。妇女尤必问经期，迟速闭崩皆可见。再添片语告儿科，天花麻疹全占验。"

问诊时，医生的态度要和蔼可亲，语言要通俗易懂，工作要严肃认真，绝不可依主观意志去套问诱导病人，以求得到比较完善准确的病情资料，为诊断治疗提供可靠的依据。

一、问寒热

寒热，即恶寒、发热，是病人怕冷或发热的感觉，为临床常见的两种症状。寒，有恶寒与畏寒之分。恶寒由外感引起，一般发病急骤，程度轻重不一，虽加衣或近火取暖，亦难以解除；畏寒则因机体阳虚所致，往往程度较轻而时间较长，若加衣或取暖即有所缓解。热，是指机体受外邪侵袭，体温升高，多属外感发热；若全身或某些局部有发热的感觉，但体温不高或稍高，如手足心热，或自觉发热，但体温不高等，多为内伤发热。

1. 恶寒发热　疾病初起，恶寒发热同时并见，多见外感表证。表寒证：恶寒重而发热轻，伴无汗、头身痛。表热证：恶寒轻而发热重，或有汗、口微渴。

2. 寒热往来　恶寒与发热交替出现，多属半表半里证。常兼口苦、咽干、目眩、胸胁胀满等症，可见于少阳病或疟疾。

3. 但寒不热　病人只怕冷不发热，称作但寒不热，常兼肢凉倦卧、大便溏薄、苔白脉细，多属虚证、寒证。久病畏寒，多为阳气虚；初病畏寒，多为寒邪直中脏腑，损伤阳气，即所谓"阴胜则寒"。

4. 但热不寒　发热不恶寒而但恶热，多属里热证。病人高热不退，不恶寒反恶热，称为壮热，兼见大汗、大渴和脉洪大，多见于风寒入里化热，或风热内传，阳明热盛的里实热证。发热如潮有定时，故称为潮热。以久病午后发热、入夜尤甚为特征，主要表现为五心烦热、颧红、盗汗等，属阴虚发热。若发热午后更甚，常兼见腹满疼痛拒按，大便燥结，舌苔黄燥等症，是胃肠燥热内结，属阳明实热证。

二、问汗

汗液是阳气蒸化津液出于皮肤而形成。问汗可了解邪正盛衰和气血盈亏。问汗主要辨别有无汗出及汗出的部位、时间、性质，汗量的多少等。

1. 表证辨汗　表证无汗为表实，多因外感风寒所致。表证有汗为表虚，多因外感风邪，营卫不和所致。

2. 里证辨汗　白天汗出不已，动则加重者为"自汗"，多为阳气虚损，卫阳不固；睡时汗出，醒则汗止者为"盗汗"，多属阴虚内热，阴液失守；身大热而大汗出，多为里热炽盛，迫津外泄；先恶寒战栗，继而全身大汗出者为"战汗"，多见于急性热病正邪剧烈交争，为疾病之转折点；若汗出热退，脉静身凉为邪去正复之吉象；若汗出身热，烦躁不安，脉来急促为邪盛正衰之危候。

3. 局部辨汗　头汗可因阳热或湿热；额部汗出，脉微欲绝，为元气离散，虚阳浮越之危象；半身汗出者，无汗部位多为病侧，是由风痰、瘀血或风湿阻滞；手足心汗出者，多因脾胃湿热，或阴经郁热。

三、问疼痛

疼痛有虚实之分，即"不通则痛"和"不荣则痛"。问疼痛主要是问疼痛的部位、性质、程度、时间和诱发原因等。

1. 疼痛的性质和特点　导致疼痛的病因病机不同，其疼痛的性质和特点各异。胀痛者为气滞；刺痛者为血瘀；绞痛者为有形实邪阻滞气机，或阴寒之邪凝滞气机；隐痛者，多为精血亏虚，或阳虚有寒；重痛者为湿邪困阻，气机不畅；酸痛见于肢体，多为湿阻，见于腰膝则为肾虚；冷痛者多为阳虚或寒阻；灼痛者多因邪热亢盛；痛处固定者多为瘀血；痛处走窜，病位游走不定者多为气滞，或为风胜。

2. 疼痛的部位　头痛在后脑部位连及项背，属太阳经病；痛在前额连及眉棱骨，属阳明经病；痛在太阳穴附近，为少阳经病；头痛而重，腹满自汗，为太阴经病；头痛连及脑齿，为少阴经病；痛在颠顶，牵引头角，气逆上冲，甚则作呕，为厥阴经病。胸痛，多为心肺之病；胁肋胀痛，多为肝胆疾病；脘腹痛则病位在脾胃；腰痛，或为寒湿，或湿热，或为瘀血，或为肾虚；四肢痛者，多见于痹证。周身痛者，新病初起，多为感受风寒湿邪，气血不畅；久病不愈者多为气血亏虚，濡养失常。

四、问饮食口味

问饮食口味主要问食欲好坏，食量多少，有无口渴，饮水多少，冷热喜恶，口味偏嗜，以及异常口味等情况，可判断脾胃功能盛衰和脏腑病证的虚实寒热。

1. 食欲与食量　食少纳呆者，多为脾胃气虚、内伤食滞、湿邪困脾；厌食脘胀，嗳腐吞酸，多为食滞胃脘；喜热食或食后常感饱胀，多是脾胃虚寒；厌食油腻，胁胀呕恶，见于肝胆湿热；饥不欲食者，常为胃阴不足所致；消谷善饥者，多为胃火炽盛，伴有多饮多尿者，可见于消渴病；小儿嗜食异物者，可见于虫积、疳积。

2. 口渴与饮水　渴喜冷饮，饮水量多者，为热盛伤津；渴喜热饮，饮水量少者，为寒湿内停；渴不多饮，为痰饮内停或湿热内阻；口渴多饮，多尿者，为消渴病。

3. 口味　口淡无味，多为脾胃气虚；口中酸腐，多为食积伤胃；口中甜而腻，多为脾胃湿热；口苦，多为肝胆实热；口咸，多为肾虚。

五、问二便

问二便主要是了解脾胃的消化功能、机体水液代谢及病变的寒热虚实。问诊时要注意询问二便的量、色、质、气味、排便次数，以及排便时的异常感觉和伴随症状。

1. 问小便　尿量减少，见于热盛伤津，或饮水不足；尿量过多，多见于消渴病或虚寒证；小便频数，多属膀胱湿热或肾气不固；小便癃闭，多为湿热下注，或瘀血、结石阻滞，或肾阳不足；夜尿次数增多，多属下焦虚寒；小便失禁，多为肾气不固。

2. 问大便　大便秘结，伴有腹痛或发热，多属实证、热证；久病、老人、产后便秘者，多属津亏血少，或气阴两虚。大便溏泄，伴腹胀、纳呆、神疲，多为脾胃虚弱；下利清谷，五更泄泻，多为脾肾阳虚；大便脓血，腹痛，里急后重，多见于湿热痢疾。

六、问睡眠

充足而合理的睡眠是人体健康的重要保障。睡眠与机体阴阳盛衰、气血盈亏及心肾功能密切相关。问睡眠主要是询问睡眠的长短、入睡的难易、是否伴有多梦及其他兼证。睡眠异常主要有失眠和嗜睡两种情况。

1. 失眠　指经常不能入睡，或睡而易醒不能再睡，甚则彻夜不眠，称为失眠，又叫不寐。失眠，健忘，多梦，多为心血不足；失眠伴有面色不华、神疲倦怠、纳呆，多属心脾两虚；心烦失眠、潮热盗汗，多为阴虚火旺，心肾不交；心烦失眠、口苦、呕吐痰涎，多为痰火扰心；失眠、夜卧不安、腹胀便秘，多为食积伤中，胃气不和所致。

2. 嗜睡 睡意很浓，不论昼夜，经常不由自主地入睡，称为嗜睡。常见于中气不足，阳气虚衰，或痰湿困阻，清阳不升等病证。大病之后，精神疲乏而嗜睡，是正气未复的表现。

七、问小儿

儿科，又称"哑科"。问小儿，主要是询问其父母或其他监护人，以了解小儿出生前后的情况、预防接种史，是否患过麻疹、水痘等传染病，有无传染病接触史，以及喂养、生长发育等情况。若小儿手足抽搐，壮热面赤，牙关紧闭，角弓反张，两目上视，多为热极生风的"急惊风"；小儿素体阳虚，或过食寒凉伤脾，或泻痢日久，运化不良，又继发抽搐，多为慢惊风，又称"慢脾风"。小儿夜啼，多为热证心烦；小儿睡中惊醒，多为心虚胆怯；小儿喜挖鼻孔，或喜食泥土、生米等异物，多为腹中虫积；小儿常见致病因素有易感外邪、易伤饮食、易受惊吓等，故是否有受寒、喂养不当、偶受惊吓等情况应详细询问，以便作出正确的诊断和治疗。

八、问妇女

1. 问月经 注意询问初潮，月经周期，行经天数，月经量、色、质的变化和伴随症状等，有无闭经及行经腹痛等情况。

（1）问经期 若月经周期提前7天以上者，即为月经先期，多为气虚不能摄血，或阴虚血热内扰，或血热迫血妄行所致；若月经周期推后7天以上者，即为月经后期，多因血虚不充、寒凝血瘀，或痰湿、瘀血阻滞；若经期错乱，或前或后7天以上者，为月经先后不定期，多为肝郁气滞、气机失调，或肾虚冲任失调，或瘀血内阻所致。

（2）问经量 月经量多质稠色鲜红者为实证、热证，多为热邪炽盛，冲任受损，迫血妄行；量多质稀色淡红者为虚证，多为气虚不摄；月经非时而下，忽然大量出血，或量少淋漓不断者为崩漏，多由肾虚、脾虚、血热、血瘀所致；月经量少，多为血虚、寒凝、血瘀、痰湿阻滞等原因导致；女子年过18岁，月经从未来潮，或已行经又停经3个月以上，未受孕且不在哺乳期为闭经，可由气虚、血瘀、寒凝等多种因素所致。但妊娠期、哺乳期及绝经期月经停闭，为正常生理现象。

（3）问经色、经质 正常月经，经色正红，经质不稀不稠，不夹杂血块。若色淡红质清稀，多为气血亏虚；色鲜红质黏稠，为热证；色紫黑有血块，多属寒凝血瘀，或瘀血阻络所致。

2. 问带下 主要了解带下色、量、质、气味等情况。若带下量多质稀如涕，淋漓不绝者，多为脾肾阳虚，寒湿下注；带下色黄，质黏臭秽，多属湿热下注；带下有血，赤白夹杂，多属肝经郁热；赤白带下，稠黏臭秽，多为湿毒侵袭。

第四节 切 诊

切诊，是医生用手对体表某些部位进行触、摸、按、压等，以了解病情的诊察方法。

切诊包括脉诊和按诊两个部分。脉诊亦叫切脉，主要切按病人的脉搏；按诊是对病人体表的一定部位进行触按。

一、脉诊

脉诊，又称切脉，是医生以手指切按病人浅表动脉的搏动诊察脉象，以了解病情，判断病证的一种独具特色的诊察方法。脉诊是四诊的重要组成部分。

脉，即脉道，是气血运行的通道。脉象，即脉动应指之象。心气推动营血运行于脉道，成为脉动。所以说，"心动应脉"，"脉动应指"的形象，则为脉象。脉象的产生与心脏的搏动，心气的盛衰，脉道的通利，气血的盈亏及脏腑的功能状态密切相关。所以，脉象能反映全身脏腑和组织器官的功能状态。通过诊脉可以识别疾病的病位和病性，推测病因和病证，判断疾病的预后和转归。

（一）脉诊的部位

临床上常用"寸口诊法"，寸口又称气口、脉口，即腕后高骨（桡骨高骨）内侧桡动脉搏动最明显部位。寸口脉分为寸、关、尺三部。正对腕后高骨为关部，关前为寸部，关后为尺部（图6-3）。两手各有寸、关、尺三部，共六部脉，分候于各脏腑。具体而言，左寸候心，左关候肝胆，左尺候肾；右寸候肺，右关候脾胃，右尺候肾（命门）。

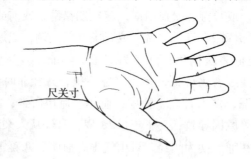

尺关寸

图6-3 寸关尺部位示意图

（二）脉诊的方法

1. 体位 诊脉时让患者取坐位或仰卧位，手心向上，前臂平伸，手臂与心脏保持同一水平，腕下垫脉枕，以便气血运行畅通。

2. 布指 医生先用中指按在掌后高骨内侧定关，然后食指在关前定寸，无名指在关后定尺。三手指指头平齐，呈弓形，用指腹按脉搏，体察脉象。布指的疏密可根据患者的手臂长短及医生手指的粗细作适当调整。小儿寸口部位狭小，不能容纳三指，可单用拇指切脉，不细分三关。

3. 指力 医生切脉时轻轻用力按在肌肤上称为浮取，即"举"；不轻不重，中等用力按至肌肉称为中取，即"寻"；重重用力按至筋骨称为沉取，即"按"。诊脉时，常用这三种指力体察脉象。寸、关、尺三部，每部都有举、寻、按三候，称为"三部九候"。

（三）注意事项

切脉应在病人安静时进行，医生要调匀自己的呼吸，用一息（一呼一吸）去计算患者脉搏的次数。精神集中，态度认真，仔细体察脉象在三种指力下的不同变化。每次诊脉时间不应少于 1 分钟，必要时可延长 3~5 分钟。

（四）正常脉象

正常脉象又称常脉、平脉。是指中取三部有脉，一息四到五至，不浮不沉，不迟不数，不大不小，来去从容，节律均匀，和缓有力。正常脉象由于受年龄、性别、体格、精神状态、四季气候和地理环境等因素的影响而产生相应的变化。如小儿脉多数，壮年身体健康，脉多有力，老人机体功能衰退，脉多弱；成年女性一般脉来细弱；瘦人脉浮，胖人脉沉；运动员脉较迟；夏季脉洪，冬季脉沉；情绪亢奋时，脉多数。这些因素常常引起脉搏的暂时性改变，不属于病脉。

此外，有个别人脉不见于寸口，而在关后腕部背侧的称为"反关脉"；脉从尺部斜向虎口的，称为"斜飞脉"。这些都是桡动脉生理位置变异导致，不按病脉对待。

（五）病脉与主病

人体脉搏在不同病理因素影响下，产生不同的脉象，叫做"病脉"。病脉的辨别，主要从脉所在的位置、次数、形状、气势、节律等的不同加以辨认。现将临床上常见的病脉和主病分述如下。

1. 浮脉

【脉象】轻取即得，重按稍减，如水上漂木。

【主病】主表证，虚证。表证者为卫阳与邪气交争，脉气鼓动于外而致；虚证者，多因久病精血不足，阴不敛阳或气虚不能内守，脉气浮散于外而致。

2. 沉脉

【脉象】轻取不应，重按始得，如石沉水底。

【主病】主里证。里实证为邪气内郁，气血困阻，阳气被遏，正邪相搏于内，不能浮应于外所致，脉沉而有力，按之不减；里虚证为气血不足，阳气衰微，脉气鼓动乏力，不能运行营血于脉外而致，脉多沉而无力，重按愈弱。

3. 迟脉

【脉象】脉来迟慢，一息不足四至（每分钟少于 60 次）。

【主病】主寒证。寒邪凝滞，阴寒内盛，阳气被遏，脉道阻滞，脉沉而有力，多属里实寒证；阳气衰微，运血无力，脏腑功能衰退，脉迟而无力，多为里虚寒证。

4. 数脉

【脉象】脉动快速，一息五至以上（每分钟大于 90 次以上）。

【主病】主热证。数而有力，为邪热鼓动，气盛血涌，血行加速而致；数而无力，甚则数大而空，多因久病阴虚，虚阳外越，鼓动脉气于外所致。

5. 虚脉

【脉象】寸关尺三部举、寻、按皆无力，为无力脉的总称。

【主病】主虚证。多见于气血两虚，气虚则血行无力，血少则脉道空虚。

6. 实脉

【脉象】寸关尺三部举、寻、按皆有力，为有力脉的总称。

【主病】主实证。多为邪气亢盛，正气不衰，正邪相搏，交争剧烈，气血壅盛所致。

7. 洪脉

【脉象】脉形宽大，来盛去衰，状如波涛汹涌。

【主病】主阳热亢盛。属实证，多为邪热炽盛，正气抗邪有力，气盛血涌，脉道扩张而致。

8. 细脉

【脉象】脉细如线，应指明显，按之不绝。

【主病】主气血两虚，诸虚劳损，湿证。虚证因诸虚劳损，营血亏虚，不足于充盈脉道，气虚血运无力，故脉体细小而无力；湿邪阻滞脉道则脉象细缓。

9. 濡脉

【脉象】浮而细软，轻取可得，重按则无。

【主病】主诸虚、湿证。气血亏虚则脉浮而软，阴血不足则脉形细小；湿邪内侵，机体抗邪，气血趋于肌表则脉浮，湿邪阻滞脉道，则脉细而软。

10. 滑脉

【脉象】往来流利，应指圆滑，如盘滚珠，指下滚动感明显。

【主病】主痰饮、食积、实热；亦主妊娠。滑为阳气有余的表现。为实邪壅盛，气血充盛，脉动通畅，故脉来应指圆滑。妊娠妇女见滑脉，是气血充盛的表现。

11. 涩脉

【脉象】脉细行迟，往来艰涩，极不流畅，如轻刀刮竹。

【主病】主气滞血瘀、伤精、血少。实证脉涩有力，多为气滞血瘀，脉道受阻，血行不畅所致。虚证脉涩无力，多因精亏血少，濡养失常，脉道不充而致。

12. 弦脉

【脉象】脉来急劲有力，脉体细长，如按琴弦。

【主病】主肝胆病、胸胁疼痛、痰饮、疟疾。弦为肝脉，以上诸因致使肝失疏泄，气机失常，经脉拘急而致。此外，老年人脉象多弦硬，为精血亏虚，脉失濡养，脉道弹性改变所致。

13. 紧脉

【脉象】脉来绷紧，往来有力，如牵绳转索。

【主病】主寒证、痛证。寒主凝滞收引，机体受寒，经脉紧缩，气机阻滞，脉道拘急紧张而致。疼痛剧烈时，经脉拘急紧张，亦现紧脉。

14. 结脉

【脉象】脉来缓慢，时有歇止，止无定数。

【主病】阴盛气结、寒痰瘀血、气血虚衰。阴寒偏盛，气血结滞，脉道不利，故见结脉。气虚血衰，脉气不相顺接，亦见结脉。

15. 代脉

【脉象】脉来缓慢，时有歇止，止有定数，良久方来。

【主病】主脏气衰微。脏气衰微，元气不足，脉气不能接续，故见代脉，脉动间歇时间较长，且有一定规律。

16. 促脉

【脉象】脉来急数，时有歇止，止无定数。

【主病】主阳热亢盛，气血痰食郁滞，脏气衰败。阳热亢盛，阴不和阳，故脉急数，时有歇止。气血、痰食郁滞亦可致脉气不相接续；若脉促无力，多因阴液亏耗，真元衰败，气血不相接续而致。

常见病脉见表 6－1。

表 6－1 常见病脉鉴别归类表

类别	脉象特点		主病
脉位异常	浮脉：轻取即得，重按稍减，脉位表浅		表证，表寒证或表热证
	沉脉：轻取不应，重按乃得，脉位内潜		里证，里寒证或里热证
脉率异常	迟脉：一息不足四至，脉来迟慢		寒证，里实寒证或里虚寒证
	数脉：一息五至以上，脉来快速		热证，里实热证或里虚热证
脉力异常	虚脉：三部脉举、寻、按皆无力		虚证，多为气血两虚，以气虚为主
	实脉：三部脉举、寻、按皆有力		实证，多为邪气盛，正气不虚
脉形异常	洪脉：脉来洪大有力，来盛去衰		阳热亢盛
	细脉：脉细如线，应指明显		诸虚劳损，湿证
	濡脉：浮而细软，重按则无		虚证，湿证
脉势异常	滑脉：往来流利，应指圆滑		痰饮，食滞，实热证
	涩脉：往来艰涩，如轻刀刮竹		气滞血瘀，精血不足
	弦脉：端直以长，如按琴弦，脉体较细		肝胆病，痛证，痰饮
	紧脉：脉来绷急，如牵绳转索，脉体较粗		寒证，痛证
脉律异常	促脉：脉来急数，时有间歇，止无定数		阳热实证，气血痰饮宿食等阻滞
	结脉：脉来缓慢，时有间歇，止无定数		阴盛气结，寒痰瘀血
	代脉：脉来迟缓，时有间歇，止有定数		脏气衰微，元气不足

二、按诊

按诊，是医生用手直接触按患者体表某些部位，来判断局部冷热、润燥、软硬、压痛、肿块或其他异常变化，以测知疾病部位、性质和病情轻重的一种诊察方法。其内容主要包括按肌肤、按胸腹、按手足等。

同步训练

一、单项选择题

1. 下列属于中医诊断疾病原则的是（　　　）

    A. 司外揣内　　　　　　B. 四诊合参　　　　　　C. 以常达变

    D. 见微知著　　　　　　E. 辨证论治

2. 发热每于劳累后发生或加重，乏力、自汗、气短者，其证型是（　　　）

    A. 阴虚　　　　　　　　B. 肝郁　　　　　　　　C. 气虚

    D. 血虚　　　　　　　　E. 阳虚

3. 提示疾病发展的转折点是（　　　）

    A. 自汗　　　　　　　　B. 盗汗　　　　　　　　C. 蒸汗

    D. 战汗　　　　　　　　E. 黄汗

4. 两侧部头痛属于（　　　）

    A. 厥阴经　　　　　　　B. 太阳经　　　　　　　C. 阳明经

    D. 少阳经　　　　　　　E. 太阴经

5. 由情志郁结不舒所致胸痛的特点是（　　　）

    A. 胸部刺痛　　　　　　B. 胸痛走窜　　　　　　C. 胸背彻痛

    D. 胸痛喘促　　　　　　E. 胸部隐痛

6. 下列各项，除哪项外，均是引起眩晕的常见原因（　　　）

    A. 肝阳上亢　　　　　　B. 气血两亏　　　　　　C. 痰湿内阻

    D. 肺阴不足　　　　　　E. 肾精不足

7. 饭后嗜睡，神疲倦怠，食量减少者为（　　　）

    A. 痰湿困脾　　　　　　B. 中气不足　　　　　　C. 心肾阳衰

    D. 热入心包　　　　　　E. 胃阴亏虚

8. 消谷善饥的主要病机是（　　　）

    A. 肝火犯胃　　　　　　B. 胃火炽盛　　　　　　C. 脾胃湿热

    D. 胃阴不足　　　　　　E. 虚火上扰

9. 重危病人，面色苍白，但时而泛红如妆，嫩红带白，属于（　　　）

    A. 阴虚　　　　　　　　B. 血虚　　　　　　　　C. 戴阳证

    D. 真热假寒证　　　　　E. 阳虚

10. 下列除哪项外，均有脉率快的特点（　　　）

    A. 数　　　　　　　　　B. 促　　　　　　　　　C. 滑

    D. 疾　　　　　　　　　E. 动

11. 肝胆病、痛证、痰饮证常见的脉象是（　　　）

A. 紧脉   B. 滑脉   C. 弦脉

D. 迟脉   E. 沉脉

12. 阳虚证最主要的表现是（   ）

A. 舌淡苔白   B. 口不渴   C. 面色白而无华

D. 经常畏寒肢凉   E. 脉迟

13. 下列哪项不属于肾虚证的临床表现（   ）

A. 腰膝酸软   B. 耳鸣耳聋   C. 牙齿动摇

D. 尿频急痛   E. 耳鸣健忘

14. 患者腹胀，便秘，胸闷喘咳，舌红苔黄，脉实有力。其病位在（   ）

A. 肺与心   B. 肺与脾   C. 肺与胃

D. 肺与大肠   E. 肺与小肠

15. 真热假寒的病机是（   ）

A. 阴损及阳   B. 阳损及阴   C. 阳盛格阴

D. 阴盛格阳   E. 阴阳失调

二、名词解释

1. 神

2. 常色

3. 潮热

4. 盗汗

5. 平脉

三、问答题

1. 试述中医望诊中的五色主病。

2. 简述望目的临床意义。

3. 怎样理解中医诊法中倡导的"四诊合参"？

4. 请演示脉诊的方法，并说出诊脉时的注意事项。

5. 问诊时应注意什么？

6. 简述望舌的注意事项及异常舌色和苔色主病。

第七章　辨　　证

　知识要点

> 1. 八纲、表证、里证、寒证、热证的含义。
> 2. 八纲辨证、脏腑辨证的主要内容。

　　辨证，以阴阳、藏象、经络和气血等理论为基础，是中医认识疾病和诊断疾病的独特方法。它以整体观念为指导思想，将四诊所收集的病情资料运用中医理论加以分析、综合、归纳，找出疾病发生的原因，判断病变的部位，疾病的性质，邪正盛衰以及病情发展的趋势等，从而作出正确的诊断。辨证为论治提供可靠的依据，是正确论治的基础和保障。

第一节　八纲辨证

　　八纲，即指阴、阳、表、里、寒、热、虚、实八类证候。尽管疾病的表现错综复杂，但基本上都可用八纲来加以概况。根据疾病的类别，可概括为阴证和阳证；根据病位的深浅，可分为表证和里证；根据疾病的性质，可分为寒证和热证；根据邪正的盛衰，可分为实证和虚证。其中，表、热、实证属阳；里、虚、寒证属阴。因此，阴阳又是八纲的总纲。

一、表里

　　表里是辨别疾病部位和病势深浅的一对纲领。凡病位在皮肤、肌肉、经络的属表证；病位在腑脏、气血、骨髓的属里证。表证病邪尚浅，病证较轻；里证病邪深入，病证较重。表里辨证多用于外感疾病，所以在外感疾病过程中，表邪入里为病进，里邪出表为病退。表证病浅而轻，里证病深而重。

　　1. 表证　表证是六淫邪气由皮毛、口鼻入侵时病在肌肤所产生的证候。表证多见于外感病的初期阶段。其临床表现以恶寒（或恶风）、发热、舌苔薄白、脉浮为主要特征。具有起病急，病程短，病位浅的特点。

　　2. 里证　里证与表证相对而言，是由于疾病深入腑脏、气血、骨髓所产生的证候。里证可由表邪不解，内传于里，或外邪直接入侵脏腑，或由情志内伤、饮食劳逸等因素导致腑脏气血功能失调所致，所以里证多见于外感疾病的中、后期及内伤疾病。

二、寒热

寒热是辨别病证性质的一对纲领。寒与热是阴阳偏盛偏衰的具体表现，因为"阳盛则热，阴盛则寒"，"阳虚则外寒，阴虚则内热"，所以，阳盛或阴虚表现为热证；阴盛或阳虚则表现为寒证。因此，张景岳说："寒热者，阴阳之化也。"辨别疾病的寒热是治疗时确立选用温热药或寒凉药的依据

1. 寒证　是感受寒邪，或阳虚阴盛，机能活动衰退所表现的证候。主要临床表现有：恶寒或畏寒喜暖，面色苍白，肢冷蜷卧，口淡不渴，小便清长，大便稀溏，舌淡苔白而润滑，脉迟或紧等。

2. 热证　是感受热邪，或阳盛阴虚，机能活动亢奋所表现的证候。多因外感热邪，或寒邪入里化热，或情志内伤郁而化火，或过食辛辣积蓄为热，或病后伤阴，阴虚阳亢所致。主要临床表现有：恶热喜凉，口渴喜冷饮，面红目赤，烦躁不宁，痰涕黄稠，大便干结，小便短赤，舌红，苔黄而干，脉数等。

三、虚实

虚实是辨别正气强弱和邪气盛衰的一对纲领，正如《素问·通评虚实论》所说的"邪气盛则实，精气夺则虚"。所以虚是指正气虚，实是指邪气盛。辨别疾病的虚实，是治疗时确定扶正或祛邪的主要依据。

1. 虚证　是正气不足，脏腑功能减退所表现的证候。多见于慢性病，或疾病后期。病程较长，以后天失调最为常见。饮食失调、情志、劳倦、产育过多，以及久病重病损耗正气等，均可导致脏腑气血阴阳的虚弱。虚证可分为气虚、血虚、阴虚、阳虚四种。

气虚证：是指元气不足或机体功能减退所表现的证候。临床表现有面色无华，神疲乏力，少气懒言，头晕目眩，语声低微，自汗，劳累后诸症加重，舌淡，脉虚弱无力。

血虚证：是指血液亏虚，不能濡养脏腑、经络等所表现的证候。临床表现有面色苍白或萎黄，口唇色淡，头晕眼花，心悸失眠，手足麻木，舌淡白，脉细无力。

阴虚证：是指体内阴液亏虚，脏腑组织失去滋养所表现的证候。临床表现有形体消瘦，午后潮热，盗汗，颧红，咽干，手足心热，小便短赤，大便干结，舌红少苔，脉细数。

阳虚证：是指阳气虚衰，其温煦、推动、蒸腾气化作用不足所表现的证候。临床表现有面色㿠白，畏寒肢冷，倦怠乏力，口淡不渴，小便清长，大便稀溏，舌淡胖苔白，脉沉迟无力。

2. 实证　是指邪气亢盛而正气未衰所表现的证候。凡外邪入侵，或腑脏功能失调而产生的痰饮、瘀血、水湿、食积等留滞体内，都属于实证。实证一般表现为形体壮实、精神烦躁、声高气粗、痰涎壅盛、脘腹胀满、疼痛拒按、小便不利、大便秘结、舌苔厚腻、脉实有力，或有痰饮、水肿、瘀血等病理性产物的潴留。

四、阴阳

阴阳是概括病证类别的一对纲领，又是八纲辨证的总纲，它可以概括其他三对纲领，即表、热、实属阳，里、寒、虚属阴。所以判断证候的属阴属阳，就是依据表、里、寒、热、虚、实来决定的。

1. 阴证 是阳气虚衰，或寒邪凝滞的证候。此证属寒，属虚。临床表现为精神萎靡，面色苍白，畏寒肢冷，气短声低，口淡不渴，小便清长，大便稀溏，舌淡胖嫩，苔白，脉迟弱等。

2. 阳证 是热邪壅盛，或阳气亢盛的证候。此证属热，属实。临床表现为身热，面赤，精神烦躁，气粗声高，口渴喜冷饮，大便秘结，小便短赤，舌红绛，苔黄，脉洪滑实等。

第二节 脏腑辨证

脏腑辨证是运用脏腑学说的理论，对四诊收集的病情资料加以整理，结合八纲辨证进行分析归纳，以判断脏腑病变的病因、病位、病性以及邪正盛衰状况的一种辨证方法。脏腑病证是脏腑功能失调的反映，只有掌握了各脏腑的生理功能并熟悉它的病理变化，以八纲辨证为基础，才是学习并掌握脏腑辨证的最好方法。

人体是一个有机的整体，脏腑在生理上相互联系，在病理上也互相影响。因此在辨证时不能只局限于一脏一腑的病理变化，只有从整体观念出发，注意各脏腑之间，以及脏腑与各组织器官之间的相互联系和影响，才能作出正确的诊断。

一、心与小肠病辨证

1. 心气虚、心阳虚、心阳暴脱

【临床表现】心悸、怔忡、胸闷气短、自汗，活动时加重，面色㿠白，神倦乏力，舌淡苔白，脉象虚弱为心气虚。若兼见形寒肢冷，面色苍白，心胸憋闷或疼痛，舌淡胖嫩或紫暗为心阳虚。若突见冷汗淋漓，四肢厥冷，呼吸微弱，口唇青紫，神志昏迷，脉微欲绝，则是心阳暴脱的危证。

【证候分析】心主血脉，气为血之帅，心气心阳不足，推动乏力，气血不能正常运行，因而心悸，怔忡气短。动则气耗，故活动时症状加重。汗为心液，心气虚弱，阴液不敛而自汗。舌为心窍，其华在面，气虚不能上荣出现面色㿠白、舌淡胖嫩。若气虚血运无力而发生瘀滞，则舌质紫暗。阳虚不能温煦肢体则肢体寒冷。心阳不振，胸中阳气痹阻不通，所以心胸憋闷，甚或疼痛。心阳衰败而暴脱，故大汗淋漓，肢厥唇青，呼吸微弱，神志昏迷，脉微欲绝。

2. 心血虚、心阴虚

【临床表现】心悸，失眠，多梦，健忘，头晕目眩，面色无华，唇舌色淡，脉细弱为心血虚。若兼见五心烦热，潮热盗汗，颧红口渴，舌红少津，脉细数为心阴虚。

【证候分析】阴血不足，心失所养故心悸。心神得不到阴血的濡养故失眠多梦。血虚则脑髓失养故眩晕健忘。血虚不能上荣故面色不华，唇舌色淡。心阴不足，虚火内生，故五心烦热，潮热盗汗，颧红口渴，舌红少津，脉细数等。

3. 心脉痹阻

【临床表现】胸闷心悸，心前区闷痛或刺痛，痛引肩背，尤以左臂内侧为多，时发时止。重者面唇青紫，肢冷汗出，舌质紫暗或舌下有瘀点、瘀斑，舌苔多腻，脉细涩或结、代。

【证候分析】心阳不振，心失温养，气滞血瘀，心脉痹阻，故心悸胸闷。手少阴心经由手臂内侧循肩背而行，故心脉痹阻时疼痛由心前区牵引肩背内臂。心脉痹阻，血行不畅，阳气不能外达，故肢冷汗出，面唇青紫，舌质紫暗或有紫斑，脉细涩或结代，都属气滞血瘀之征。

4. 心火亢盛

【临床表现】心烦失眠，渴欲冷饮，舌尖红绛，或舌疮肿痛，苔黄脉数。或小便赤涩灼痛，甚至尿血。

【证候分析】心主神志，火热内扰心神则心烦失眠。邪热灼津故渴欲饮冷。舌为心窍，心火上炎故舌尖红绛、舌疮肿痛。心与小肠相表里，心热下移小肠则见小便赤涩灼痛。若热伤血络则见尿血。

5. 痰迷心窍

【临床表现】神志痴呆，或意识模糊，喃喃自语，或神昏不语，喉中痰鸣，苔白腻，脉弦滑。

【证候分析】痰浊上蒙心窍故神志痴呆，或意识模糊，喃喃自语，或神昏不语。痰随气升故喉中痰鸣。舌苔白腻，脉象弦滑，为痰浊内盛之征。

二、肝与胆病辨证

1. 肝血虚、肝阴虚

【临床表现】头晕目眩，视物模糊，面白无华，爪甲不荣，肢体麻木，手足震颤，筋脉拘急，妇女月经量少色淡，甚则闭经，舌淡脉细为肝血虚。若兼五心烦热，颧红面赤，潮热盗汗，口干咽燥，舌红少津，脉细数为肝阴虚。

【证候分析】肝血不足，不能上荣头目故头晕目眩，面白无华。肝开窍于目，血不养目则视物模糊。肝其华在爪，血虚爪甲失养故爪甲不荣。肝主筋，血不养筋则肢体麻木，手足震颤，筋脉拘急。妇女肝血不足，血海空虚故月经量少色淡，甚则闭经。舌淡脉细，均为血虚之征。肝血不足，久则导致肝阴亦虚，五心烦热，颧红面赤，潮热盗汗，口干咽燥，舌红少津，脉细数等，均属阴虚内热之象。

2. 肝气郁结

【临床表现】精神抑郁，胸闷不舒，常喜叹息，胁肋胀痛，苔薄脉弦。妇女可见月经不调，经来腹痛，经前乳胀或有结块，少腹胀痛。或咽部似有物梗阻，吞之不下，吐之不出，然不碍进食，称为"梅核气"。

【证候分析】肝主疏泄，能调畅情志。若肝失疏泄则精神抑郁。气机不畅故胸闷喜叹息。肝气郁滞，经气不利，因此胸胁、乳房、少腹等厥阴肝经所过之处发生胀痛。妇女肝气郁结，由气入血，引起冲任不调，则出现月经不调，经行腹痛，乳房结块等。气郁生痰，肝气夹痰结于咽部则成梅核气，因而出现咽部似有异物梗阻之感，然不碍进食。

3. 肝火上炎

【临床表现】头晕胀痛，面红目赤，口苦咽干，急躁易怒，胁肋灼痛，或突发耳鸣耳聋，或吐血衄血，尿赤便秘，舌红苔黄，脉弦数。

【证候分析】火性上炎，肝火炽盛循肝经上扰头目，故头晕胀痛，面红目赤。火热灼津、胆气上逆则口苦咽干。肝失疏泄则急躁易怒。肝火内炽，壅滞经脉则胁肋灼痛。肝火循经上冲则突发耳鸣耳聋。肝火灼伤血络则吐血、衄血。尿赤便秘、舌红苔黄，脉弦数等均属肝火内盛之征。

4. 肝风内动

(1) 肝阳化风

【临床表现】眩晕欲仆，头痛如掣，肢体麻木，手足震颤，步履不稳，舌红苔腻，脉弦有力。若卒然昏仆，舌强不语，口眼喎斜，半身不遂，则为中风。

【证候分析】肝肾阴亏于下，肝阳亢盛于上，肝阳化风上扰头目故眩晕欲仆、头痛如掣。肝肾阴虚筋脉失养故肢体麻木、手足震颤。阴亏于下，阳亢于上，上盛下虚故步履不稳，头重脚轻。阳亢无制，化火生风，熬液成痰，肝风夹痰上蒙清窍故卒然昏仆、不省人事。风痰窜络，经气不利，气血不达故口眼喎斜，半身不遂。痰阻舌根则舌体僵硬不能言语。舌红为阴虚，苔腻为有痰，脉弦有力为风阳扰动之征。

(2) 热极生风

【临床表现】高热烦躁，神志昏迷，四肢抽搐，项背强直，角弓反张，两目上翻，舌红苔黄，脉弦数。

【证候分析】邪热亢盛故高热烦躁。热入心包，心神被扰故神志昏迷。热灼肝经，筋脉失养故见四肢抽搐，项背强直，角弓反张，两目上翻。舌红苔黄，脉弦数均属肝经火热之征。

5. 肝胆湿热

【临床表现】胁肋胀痛，口苦纳呆，呕恶腹胀，小便短赤，大便不调，舌苔黄腻，脉象弦数。或身目发黄，黄色鲜明。或阴囊湿疹，或睾丸肿胀热痛，或妇女带下黄臭，外阴瘙痒等。

【证候分析】湿热蕴结肝胆，疏泄失职，气机郁滞故胁肋胀痛。肝木乘脾土，脾胃运化失健则纳呆腹胀。肝胃不和，胃气上逆则泛恶欲呕。胆气上逆则口苦。湿邪偏重则便溏，热邪偏重则便结。湿热交蒸，蕴结肝胆，胆汁外溢故身目发黄且黄色鲜明。足厥阴肝经绕阴器抵小腹，故肝经湿热下注可见阴囊湿疹，睾丸肿痛，妇女带下黄臭，外阴瘙痒。舌苔黄腻，脉弦数，均为肝胆湿热之征。

6. 寒凝肝脉

【临床表现】少腹疼痛牵及睾丸坠胀疼痛，或阴囊收缩，受寒则剧，得温则缓。并伴有畏寒肢冷，舌苔白滑，脉迟弦。

【证候分析】足厥阴肝经绕阴器抵少腹，寒邪侵袭肝经，经气凝滞而不得畅通，故少腹疼痛牵及睾丸坠胀疼痛，或阴囊收缩引痛。寒则气血凝滞，热则气血流通，故受寒则剧，得温则缓。寒为阴邪，阳气受损，故畏寒肢冷。舌苔白滑、脉迟为阴寒内盛，弦为肝脉，总属寒滞肝脉之征。

三、脾与胃病辨证

1. 脾气虚

【临床表现】纳呆腹胀，大便溏薄，肢体倦怠，气短懒言，面色萎黄，舌淡苔薄，脉缓弱。若兼见脘腹坠胀，内脏下垂，久泄脱肛等，称为中气虚陷；如兼见便血，月经过多，崩漏，皮肤紫斑等，称为脾不统血。

【证候分析】脾气不足，运化失健，故纳呆腹胀，大便溏薄。脾气虚弱，气血生化之源不足，故肢体倦怠，气短懒言，面色萎黄。脾气虚弱久而下陷，称为中气虚陷，表现为内脏下垂、脱肛。脾气虚弱，统血无权而出现便血、月经过多、崩漏、皮肤紫斑等各种慢性出血症状。

2. 脾阳虚

【临床表现】纳减腹胀，大便清稀，四肢不温，或脘腹隐痛，喜得温按，或面肢浮肿，小便不利，或白带清稀量多，舌淡胖苔白滑，脉沉迟。

【证候分析】脾不健运则纳呆腹胀。证属虚寒，故脘腹隐痛，喜得温按。阳虚不能温煦，故四肢不温。阳虚阴盛，水湿不化，则小便不利；水湿泛溢肌肤，则面肢浮肿；湿渗于下则妇女白带清稀量多；湿流肠中则大便清稀。舌淡胖苔白滑，脉沉迟，皆为阳虚寒盛之征。

> **知识链接**
>
> 　　气虚和阳虚的鉴别要点主要为机体是否表现寒象。若只出现神疲无力等症状者，则为气虚证，如伴随畏寒怕冷、四肢不温等症状，则可诊断为阳虚证。在脾气虚诸证的基础上又出现畏寒怕冷的症状，即构成脾阳虚证。心气虚和心阳虚、肾气虚和肾阳虚的鉴别均遵此规律。

3. 寒湿困脾

【临床表现】脘腹胀闷，纳呆便溏，泛恶欲呕，头身困重，小便不利，或肢体浮肿，或白带量多，舌苔白腻，脉濡缓。

【证候分析】脾为湿困，运化失职，故脘腹胀闷，纳呆便溏。中阳受困，胃失和降，故泛恶欲呕。湿性重着，故头身困重。脾为湿困，运化失常，故小便不利。水湿泛溢肌肤，则见肢体浮肿。寒湿下注，则白带量多。舌苔白腻，脉濡缓，皆为寒湿内盛之征。

4. 湿热蕴脾

【临床表现】脘腹痞闷，纳呆泛恶，身重困倦，小便短赤，大便不调，或面目肌肤发黄，色泽鲜明，舌苔黄腻，脉濡数。

【证候分析】湿热蕴结脾胃，受纳运化功能失职，故脘腹痞闷，纳呆泛恶。湿性重浊，故身重困倦。湿热内蕴，故小便短赤。湿偏盛则便溏；热偏盛则便结。脾胃湿热熏蒸肝胆，胆汁泛溢肌肤，故面目肌肤发黄，黄色鲜明。舌苔黄腻，脉濡数，均是湿热之象。

5. 胃阴虚

【临床表现】胃脘灼痛，嘈杂似饥，饥不欲食，口燥咽干，大便干结，或干呕呃逆，舌红少津，脉细数。

【证候分析】胃阴不足，虚热内生，故胃脘灼痛，嘈杂似饥。受纳失职，故饥而不欲食。胃阴亏虚，津不上承，故口燥咽干。肠道津亏，故大便干结。胃失和降而上逆，故干呕呃逆。舌红苔少，脉细数，均为阴虚内热之征。

6. 胃寒证

【临床表现】胃脘冷痛，遇寒加重，得温则减，口泛清水，舌苔白滑，脉沉迟或脉紧。

【证候分析】寒凝气滞，不通则痛，故胃脘冷痛，遇寒加重，温则寒散故得温则减。寒伤胃阳，阳不化水，胃气上逆，则口泛清水。舌苔白滑，脉沉迟为里寒证，痛甚故脉紧。

7. 胃火证

【临床表现】胃脘灼痛，吞酸嘈杂，渴喜冷饮，口气热臭，小便短赤，大便秘结，或消谷善饥，或牙龈肿痛，溃烂出血，舌红苔黄，脉滑数。

【证候分析】胃火炽盛，胃腑络脉气血壅滞，故胃脘灼热疼痛。肝经郁热，横逆犯胃，则吞酸嘈杂。热耗津液，故渴喜冷饮。火能消谷，故消谷善饥。胃络于龈，胃热循经上蒸，故口气热臭，齿龈肿痛。灼伤血络则溃烂出血。热盛伤津，故小便短赤，大便秘结。舌红苔黄，脉滑数，均为热盛之征。

8. 食滞胃脘

【临床表现】脘腹胀痛，嗳腐吞酸，厌食呕吐，矢气酸臭，大便不调，舌苔厚腻，脉滑。

【证候分析】饮食停滞，故脘腹胀痛。胃腑失其腐熟功能且胃失和降而上逆，故嗳腐吞酸。食积于内，拒绝受纳则厌食呕吐。食滞胃肠，传导失常，则矢气酸臭，大便不调，或秘或泻。舌苔厚腻、脉滑，均为食滞之征。

四、肺与大肠病辨证

1. 肺气虚

【临床表现】咳喘无力，少气懒言，声低气怯，面色淡白，神疲体倦，或自汗畏风，易于感冒，舌淡苔白，脉虚弱。

【证候分析】肺气亏虚，则宗气不足，故咳喘无力，少气懒言，声低气怯。面色淡白，神疲体倦为气虚之共症。肺气不足，则卫表不固，故自汗畏风，易于感冒。舌淡苔白，脉虚弱亦为气虚之征。

2. 肺阴虚

【临床表现】干咳无痰，或痰少而黏，或咳痰带血，口燥咽干，声音嘶哑，形体消瘦，午后潮热，五心烦热，颧红盗汗，舌红少津，脉细数。

【证候分析】肺阴不足，虚热内生，虚火灼肺，肺气上逆，故干咳无痰，或痰少而黏。虚火灼伤肺络，则咳痰带血。肺阴亏虚，津不上承，故口燥咽干，声音嘶哑。阴虚火旺，则午后潮热、盗汗、颧红、五心烦热。舌红少津，脉细数均为阴虚内热之征。

3. 风寒束肺

【临床表现】咳嗽气促，痰稀色白，鼻塞流清涕，或兼恶寒，发热无汗，头身疼痛，苔薄白，脉浮紧。

【证候分析】风寒束肺，肺失宣发，故咳嗽气促，痰稀色白。鼻为肺窍，肺气失宣，鼻窍不利，故鼻塞而流清涕。肺合皮毛而主卫表，风寒袭表，卫气郁遏，故恶寒、发热、无汗、头身疼痛。苔薄白，脉浮紧，均属风寒表实之征。

4. 风热犯肺

【临床表现】咳嗽，痰黄且稠，口渴，咽红疼痛，发热微恶风寒，舌边尖红，苔黄，脉浮数。

【证候分析】风热犯肺，肺失宣肃则咳嗽。热灼津液为痰，故痰黄且稠。邪热伤津故口渴。咽喉为肺之门户，风热上扰故咽红疼痛。发热微恶风寒，苔黄舌边尖红，脉浮数，均为外感风热之征。

5. 热邪壅肺

【临床表现】咳嗽喘促，痰稠色黄，壮热烦渴，甚则鼻翼翕动，或胸痛咳吐脓血腥臭痰液，小便短赤，大便干结，舌红苔黄，脉滑数。

【证候分析】热壅于肺，肺气上逆则咳嗽喘促。邪热熬炼津液为痰，故痰稠色黄。里热蒸腾则壮热烦躁。热灼津液故口渴。痰热壅盛，气道不利，则鼻翼翕动。若见咳吐脓血腥臭之痰，是痰热阻滞肺络，热壅血瘀血腐为脓所致，形成"肺痈"。小便短赤大便干结，舌红苔黄，脉滑数，均为热邪内盛之征。

6. 痰浊阻肺

【临床表现】咳嗽痰多，色白而黏，易于咯出，胸闷气促，喉中痰鸣，甚则不能平卧，舌淡苔白腻，脉滑。

【证候分析】痰浊阻滞，肺气上逆，则咳嗽痰多，色白而黏且易于咯出。痰浊阻滞气道，肺气不利，则为胸闷气促，喉中痰鸣，甚则不能平卧。舌苔白腻，脉滑，均为湿痰内阻之征。

7. 大肠湿热

【临床表现】腹痛，下痢赤白黏冻，里急后重，或暴注下泄，色黄味臭，肛门灼热，小便短赤，或有发热口渴，舌红，苔黄腻，脉滑数。

【证候分析】湿热蕴结大肠，气机阻滞，故腹痛，里急后重。湿热熏灼，伤及气血，热腐为脓，故泻下赤白黏冻。湿热侵犯大肠，津为热迫而下注，故暴注下泄，色黄味臭。热炽肠道故肛门灼热。水液大量从大便外泄，故小便短赤。热邪为患故发热口渴。舌红苔黄腻，脉滑数，为湿热之征。

8. 大肠津亏

【临床表现】大便燥结，甚如羊粪，难以排出，口干咽燥，口臭头晕，舌红少津，脉细涩。

【证候分析】大肠津液不足，失其濡润，故大便燥结，状如羊粪，难以排出。阴伤于内，故口干咽燥。腑气不通，浊气上逆，故口臭头晕。舌红少津，脉细涩，均属阴亏津伤之征。

五、肾与膀胱病辨证

1. 肾阴虚

【临床表现】腰膝酸软，眩晕耳鸣，健忘失眠，齿浮发落，形体消瘦，五心烦热，颧红盗汗，男子遗精或精少不育，女子崩漏或经闭不孕，舌红少津，脉细数。

【证候分析】肾阴亏虚，不能生髓、养脑、充骨，故腰膝酸软，眩晕耳鸣，健忘失眠，齿浮发落。阴虚生内热，故五心烦热，颧红盗汗。肾阴亏虚，肾精不足，故男子精少不育，女子经闭不孕。虚热内扰，则男子遗精，女子崩漏。舌红少津，脉细数，均为阴虚内热之征。

2. 肾阳虚

【临床表现】面色㿠白，形寒肢冷，腰膝冷痛，眩晕耳鸣，精神萎靡，男子阳痿，女子宫寒不孕，小便频数清长，夜尿增多，或尿少浮肿，舌淡苔白，脉沉弱。

【证候分析】肾阳虚衰，温煦无力，故形寒肢冷，面色㿠白。肾气不充，故眩晕耳鸣。腰为肾之府，肾主骨，阳虚无力温养，故腰膝冷痛。命门火衰，生殖机能减退，故男子阳痿不育，女子宫寒不孕。阳气虚衰，不能蒸化水液，故小便频数清长。晚间属阴，原本不足之阳气到夜晚更虚，所以夜尿频多。肾阳虚衰，膀胱气化不利，则出现尿少浮肿。舌淡苔白，脉沉弱，均属肾阳虚衰之征。

3. 肾气不固

【临床表现】神疲乏力，腰膝酸软，小便频数清长，尿后余沥不净，或遗尿失禁，或男子滑精早泄，女子白带清稀，胎动易滑，舌淡苔白，脉沉弱。

【证候分析】肾气亏虚则机能活动减退，故神疲乏力。肾气不足，腰膝失养，故腰膝酸软。肾气不固，膀胱失约，则小便频数清长，尿后余沥不净，或遗尿失禁。肾气不足，精关不固，则滑精早泄；带脉失固则白带清稀；任脉失养，胎元不固，则易流产。舌淡苔白，脉沉弱，为肾气虚衰之征。

4. 肾不纳气

【临床表现】久病咳喘，呼多吸少，动则喘甚，神倦自汗，腰膝酸软，舌淡脉弱。

或兼畏寒肢冷，面浮足肿，脉沉细无力。或兼面赤心烦，手足心热，口干咽燥，舌红少苔，脉细数。

【证候分析】肾主纳气，肾虚则摄纳无权，气不归元，故呼多吸少，动则喘甚。气虚卫外不固，故神倦自汗。肾气不足，腰膝失养，故腰膝酸软。舌淡脉弱为气虚之征。若气虚发展至阳虚，则畏寒肢冷。阳虚不能化气行水，故面浮足肿。日久损伤肾阴者，则见面赤心烦，手足心热，口干咽燥，舌红少苔，脉细数等阴虚内热之征。

5. 膀胱湿热

【临床表现】尿频，尿急，尿涩热痛，尿少黄赤，或有砂石，甚则尿血，或有发热腰痛，舌红苔黄腻，脉滑数。

【证候分析】湿热蕴结，膀胱气化失常，故尿频，尿急，尿痛，小便灼热不畅。湿热蕴蒸，故小便黄赤。煎熬津液，聚而成为砂石。伤及血络，则尿血。湿热郁蒸，热淫肌表，可见发热。腰为肾府，膀胱腑病及脏，则腰痛。舌质红，苔黄腻，脉滑数，均为湿热之征。

第三节　卫气营血辨证

卫气营血辨证是清代叶天士所创立的，运用于外感温热病的一种辨证方法。

卫、气、营、血，即卫分证、气分证、营分证、血分证四种不同证候类型。在外感温热病过程中，卫气营血证候传变的一般规律是由卫分开始，渐次传入气分、营分、血分，即由浅入深，由表及里，按照卫、气、营、血的次序传变，标志着邪气步步入深，病情逐渐加重。但这种传变规律并不是一成不变的，由于人的体质有强弱之分，病邪有轻重之别，临床上也有不按此次序传变的，或从气分、营分开始，或直入血分，或病虽在气分，但卫分之邪仍未消除，或气分有热，营血分也会同时受热邪灼伤，导致气营同病。

第四节　六经辨证

六经辨证是东汉名医张仲景在《黄帝内经》的理论基础上，结合伤寒的证候特点和传播规律而创立的一种治疗外感病的辨证方法。六经是指太阳经、阳明经、少阳经、太阴经、少阴经、厥阴经六条经脉。

六经辨证以六经为纲，将外感病演变过程中所表现的多种证候，总结归纳为三阳病、三阴病两大类，分别从邪正盛衰，病变部位，病势进退及其相互传变等方面阐述外感病各阶段的证候特点。

六经病证，是经络、脏腑病理变化的反映，其中三阳病证以六腑的病变为基础；三阴病证以五脏的病变为基础，所以说六经辨证基本上概括了脏腑和十二经的病变。运用六经辨证，不仅仅局限于外感病的诊治，对内伤杂病的治疗也有指导意义。

同步训练

一、单项选择题

1. 临床症见恶心、呕吐、呃逆、嗳气频作等，其病机是（　　）
   A. 痰浊上壅　　　　　　B. 肺气上逆　　　　　　C. 肝气上逆
   D. 胃气上逆　　　　　　E. 胆气上逆

2. 患者，男，60岁。主诉心胸憋闷疼痛，并放射至肩背，心悸怔忡，有恐惧感，舌紫有瘀点，苔白，脉沉细涩。可辨证为（　　）
   A. 心血亏虚　　　　　　B. 肝血不足　　　　　　C. 心阳偏衰
   D. 心阴亏虚　　　　　　E. 心血瘀阻

3. 患者男性，74岁。神志痴呆，表情淡漠，举止异常，面色晦滞，胸闷呕恶，舌苔白腻，脉滑。可辨证为（　　）
   A. 痰火扰心　　　　　　B. 心血瘀阻　　　　　　C. 痰迷心窍
   D. 心脾两虚　　　　　　E. 肾精亏虚

4. 患者，女，36岁。已婚，面色萎黄，神疲乏力，气短懒言，食少便溏，月经淋漓不断，经血色淡，舌淡无苔，脉沉细无力。可辨证为（　　）
   A. 脾不统血　　　　　　B. 脾肾阳虚　　　　　　C. 气血两虚
   D. 脾肺气虚　　　　　　E. 肝血不足

5. 患者，女，34岁。胁痛隐隐，绵绵不休，口干咽燥，舌红少苔，脉弦细数。可辨证为（　　）
   A. 肝脾不调　　　　　　B. 肝胃不和　　　　　　C. 肝气郁结
   D. 肝阴不足　　　　　　E. 肝络瘀阻

6. 患者，男，50岁。眩晕欲仆，头重脚轻，筋惕肉瞤，肢体震颤，腰膝酸软，舌红苔薄白，脉弦细。可辨证为（　　）
   A. 肝阳上亢　　　　　　B. 肝血不足　　　　　　C. 肝阴亏虚
   D. 肝阳化风　　　　　　E. 阴虚风动

7. 患者，女，31岁。三年来怀孕3次，均不足3个月而流产，听力减退，带下清稀，腰部酸痛，舌淡苔白，脉弱。可辨证为（　　）
   A. 肾气不固　　　　　　B. 肾精不足　　　　　　C. 肾阳虚
   D. 中气下陷　　　　　　E. 脾肾阳虚

8. 患者，女，26岁。已婚。胃脘痞满，不思饮食，频频泛恶，干呕，大便秘结，舌红少津，脉细弱。可辨证为（　　）
   A. 脾阴不足　　　　　　B. 胃燥津亏　　　　　　C. 胃热炽盛
   D. 胃阴不足　　　　　　E. 肝胃不和

9. 患者，女，38岁。眩晕，自汗，心悸，失眠，多梦，腹胀便溏，食少，体倦，面色无华。可辨证为（　　）
   A. 水气凌心　　　　　　B. 心肾不交　　　　　　C. 肺脾气虚
   D. 心脾两虚　　　　　　E. 心肝血虚

10. 患者，男，65岁。眩晕，耳鸣如蝉，健忘失眠，胁痛，腰膝酸痛，盗汗，舌红少苔，脉细数。其证候是（　　）

    A. 肾精不足   B. 肾阴虚   C. 肝阴虚

    D. 肝肾阴虚   E. 肝阳上亢

二、名词解释

1. 辨证

2. 表证

3. 里证

4. 八纲

三、问答题

1. 试比较表证和里证、寒证和热证、虚证和实证、阴证和阳证的主要异同。

2. 请说出气虚与阳虚、血虚与阴虚、阴虚与阳虚的主要证候区别。

第三篇　中药学

　　在我国辽阔的大地和海域中，分布着种类繁多、产量丰富的植物、动物和矿物等天然药材资源，20 世纪 90 年代全国中药资源普查资料表明，我国目前的中药资源种类达到 12800 余种。这些天然药材作为防病治病的主要武器，对保障国人健康和中华民族的繁衍昌盛发挥了不可磨灭的作用。

　　中药，是在中医理论指导下用以防病治病的天然植物、动物、矿物及其加工品。中药以植物药居多，自古以来人们习惯把中药称为"本草"，把记载中药的典籍称为本草著作。本草典籍和文献资料十分丰富，记录着我国人民发明和发展医药学的智慧和卓越贡献，被较完整地保存和流传下来，成为中华民族优秀文化宝库中的一个重要内容。

　　中药学，是研究中药基本理论和各种中药的品种来源、产地、采集、炮制、性能、功效、临床应用等知识的一门学科，是中医药学的一个重要组成部分。

第八章　中药基础知识

知识要点

　　1. 中药的概念、各个历史时期主要本草著作及学术价值。

　　2. 中药炮制的目的和方法。

　　3. 道地药材的概念，中药产地、采收与药效的关系。

　　4. 中药的贮藏养护方法。

　　5. 中药的性能和应用。

第一节 中药的起源和发展

一、中药的起源

中药起源于古代人民的生活、生产及医疗实践。医史学家研究表明人类对药物的认识，最初是与觅食活动紧密相连的，故有"药食同源"之说。原始社会时期，生产力水平低下，祖先在觅食植物和狩猎以维持生存的过程中，逐渐了解这些植物、动物，有的可以充饥果腹，有的可以减缓病痛，有的则引起中毒，甚至造成死亡。因而使人们懂得在觅食时要有所辨别和选择，逐渐对某些自然产物的药效和毒性有所认识。古籍《淮南子·修务训》中记述的"神农尝百草……一日而遇七十毒"的传说，生动地反映了人们对药物认识的艰难过程。古人经过无数次有意识的试用、口尝身受、实际体验、观察，逐渐创造积累起一些用药知识。随着生产力的发展，医学的进步，对药物的需要与日俱增，药物来源也由野生药材发展到部分由人工种植和驯养，并由植物扩展到天然矿物及人工制品。用药知识与经验日渐丰富，记录和传递这些知识的方式也由原始的口耳相传，师徒相承，发展到文字记载。

二、中药的发展

（一）秦汉时期

西汉时期已有药学专著出现，现存最早的药学专著是《神农本草经》（简称《本经》），成书于东汉末年（公元2世纪），该书共三卷。"序例"部分总结了药物的四气五味、有毒无毒、配伍法度、服药方法、剂型选择等基本原则，初步奠定了药学理论的基础。各论载药365种，按药物有毒无毒、养生延年与祛邪治病的不同，分为上、中、下三品，即后世所称的"三品分类法"。所记各药功用大多朴实有验，历用不衰，如黄连治痢，阿胶止血，人参补虚，乌头止痛，半夏止呕，茵陈退黄等。《神农本草经》系统地总结了汉以前的药学成就，对后世本草学的发展具有十分深远的影响，故被尊为药学经典之作。

（二）魏晋南北朝时期

汉末以来医家应用的药物种类日渐增多，本草著作的数量和种类也大大增加。重要的本草著作首推梁代·陶弘景所著《本草经集注》。该书完成于公元500年左右，"序列"部分首先回顾本草学发展概况，然后对《神农本草经》序列条文逐一加以注释、发挥，具有较高学术水平。各论部分，首创按药物自然属性分类的方法，将所载730种药物分为玉石、草、木、虫兽、果菜、米食及有名未用七类，各类中又结合三品分类排列药物顺序。本书系统、全面地整理、补充了《神农本草经》的内容，反映了魏晋南北朝时期的主要药学成就。

（三）隋唐时期

隋唐时期，我国南北统一，经济文化日渐繁荣，交通、外贸更加发达，印度、西域药品输入日益增多，从而推动了医药学的迅速发展，加之陶弘景《本草经集注》成书之际，正处于南本朝分裂时期，对北方药物情况了解不够，内容上存在一定的局限性，因而有必要对本草做一次全面的整理、总结。唐显庆四年（公元 659 年）颁行了由李勣、苏敬等主持编纂的《新修本草》（又称《唐本草》），是我国历史上第一部药典性官修本草，比公元 1542 年欧洲纽伦堡药典早出 800 余年。全书收载药物共 844 种，书中还增加了药物图谱，并附以文字说明，这种图文对照的方法，开创了世界药学著作的先例。该书不仅反映了唐代药学的辉煌成就，对后世药学的发展也有深远影响。该书很快传到国外。如公元 731 年即传入日本，并广为流传，日本古书《延喜式》还有"凡医生皆读苏敬《新修本草》"的记载。

（四）宋金元时期

由于临床医学的进步，促进了药物学的发展，药物数量的增加，功效认识的深化，炮制技术的改进，成药应用的推广，使宋代本草学呈现了蓬勃发展的局面。宋代中药学的发展，以唐慎微撰写的《经史证类备急本草》（简称《证类本草》）为代表，该书载药 1558 种，每药都有附图和附方。该书不但具有很高的学术价值和实用价值，而且还具有很大的文献价值，正如明代李时珍所说："使诸家本草及各药单方，垂之千古，不致沦没，皆其功也。"

国家药局的设立，是北宋的一大创举，也是我国乃至世界药学史上的重大事件。1076 年，在京城开封开设由国家经营的熟药所，其后又发展为修合药所（后改名为"医药和剂局"）及出卖药所（后改名为"惠民局"）。药局的产生促进了药材检验、成药生产的发展，带动了炮制、制剂技术的提高，并制定了制剂规范，《太平惠民和剂局方》即是这方面的重要文献。

金元时期，医药学界的学术争鸣推动了药学理论的发展。这一时期的本草著作多出自医家之手，具有明显的临床药物学特征。如刘完素的《本草论》，张元素的《脏腑标本药式》，李东垣的《用药心法》，王好古的《汤液本草》，朱丹溪的《本草衍义补遗》等。这些本草著作，发展了医学经典中有关升降浮沉、归经等药性理论，使之系统化，同时注重药物奏效原理的探讨。

（五）明清时期

伟大的医药学家李时珍（1518～1593 年）以毕生精力，亲历实践，广收博采，实地考察，对本草学进行了全面的整理总结，历时 27 年编成《本草纲目》。全书 52 卷，约 200 万字，载药 1892 种（新增 374 种），附图 1100 多幅，附方 11000 余首。书中不仅汇集了大量前人资料，而且也记述了作者丰富的研究成果和新发现、新经验，对过去本草中的一些谬误也进行了指正。它全面总结了我国 16 世纪以前本草学的成就，在植物、动物、矿物、农学、气象等自然科学的许多方面均有重要贡献，是我国科技史上极其辉煌的硕果。本书 17 世纪初即传播海外，先后有多种文字译本，对世界药物学、生物学和自然科学的发展作出了卓越贡献。

清代研究本草之风盛行，各家的本草著作很多，代表作首推赵学敏的《本草纲目拾遗》，纠正或补充《本草纲目》内容 34 条。全书载药 921 种，其中《本草纲目》未收载者有 716 种，主要是疗效确切的民间药物和外来药。本书还收录了大量今已散失的方药书籍的部分内容，具有重要的文献价值。吴其濬《植物名实图考》，收录植物 1714 种，新增药物 519 种。该书记述了植物的文献出处、产地、生境、形态及性味功用等，对植物品种做了大量考证，对植物形态的描述比较详细，所附图绘极为精确，大大超过了历代本草，是清代产生的水平很高的药用植物学巨著，对后世本草学、植物学的发展有很大影响。

（六）民国时期

辛亥革命以后，西方文化及西方医药学在我国进一步传播，社会和医药界对传统的中国医药学逐渐有了"中医"、"中药"之称。虽然国民政府对中医药采取不支持和歧视的政策，但在志士仁人的努力下，中医药学以其顽强的生命力、卓著的临床疗效和科学底蕴，依然继续向前发展，并取得了不少成果。

这一时期，随着中医学院校的出现，涌现了一批适应当时教学需要的中药学讲义，如浙江兰溪中医学校张寿颐的《本草正义》、浙江中医专门学校何廉臣的《实验药物学》、上海中医专门学校秦伯未的《药物学》、天津国医函授学校张锡纯的《药物讲义》等。这些中药讲义对各药功用主治的论述大为充实，其中尤以《本草正义》的论述和发挥最为精辟。

药学辞典类大型工具书的出现，是民国时期对本草学发展的一大贡献。其中成就和影响最大者，当推陈存仁主编的《中国药学大辞典》（1935 年）。本书收录词目约 4300 条，汇集古今有关论述与研究成果，资料繁博，查阅方便，虽有不少错讹，仍不失为一部具有重要影响的大型药学辞书。

本草学应用现代科学技术进行研究的工作亦在此时期开始起步。如确定中药品种及资源调查，进行中药化学及药理学研究，其中主要是对单味药的化学成分和药理研究。

（七）现代本草学成就

中华人民共和国成立以来，政府制定了一系列的政策和有力措施，致力于发展中医药事业。随着现代自然科学技术的进步和国家经济的发展，本草学也取得了前所未有的成就。从 1954 年起，陆续影印、重刊或校点评注了古代本草专著。20 世纪 60 年代以来，对亡佚本草著作的辑复也取得突出成绩，其中有些已正式出版发行，对本草学的研究具有重大意义。70 年代后中药新著不断涌现，不仅数量多，而且门类齐全，从各个角度将本草学提高到崭新的水平。其中最能反映当代本草学术成就的，有历版《中华人民共和国药典》、《中华本草》、《中药志》、《全国中草药汇编》、《中药大辞典》、《原色中国本草图鉴》、《中华临床中药学》、《中华人民共和国药典·临床用药须知》（中药饮片卷）等。《中华人民共和国药典》以法典的形式确定了中药在当代医药卫生事业中的地位，也为中药材及中药制剂质量的提高、标准的制定起了巨大的促进作用。《中华本草》出版于 1999 年。全书共 34 卷，其中前 30 卷为中药，后 4 卷为民族药。中药部分包括总论 1 卷，概述本草学各分支学科的主要学术内容和研究进展；药物 26 卷，按自然分类系统排列药物。另有附篇 1 卷，索引 2 卷。全书收载药物 8980 味，插图 8534 幅，篇幅约 2200 万字。本书是一部全面总结中华民族两千多年来传统药学成就，集中反映 20 世纪中药学科发展的综合性本草著作。

当代中药教育事业的振兴，为中医药事业的发展造就了一大批高质量的专业人才。1956 年起，在北京、上海、广州、成都和南京等地建立了中医学院，使中医药教育纳入了现代正规高等教育行列。1959 年起相继开办中药本科专业，1978 年以来相继招收中药学硕士研究生和博士研究生。至 20 世纪末，我国的中药教育形成了从中专、大专、本科到硕士、博士研究生及博士后不同层次培养的完整体系。

我国医药学源远流长，近几十年来，中药学科的发展成就更是举世瞩目，如何发挥多学科的力量，进一步搞好中药学的继承和开拓创新，还有许多工作要做，任重而道远。

知识链接

同仁堂的由来：明朝永乐年间，京城医家乐氏制造了周身刻满三百六十多个穴位的铜人，乐氏针灸铜人摆在正堂显眼位置，成为镇堂之宝。久而久之，这尊铜人成了老百姓心目中的药铺的代名词。康熙八年，乐家老铺更名为"同仁堂药室"。同仁堂的字号，既取镇堂之宝"铜人"之谐音，又有无论亲疏远近均一视同仁的和爱思想，体现了该店"同修仁德，济世养生"的宗旨。

第二节 中药的采集和炮制

中药绝大部分来源于天然的植物，其次是动物、矿物，以及部分人工制品。中药的产地、采收与贮存是否适宜，直接影响药材的质量和临床疗效。《神农本草经》里已指出："阴干暴干，采造时月，生熟土地所出，真伪陈新，并各有法。"唐代著名医家孙思邈在《千金翼方》卷一中，专论"采药时节"及"药出州土"，列举了 233 种中药的采收时节及 519 种中药的产地分布。历代医药学家都十分重视中药的产地与采集，并在长期的实践中，积累了丰富的经验和知识。时至今日，人们利用现代科学技术，发现中药的产地、采收与贮存，与药物有效成分含量有很大关系，并在这一方面取得了较多成果。总之，研究中药产地、采收规律与贮存方法，对于保证和提高药材质量，保护、扩大药用资源具有十分重要的意义。

一、中药的产地

天然中药材的生产多有一定的地域性，且产地与其产量、质量有密切关系。古代医药学家经过长期使用、观察和比较，发现即使是分布较广的药材，由于自然条件的不同，其质量优劣也不一样，并逐渐形成了"道地药材"的概念。"道"曾是古代的行政区划，"地"指地域或地区。孙思邈《千金翼方》中论"药出州土"时，首先按当时行政区划的十三个"道"来归纳药材产地，强调用药须知所出土地。明代《本草品汇精要》在药物条文中设有"道地"专项。其后汤显祖《牡丹亭》中有"好道地药材"一语。说明前人很早就认识到药材产地与质量的关系。所谓道地药材，又称地道药材，是优质纯真药材的专用名词，它是指历史悠久、产地适宜、品种优良、产量宏丰、炮制考究、疗效突出、带有地域特点的药材。道地药材的确定，与药材产地、品种、质量等多种因素有关，而临床疗效则是其关键因素。如四川的黄连、川芎、附子；江苏的薄荷、苍术；广东的砂仁、佛手、广藿香；东北的人参、细辛、五味子；云南的茯苓；河南的地黄；山东的阿胶等，都是著名的道地药材，受到人们的赞誉。道地药材是在长期的生产和用药实践中形成的，并不是一成不变的。自然环境条件的改变、过度采伐、栽培和养殖技术的进步、产区经济结构变化等多种因素，皆可导致药材道地的变迁。而药材的品质和临床疗效始终是确定道地药材的主要标准。

长期的临床医疗实践证明，重视中药产地与质量的关系，强调道地药材的开发和应用，对保证中药疗效，起着十分重要的作用。随着医疗事业的发展，中药材需求量的日益增加，再加上很多药材的生产周期较长，产量有限，因此，单靠强调道地药材产区扩大生产，已经无法满足临床对药材的需求。在这种情况下，进行药材的引种栽培以及药用动物的驯养，成为解决道地药材不足的重要途径。在现代技术条件下，我国已能对不少名贵或短缺药材进行异地引种，以及药用动物的驯养，并不断取得成效。如原依靠进口的西洋参在国内引种成功；天麻原产贵州，而今在陕西等地大面积引种；人工培育牛黄，人工养鹿取茸，人工养麝及活麝取香等。当然，在药材的引种或驯养工作中，必须确保该品种原有的性能和疗效。目前，我国许多地区正在大力推进中药种植示范基地的建设，这对促进中药资源的开发利用，提高药材品质以及生态环境的保护都有重要意义。

二、中药的采收

合理采收对保证药材质量、医疗效果以及扩大和保护药材资源十分重要。《千金翼方》指出："夫药采取，不知时节，不依阴干暴干，虽有药名，终无药实，故不依时采取与朽木不殊，虚费人工，卒无裨益。"中药材所含有效成分是药物防病治病作用的物质基础，而有效成分的质和量与中药材的采收季节、时间和方法有着十分密切的关系。因此，采收药材必须掌握它们的采收标准、采收期、收获年限和采收方法。采收野生药材还必须掌握它们的生态环境和植物的形态特征等。

（一）植物类药物的采收

从理论上讲，植物类药材的采收，在有效成分含量最高时进行为好。但除了有效成分外，还要考虑药材的产量，对于含有毒性成分的药材，同时要考虑其有毒成分的含量，即药材采收期的确定，应综合考虑有效成分含量、有毒成分含量和药材产量三项指标。由于迄今对多数药用植物中的有效成分消长规律，尚未完全弄清，多数还只能按对其营养物质积累规律的认识来指导采收。由于各地土壤、气候、雨量、地势、光照时间等生长条件不同，因此同一药材各地最佳采收期是不同的，应根据测定分析的结果加以选择。

植物类药材其根、茎、叶、花、果实各器官的生长成熟期有明显的季节性，根据前人长期的实践经验，其采收时节和方法通常以入药部位的生长特性为依据，大致可按药用部位归纳为以下几种情况。

1. 全草类 多数在植物充分生长、枝叶茂盛的花前期或刚开花时采收。有的割取植物的地上部分，如薄荷、荆芥、益母草、紫苏等；以带根全草入药的，则连根拔起全株，如车前草、蒲公英、紫花地丁等；以茎叶同时入药的藤本植物，其采收原则与此相同，应在生长旺盛时割取，如首乌藤、忍冬藤等。

2. 叶类 叶类药材采集通常在花蕾含苞待放或正在盛开的时候进行。此时正当植物生长茂盛的阶段，药力雄厚，最适于采收，如大青叶、荷叶、艾叶、枇杷叶等。荷叶在荷花含苞欲放或盛开时采收者，色泽翠绿，质量最好。有些特定的品种，如桑叶须在深秋或初冬经霜后采集。

3. 花类 花的采收，一般在花正开放时进行，由于花朵次第开放，所以要分次适时采摘。若采收过迟，则易致花瓣脱落和变色，气味散失，影响质量，如菊花、旋覆花等；有些花要求在含苞欲放时采摘花蕾，如金银花、辛夷等；有的在刚开放时采摘最好，如月季花等；而红花则宜于管状花充分展开，花色由黄转红时采收；以花粉入药的如蒲黄等，则须在花朵盛开时采收。

4. 果实和种子类 多数果实类药材，当于果实成熟后或将成熟时采收，如瓜蒌、枸杞子、山茱萸等；少数品种有特殊要求，应当采用未成熟的幼嫩果实，如乌梅、青皮、枳实等。以种子入药的，如果同一果序的果实成熟期相近，可以割取整个果序，悬挂在干燥通风处，以待果实全部成熟，然后进行脱粒；若同一果序的果实次第成熟，则应分次摘取成熟果实；有些干果成熟后很快脱落，或果壳裂开，种子散失，如茴香、豆蔻、牵牛子等，最好在开始成熟时适时采取；容易变质的浆果，如枸杞子、女贞子等，在略熟时于清晨或傍晚采收为好。

5. 根和根茎类 古人经验以阴历二、八月为佳，认为春初"津润始萌，未充枝叶，势力淳浓"，"至秋枝叶干枯，津润归流于下"，并指出"春宁宜早，秋宁宜晚"，这种认识是很正确的。早春二月，新芽未萌；深秋时节，多数植物的地上部分停止生长，其营养物质多贮存于地下部分，有效成分含量高，此时采收质量好，产量高，如天麻、苍术、葛根、桔梗、大黄、玉竹等。天麻在冬季至翌年清明前茎苗未出时采收者名"冬麻"，体坚色亮，质量较佳，春季茎苗出土再采者名"春麻"，体轻色暗而中空，质量较差。此外，也有少数例外的，如半夏、延胡索等则以夏季采收为宜。

6. 树皮和根皮类 通常在清明至夏至间（即春、夏时节）剥取树皮。此时植物生长旺盛，不仅质量较佳，而且树木枝干内浆汁丰富，形成层细胞分裂迅速，树皮易于剥离，如黄柏、厚朴、杜仲等；肉桂多在十月采收，因此时挥发油含量高容易剥离；木本植物生长周期长，应尽量避免伐树取皮等简单方法，以保护药源；至于根皮，则与根和根茎相类似，应于秋后苗枯，或早春萌发前采集，如牡丹皮、地骨皮、苦楝根皮等。

（二）动物类药物的采收

动物类药材因品种不同，采收各异。其具体时间，以保证药效及容易获得为原则。如桑螵蛸应在每年秋季至翌年春季采集，此时虫卵未孵化；驴皮应在冬至后剥取，其皮厚质佳；小昆虫等，应于数量较多的活动期捕获。

（三）矿物类药物的采收

矿物类药材大多可随时采收。

三、中药的贮藏

中药材采收后，除规定用鲜品者外，须先经过产地加工，以利于运输和贮藏。中药在运输、贮藏过程中，如果管理不当，养护不善，在外界条件和自身性质相互作用下，就会逐渐发生物理、化学变化，出现发霉、虫蛀、变色、变味、泛油、风化等现象，直接影响中药的质量与疗效，这种现象称为中药的变质现象。中药的变质现象不仅取决于中药自身的性质（包括所含成分及其性质、含水量等），而且和外界的环境密切相关。

影响中药质量的外界因素很多，如饮片的炮制、包装因素、环境因素（主要包括空气、日光、温度、湿度、生物污染、人为污染和时间因素）等。生物污染是微生物、害虫、仓鼠等分泌异物，排泄粪便，残体腐败等对中药造成的污染；人为污染，一般是使用化学药剂养护中药，使药材颜色发生变化，或有残毒存留。多数中药贮存时间过长，会出现品质降低，有效成分减少，同时易于发生变质。

目前中药的贮藏养护方法主要有：①干燥处理贮藏，包括晾晒处理、烘干处理、微波干燥处理、远红外干燥处理等；②密封贮藏，包括容器密封贮藏、罩帐密封贮藏、库房密封贮藏；③吸潮养护，包括吸潮剂吸潮养护、机械吸潮养护；④化学药剂养护，如硫黄熏蒸养护、低氧低药量养护；⑤气调养护，主要有自然降氧、机械降氧和充二氧化碳三种方法。由于中药种类多，性状差异大，所含成分复杂，故应根据具体情况，采用相应的贮藏方法和技术。另外，对剧毒药，应使用专柜上锁，指定专人保管，以防发生严重后果。

四、中药的炮制

中药炮制是按照中医药理论，根据药材自身性质，以及调剂、制剂和临床应用的需要，所采取的一项独特的制药技术，又称炮炙、修治、修事、修制等。中药炮制后入药是中医临床用药的特色和优势。中药种类繁多，成分复杂，具有一药多效的特点，通过炮制能使之既充分发挥疗效又避免或减轻不良反应，最大限度地符合临床用药的目的。一般来讲，按照不同的药性和治疗要求而有多种炮制方法，有些药材的炮制还要加用适宜的辅料，应注意操作技术并讲究火候。正如前人所说"不及则功效难求，太过则性味反失"。炮制是否得当，直接影响到药效，而少数毒性和烈性药物的合理炮制，更是确保用药安全的重要措施。

（一）中药炮制的目的

不同的药物有不同的炮制目的，同一种药物用不同的方法炮制后可具有多种作用，总的说来，炮制目的大致可归纳为以下七个方面：

1. 降低或消除药物的毒副作用，保证用药安全 附子、川乌、草乌、半夏、天南星、马钱子等生品内服易于中毒，炮制后能降低其毒性；巴豆、千金子泻下作用剧烈，宜去油取霜；常山用酒炒，可减轻其催吐的副作用；对于有毒药物，炮制应当适度，不可太过或不及，太过则疗效难以保证，不及则易发生中毒反应。

2. 增强药物的作用，提高临床疗效 在中药的炮制过程中，常加入一些辅料，加辅料炮制的目的主要是能增强药物的作用、提高临床疗效。如蜜炙百部、紫菀，能增强润肺止咳作用；酒炒川芎、丹参，能增强活血作用；醋制延胡索、香附，能增强止痛作用；姜汁炙可加强止呕作用，如姜川连、姜竹茹。不加辅料的其他炮制方法，也能增强药物的作用，如明矾煅为枯矾，可增强燥湿、收敛作用；槐花炒炭，能增强止血作用。

3. 改变药物的性能或功效，使之更能适应病情的需要 药物的某些性味功效，在某种条件下不一定适应临床应用的需要，但经过炮制处理，则能在一定程度上改变药物的性能和功效，以适应不同病情和体质的需要。如吴茱萸，其性味辛热燥烈，适宜于里寒之证，若以黄连水拌炒，或甘草水浸泡，对于肝火犯胃之呕吐、腹痛，亦常用之；生地黄本为甘苦寒之品，长于清热凉血，经入黄酒反复蒸晒后而为熟地黄，其药性微温而以补血见长，适宜于血虚证；何首乌生用能泻下通便，制熟后则失去泻下作用而专补肝肾等；天南星性温，功能燥湿化痰，祛风解痉，用治湿痰、寒痰、风痰诸证，用牛胆汁拌制加工后，即为胆南星，其性凉，功能清热化痰，息风止痉，用治热痰、痰火、风痰诸证。

4. 改变药物的某些性状，便于贮存和制剂 有些中药材在采收以后，可直接使用鲜品，如地黄、芦根、石斛等许多鲜品药材的疗效，较之干品更佳。然而，由于产地、季节等等因素的限制，多种药材无法直接使用鲜品，都需要干燥处理，才可贮存、运输。多数药材可以日光曝晒，或人工烘烤进行干燥，但有少数动物药材及富含汁液的植物药，需经特殊处理。如肉苁蓉的肉质茎富含汁液，春季采者所含水分较少，可半埋于沙中晒干，而秋季采者，茎中水分较多，需投入盐湖水中，加工为盐苁蓉，方可避免腐烂变质。桑螵蛸为螳螂的卵鞘，内有虫卵，应蒸后晒干，杀死虫卵，以防贮存过程中因虫卵孵化而失效。

5. 纯净药材，保证药材品质和用量准确 中药在采收、运输、保管过程中常混有泥沙、霉变品及残留的非药用部位等。因此必须进行严格的分离和洗刷，使其达到规定的净度，保证药材品质和用量准确。如根和根茎类药物去泥沙，花叶类去枝梗，动物类去头、足、翅等。

6. 矫臭、矫味，便于服用 某些药物具有令人不适的气味，难以口服或服后出现恶心呕吐、心烦等反应。为了利于服用，常将这些药物采用漂洗、酒制、醋制、麸炒等方法处理，能起到矫味矫臭的效果。如酒制乌梢蛇，麸炒僵蚕，醋制乳香、没药，用水漂去海藻、昆布的咸腥味等。

7. 引经入药，便于定向用药 有些药物经炮制后，可以在特定脏腑经络中发挥治疗作用，《本草蒙筌》所谓："入盐走肾脏"、"用醋注肝经"就是这个意思。如知母、黄柏、杜仲经盐炒后，可增强入肾经的作用；如柴胡、香附、青皮经醋炒后，增强入肝经的作用，便于临床定向选择用药。

（二）中药炮制的方法

中药炮制方法是历代逐渐发展和充实起来的，其内容丰富，方法多样。现代的炮制方法在古代炮制经验基础上有了很大的改进和提高，根据目前的实际应用情况，可分为净制、切制、炮炙等。

1. 净制 即净选加工。净制药材可根据其具体情况，分别选用挑选、风选、水选、筛选、剪、切、刮、削、剔除、刷、酶法、剥离、擦、碾串、燀、火燎等方法处理，去除灰屑、杂质及非药用部分或分离不同药用部位，达到药用净度标准。药材必须净制后方可进行切制或炮炙等处理。

2. 切制 将净制后的药材经软化处理（鲜切或干切除外），采用适合的切制工具或机械把药物切制成一定类型规格的饮片。目的是便于进行其他炮制，也利于干燥、贮存和调剂。根据药材的性质和医疗需要，切片有很多规格。如天麻、槟榔宜切薄片；泽泻、白术宜切厚片；黄芪、鸡血藤宜切斜片；桑白皮、枇杷叶宜切丝；白茅根、麻黄宜铡成段；茯苓、葛根宜切成块等。

3. 炮炙

（1）炒 有炒黄、炒焦、炒炭等程度不同的清炒法。用文火炒至药物表面微黄，称炒黄；用武火炒至药材表面焦黄或焦褐色，内部颜色加深，并有悠香气者，称炒焦；用武火炒至药材表面焦黑，部分炭化，内部焦黄，但仍保留药材固有气味（即存性）者，称炒炭。炒黄、炒焦使药物易于粉碎加工，并缓和药性。种子类药物炒后煎煮使有效成分易于溶出。炒炭能缓和药物的烈性、副作用，或增强其收敛止血功效。除清炒法外，还可拌固体辅料如土、麸、米炒，可减少药物的刺激性，增强疗效，如土炒白术、麸炒枳壳、米炒斑蝥等。与砂或滑石、蛤粉同炒的方法习称烫，药物受热均匀酥脆，易于煎出有效成分或便于服用，如砂炒穿山甲，蛤粉炒阿胶等。

（2）炙 是将药物与定量的液体辅料拌润并炒至一定程度，使辅料逐渐渗入药物内部的炮制方法。通常使用的液体辅料有蜂蜜、酒、醋、姜汁、盐水及食用油等。如蜜炙黄芪、蜜炙甘草、酒制川芎、醋制香附、盐水炙杜仲等。炙可以改变药性，增强疗效或减少副作用。

（3）煅　是将药物直接放入无烟炉火中或置于适当的耐火容器内煅烧的方法，称为煅法。其中直接放炉火上或容器内而不密闭加热者，称为明煅，此法多用于矿物药或动物甲壳类药，如煅牡蛎、煅石膏等。药物在高温有氧条件下煅烧至红透后，立即投入规定的液体辅料，如醋、酒、药汁或水中骤然冷却的方法称煅淬法。主要适用于质地坚硬，经过高温仍不能酥脆的矿物类药和临床上因特殊需要而必须煅淬的药物。药物置于密闭容器内加热煅烧成炭的方法，称为煅炭、密闭煅或焖煅，本法适用于质地轻松，可炭化的药材，如煅血余炭、煅棕榈炭。

（4）煨　取净药物用湿面皮或湿纸包裹，或用吸油纸均匀地隔层分放，进行加热处理，或将药物与麦麸同置于炒制容器内，用文火炒至规定程度的方法。其中以面糊包裹者，称为面裹煨；以湿草纸包裹者，称纸裹煨；以草纸分层隔开者，称隔纸煨；将药物直接置于加热的麦麸中，称麦麸煨。

（5）煮　是将药物与水或液体辅料置于容器内共同加热的方法。该法可降低药物毒性、烈性或副作用，增强药物疗效。如醋煮芫花、酒煮黄芩。

（6）蒸　是利用水蒸气或隔水加热药物的方法，不加辅料者称为清蒸；加辅料者称为辅料蒸。具有改变药性、提高疗效或降低毒烈性的作用。如酒蒸大黄可缓和泻下作用；何首乌经反复蒸、晒后，不再具有泻下之功，而具有补肝肾、益精血之力。

（7）燀　是将药物放入沸水中，翻动片刻，立即取出的方法。常用于种子类药物的去皮和肉质多汁药物的干燥处理，如燀杏仁、桃仁以去皮，燀马齿苋、天门冬以便于晒干贮存。

（8）制霜　药物经过加工处理而产生的松散粉末或析出细小结晶后的制品，成为霜，其相应的炮制方法成为制霜。前者如巴豆霜，以减低其毒副作用；后者如西瓜霜，以增强其润喉止痛之效。

（9）发酵　将药物与辅料拌匀后，置于一定的湿度和温度下，利用微生物和酶的催化分解作用，使其发泡、生霉，并改变原药的药性，以生产新药的方法，称为发酵法。如神曲、淡豆豉。

（10）发芽　将具有发芽能力的果实或种子类药物用水浸泡后，经常保持一定的湿度和温度，使其萌发幼芽，称为发芽。如谷芽、麦芽、大豆黄卷等。

（11）水飞　将药物与水共研，借药物在水中的沉降性质分取极细粉末的方法。具体操作是，取净药材，置容器内，加适量水共研细，再加多量的水，搅拌，倾出混悬液，残渣再按上法反复操作数次，合并混悬液，静置，分取沉淀，干燥，研散。如水飞朱砂、雄黄、珍珠、滑石粉等。

知识链接

云南白药的传奇故事：云南白药原名百宝丹，是著名医师曲焕章所创。16岁的曲焕章突患重病倒在街头，幸被姚连钧所救。姚连钧是一位精通外科药理的游医，曲焕章就拜姚连钧为师，师徒俩一边采集草药，一边在云南等地行医。几年下来，曲焕章得到了师傅的全部真传。经过不断地实践，一种取名为"百宝丹"的伤药被曲焕章研制出来，这种白色的药末具有很强的消炎止血、活血化瘀功能。人们根据它的外观把它叫做"白药"。

第三节 中药的性能和应用

一、中药的性能

中药的性能，是指药物的性质和功能，也就是中药的药性。有关药性的学说称为药性理论。它是对中药作用的基本性质和特征的高度概括，是中药理论的核心，主要包括四气、五味、升降浮沉、归经、毒性等。

中医理论认为，一切疾病的发生发展过程，都是人体阴阳、邪正相互消长所反映出来的阴阳偏胜偏衰、脏腑经络机能失调的病理状态。中药防病治病的基本作用，不外乎是祛除病邪，消除病因，扶正固本，协调脏腑经络机能，从而纠正阴阳偏盛偏衰，使机体恢复到阴平阳秘的正常状态。中药之所以能够针对病情，发挥上述基本作用，是由于各种药物各自具有若干特性（即偏性）所决定的。即利用药物的偏性纠正疾病所表现的阴阳偏盛或偏衰。而中药的这些特性，即是药物的性能。

（一）四气

四气，即寒热温凉四种药性。温热属阳，寒凉属阴。温次于热，凉次于寒，即在共同性质中又有程度上的差异。对于有些药物，通常还标以大热、大寒、微温、微寒等予以区别。此外，还有一些平性药，是指药物的寒热偏性不明显，作用比较缓和，而这些药实质上仍有偏凉或偏温的不同，仍未超出四性的范围。

药物四气是从药物作用于机体所发生的反应概括出来的，是与所治疾病的寒热属性相对应的。能够减轻或消除热证的药物，一般属于寒性或凉性，如黄芩、板蓝根等对于发热口渴、咽痛等热证有清热解毒作用，常用于热证、阳证；反之，能够减轻或消除寒证的药物，属于温性或热性，如附子、干姜等对于腹中冷痛、四肢厥冷、脉沉无力等寒证，具有温中散寒的作用，常用于寒证、阴证。

（二）五味

五味即辛、甘、酸、苦、咸五种药味，此外还有淡味和涩味，但通常将涩味附于酸味，淡味附于甘味，故习惯上仍用五味来概括。不同的药味具有不同的作用，分述如下：

辛味：具有发散、行气、活血、开窍、化湿等功效。常用于表证、气滞、血瘀、窍闭神昏、湿阻等，如麻黄、薄荷、木香、红花、麝香等。

甘味：具有补益、和中、缓急等功效。常用于虚证、脾胃不和、拘急疼痛等，如党参、熟地、饴糖、甘草等。

酸味、涩味：具有收敛固涩作用。常用于体虚多汗、久泻久痢、肺虚久咳、遗精滑精、尿频遗尿等滑脱不禁的病证。如山茱萸、五味子、五倍子、乌梅、赤石脂等。

苦味：具有清泄、降泄、通泄、燥湿等功效。常用于里热证、便秘、气逆、湿证等，如大黄、杏仁、枇杷叶、栀子、黄芩、苍术等。

咸：具有软坚散结、泻下的作用。多用于瘰疬、瘿瘤、痰核、癥瘕、便秘等，如海藻、昆布、鳖甲、芒硝等。

淡：具有渗湿、利水作用。多用于治疗水肿、小便不利等，如猪苓、茯苓、薏苡仁、通草等。

性和味分别从不同的角度说明药物的作用，二者必须综合起来才能较全面地认识药物的作用和性能。例如，紫苏、薄荷皆有辛味，能发散表邪，但紫苏辛温，能发散风寒；薄荷辛凉，能发散风热。麦冬、黄芪皆有甘味，前者甘凉，有养阴生津的作用；后者甘温，有温养中焦，补中益气的作用。

由于性和味都属于性能范围，只反映药物作用的共性和基本特点，因此不仅要性味结合，还必须与药物的具体功效结合起来，方能对药物有比较全面、准确的认识。例如，紫苏、辛夷性味皆是辛温，都有发散风寒的作用，而前者发散力较强，又能行气和中；后者发散力较弱，而长于通鼻窍。乌药辛温，有行气止痛，温经散寒功效；川芎辛温，有活血行气，祛风止痛之功。因此，性味与功效结合才能全面而准确地了解和使用药物。

（三）升降浮沉

升降浮沉是指药物在人体内作用的趋势，一般可分为升浮和沉降两种。升和降、浮和沉都是相对的，升是上升，即指向上；降是下降，即指向下；浮表示发散、向外；沉表示泄利、向里和收敛等作用。一般具有升阳发表、祛风散寒、涌吐、开窍等功效的药物，都能上行向外，药性是升浮的；而具有泻下、清热、利尿渗湿、重镇安神、潜阳息风、消导消积、降逆、收敛及止咳平喘等功效的药物，则能下行向内，药性是沉降的。

有些药物同时既具有升浮又具有沉降的"双向性"，这是药物作用趋势的另一种表现，表明药物治疗范围扩大，如麻黄既能发汗解表，又能利水消肿；川芎既能"上行头目"，又能"下行血海"。

影响药物升降浮沉的因素有以下四个方面：

气味：是影响药物升降浮沉的主要因素，能升浮的药物大多是味辛、甘，气温、热；能沉降的药物大多是味苦、酸、涩、淡，气寒、凉。正如李时珍所说"酸咸无升，辛甘无降，寒无浮，热无沉。"

质地：一般认为花类、叶类、皮类、枝类等质地轻的药物大多升浮；种子类、果实类、矿物类、贝壳类等质地重的药物大多沉降。但并非绝对，如旋覆花降气消痰，止呕止呃，药性沉降；苍耳子祛风解表，宣通鼻窍，药性升浮。

炮制：可以改变药物升降浮沉的性能，满足临床灵活用药的需求。如药物经酒炒则升，姜汁炒则散，醋炒则收敛，盐水炒则下行。

配伍：可以制约药物的升降浮沉。在复方配伍中，性属升浮的药物在较多沉降药物配伍时，其升浮之性受到一定制约。反之，性属沉降的药物与较多的升浮药物同用时，其沉降之性也能受到一定的制约。故李时珍云："升降在物，亦在人也。"

（四）归经

归经是指药物对于机体某部分具有选择性作用。有些药物主要对某经（脏腑及经络）或某几经发生明显的作用，而对其他经则作用较小，或没有作用。如同属寒性药物，虽然都具有清热的作用，但其作用范围或偏于清肺热，或偏于清肝热，各有所长。再如同是补药，也有补肺、补脾、补肾等不同。因此，将各种药物对机体各部分的治疗作用进一步的归纳，使之系统化，便形成了归经理论。

但是，在应用药物时，如果只掌握药物的归经，而忽略了四气、五味、升降浮沉等性能，是不够全面的，要将药物的多种性能结合起来，以之指导中药的应用，才会收到预期的效果。

（五）药物的毒性

西汉以前是以"毒药"作为一切药物的总称。《周礼·天官》："医师聚毒药以供医事。"古代医药文献中所指药物的"毒性"，即药物的偏性，所以现代的"毒性"与古代"毒性"的含义不同。

前人是以偏性的强弱来解释有毒、无毒及毒性大小的。有毒药物的治疗剂量与中毒剂量比较接近或相当，因而治疗用药时安全度小，易引起中毒反应。无毒药物安全度较大，但并非绝对不会引起中毒反应。人参、艾叶、知母等皆有产生中毒反应的报道。毒性反应是临床用药时应当尽量避免的。对本教材中的有毒药物，沿用历代本草的记载，分别表述为"大毒"、"有毒"、"小毒"。由于毒性反应的产生与药物储存、加工炮制、配伍、剂型、给药途径、用量、使用时间的长短以及病人的体质、年龄、证候等都有密切关系。因此，使用有毒药物时，应从上述各个环节进行控制，避免中毒发生。

二、中药的应用

中药的应用主要包括中药的配伍、用药禁忌、剂量和煎服方法等内容。

（一）中药的配伍

配伍是指根据病情需要和用药法度，将两种或两种以上药物配合使用，称为配伍。

药物配伍后，药和药之间会发生某些相互作用，使其原有性能有所改变，从而产生不同的效果。因此，在药物配伍方面，就必须有所选择，这就提出了配伍关系问题。前人把单味药的应用及药物之间的配伍关系概括为七种情况，称为药物"七情"。其中除单行（指用单味药物治病）外，其余六个方面都是配伍关系。现分述如下：

1. 相须 即性能功效相似的药物配伍应用，可以增强原有疗效。如石膏与知母配伍，能明显增强清热泻火的治疗效果；大黄与芒硝配伍，能明显增强攻下泻热的治疗效果；全蝎与蜈蚣同用，能明显增强止痉作用。

2. 相使 即性能功效方面有某些共性的药物配伍应用，以一种药为主，另一种药为辅，能明显提高主药疗效。如补气利水的黄芪与利水健脾的茯苓配伍时，茯苓能提高黄芪补气利水的功效；清热的黄芩与攻下的大黄配伍时，大黄能提高黄芩清热的功效。

3. 相畏 即一种药物的毒性反应或副作用，能被另一种药物减轻或消除。如生半夏和生南星的毒性能被生姜减轻或消除，所以说生半夏和生南星畏生姜。

4. 相杀 即一种药物能减轻或消除另一种药物的毒性或副作用。如生姜能减轻或消除生半夏和生南星的毒性或副作用，所以说生姜杀生半夏和生南星的毒。由此可知，相畏、相杀实际上是同一配伍关系的两种提法。

5. 相恶 即两药合用后，由于相互牵制而使原有功效降低甚至丧失。如人参恶莱菔子，因莱菔子能削弱人参的补气作用，人参能削弱莱菔子的降气作用。

6. 相反 即两种药物合用，能产生或增强毒性反应或副作用。如"十八反"、"十九畏"中的若干药物（见"用药禁忌"）。

上述六个方面，其变化关系可以概括为四项，即在配伍应用的情况下：相须、相使的配伍关系能产生协同作用而增进疗效，是临床用药时要充分利用的；相畏、相杀的配伍关系能减轻或消除原有药物的毒性或副作用，在应用毒性药或烈性药时必须考虑选用；相恶的配伍关系，能互相拮抗而抵消、削弱原有功效，用药时应加以注意避免使用；相反的配伍关系能产生或增强毒副作用，属于配伍禁忌，原则上应避免配用。

（二）用药禁忌

用药禁忌包括配伍禁忌、妊娠禁忌、服药食忌等内容。根据对患者造成的不良影响程度的不同，又分为忌用和慎用。

1. 配伍禁忌 在复方配伍用药中，有些药物应避免配合使用，以免降低和破坏药效，产生剧烈的毒副作用，称为配伍禁忌。金元时期概括为"十八反"，"十九畏"。

十八反：甘草反甘遂、大戟、海藻、芫花；乌头反贝母、瓜蒌、半夏、白蔹、白及；藜芦反人参、沙参、丹参、玄参、苦参、细辛、芍药。十九畏：硫黄畏朴硝，水银畏砒霜，狼毒畏密陀僧，巴豆畏牵牛，丁香畏郁金，川乌、草乌畏犀角，牙硝畏三棱，官桂畏石脂，人参畏五灵脂。

2. 妊娠禁忌 妊娠禁忌是指妇女妊娠期除中断妊娠、引产外，禁忌使用或须慎重使用的药物。

禁用药：是在妊娠期间禁止使用的药物。大多是毒性较强、药性猛烈及堕胎作用较强的药物，如水银、砒霜、雄黄、轻粉、斑蝥、马钱子、蟾酥、川乌、草乌、藜芦、胆矾、瓜蒂、巴豆、甘遂、大戟、芫花、牵牛子、商陆、麝香、干漆、水蛭、虻虫、三棱、莪术等。

慎用药：是在妊娠期间因疾病非用药不可时，须审慎使用的药物。大多是通经祛瘀、行气破滞及辛热的药物，如牛膝、川芎、红花、桃仁、姜黄、牡丹皮、枳实、大黄、番泻叶、芦荟、芒硝、附子、肉桂等。

3. 服药食忌　是指服药期间对某些食物的禁忌，简称食忌，也就是通常所说的忌口。一般而言应忌食生冷、辛热、油腻、腥膻、有刺激性的食物。此外，根据病情的不同，饮食禁忌也有区别。如热性病应忌食辛辣、油腻、煎炸类食物；寒性病应忌食生冷；胸痹患者应忌食肥肉、脂肪、动物内脏及烟、酒；肝阳上亢，头晕目眩、烦躁易怒等应忌食胡椒、辣椒、大蒜、酒等辛热助阳之品；脾胃虚弱者应忌食油炸黏腻、寒冷坚硬、不易消化的食物；疮疡、皮肤病患者，应忌食鱼、虾、蟹等腥膻发物及辛辣刺激性食品。

（三）中药的剂量

剂量，即药剂的用药量，一般是指单味药的成人内服一日用量。也有指在方剂中药与药之间的比例分量，即相对剂量。剂量是否得当，是能否确保用药安全、有效的重要因素之一。

1. 根据药物性能确定剂量　凡有毒或作用峻烈的药物，剂量宜小，应严格控制在安全限度内，并从小剂量开始，逐渐增加，病势减退可减量或停服。一般来说，质地较轻的花类、叶类，剂量宜小；质地较重、难溶解的矿物类、贝壳类，剂量宜大。

2. 根据配伍、剂型确定剂量　一般来说，处方用药多时，其中单味药剂量宜小，相反，处方用药少时，其中单味药剂量宜大。使用单味药治病时，剂量较复方为重。同样的药物入汤剂，比入丸散剂剂量宜大。

3. 根据病情、体质、年龄确定剂量　一般病情重、急性病剂量宜大；病情轻、慢性病剂量宜小。体质强壮剂量宜大；年老体弱剂量宜小。不同年龄的病人，药物用量尚无严格的规律可循。大体是：1岁以下小儿用成人量1/4；1～5岁用成人量1/3；6～15岁用成人量1/2；16岁以上用成人量。

用量系指单味中药成人一日的常用剂量，除峻烈药、毒性药和某些精制品外，一般干品药为3～10g，部分为15～30g。各单味药后所标用量即此。

中药的计量单位，古今有别。明清以来，普遍采用16位进制，即1斤=16两=160钱。现今我国对中药生药计量采用千克制，即1kg=1000g。为了方便处方和配药，特别是古方剂量的换算，通常按规定以近似值进行换算，即1两（16位制）=30g，1钱=3g，1分=0.3g，1厘=0.03g。

（四）中药的煎煮方法

中药的疗效除与剂型的类别有关外，还与制剂工艺有着密切关系，由于汤剂是临床应用中药最常采用的剂型，并且大多由患者自制，因此，煎药方法的正确与否，对疗效有很大的影响。

煎药器具：最好用陶瓷器皿中的砂锅、砂罐。因其化学性质稳定，不易与药物成分发生化学反应；其次可用白色搪瓷器皿或不锈钢锅。煎药忌用铁、铜、铝等金属器具，因金属元素易与药液中的中药成分发生化学反应，可能使疗效降低，甚至产生毒副作用。

煎药用水：除处方有特殊规定外，一般以水质纯净为原则。用水量视药量大小而定，以漫过药物 2～3cm 左右为宜。

煎煮火候和时间：一般先武火（大火）后文火（小火），即开始用武火至沸，沸后用文火煎煮。一般对于解表药、清热药及芳香类药物，武火煎至沸腾后改用文火煎 5～10 分钟即可；补益药、矿物类药、贝壳类药及有毒药物，用武火煎至沸腾后改用文火煎 30～60 分钟即可；趁热过滤，药渣中加入清水进行第二次煎煮，合并两次药液，每日分 2～3 次服用。

另外，有些药物因性能、质地及临床应用不同，需要用特殊煎煮法处理，现归纳如下：

先煎：有效成分不易煎出的矿物类、贝壳类药，如龟板、鳖甲、石决明、代赭石、生龙骨、生牡蛎、生石膏、磁石等；须久煎去毒的药物，如附子、川乌等，均应先煎，待煮沸 10～30 分钟后再放入其他药物。

后下：凡含有挥发油的药物，如薄荷、木香、砂仁、沉香、白豆蔻等，有效成分煎煮易分解的药物，如大黄、番泻叶、钩藤等，宜在一般药物煎好前 3～5 分钟放入。

包煎：蒲黄、海金沙等因药材质地轻，煎煮时易漂浮在液面或成糊状，不便于煎煮和服用；车前子、葶苈子等细小药材，含淀粉、黏液质较多，煎煮时易粘锅、糊化、焦化；辛夷、旋覆花等药材有绒毛，对咽喉有刺激性，这几类药材煎煮时宜用纱布包煎。

另煎：某些贵重药材，如人参、西洋参、鹿茸等，为避免有效成分被其他药物的饮片吸附，可切片另煎取汁，再与其他药液混合后服用，或单独服用。

烊化：即溶化或熔化。胶类药容易黏附于其他药渣及锅底，服时兑入药液中搅匀化开或单独加温溶化，再兑入药液内搅匀。如阿胶、鹿角胶等。

冲服：对贵重或不耐高热而又难溶于水的药物，如三七、琥珀、朱砂、牛黄、麝香等，需研末冲服，服药时用汤液或开水冲服。

（五）中药的服药方法

汤剂通常每日一剂，分 2～3 次服。临床用药时可根据病情增减。一般峻下药、攻积导滞药宜空腹服；补益药宜饭前服；健胃药和对胃肠刺激性大的药宜饭后服；安神药宜睡前 1 小时服；其他药物一般宜在饭后服。总之，无论饭前或饭后服药，均应略有间隔，在饭前、饭后 1 小时左右服用，以免影响疗效。

同步训练

一、单项选择题

1. 目前载药品种最多的是（　　）

　　A.《本草纲目》　　　　B.《中药大辞典》　　　　C.《中华本草》　　　　D.《证类本草》

2. 世界上最早的药典是（　　）

　　A.《本草纲目》　　　　B.《新修本草》　　　　C.《中药大辞典》　　　　D.《中华本草》

3. 决定中药治病基本作用的是（　　）

　　A. 四气　　　　B. 五味　　　　C. 性能　　　　D. 毒性　　　　E. 归经

4. 温热药多用于治疗（　　）

　　A. 表证　　　　B. 虚证　　　　C. 阴证　　　　D. 阳证　　　　E. 里热证

5. 寒凉药多用于治疗（　　）

　　A. 阴证　　　　B. 寒证　　　　C. 表证　　　　D. 虚证　　　　E. 阳证

6. 乌头反（　　）

　　A. 甘草　　　　B. 藜芦　　　　C. 海藻　　　　D. 白蔹　　　　E. 大戟

7. 需要烊化的药物是（　　）

　　A. 代赭石　　　　B. 车前子　　　　C. 钩藤　　　　D. 阿胶　　　　E. 朱砂

8. 需要包煎的药物是（　　）

　　A. 代赭石　　　　B. 车前子　　　　C. 钩藤　　　　D. 阿胶　　　　E. 朱砂

9. 需要后下的药物是（　　）

　　A. 代赭石　　　　B. 车前子　　　　C. 钩藤　　　　D. 阿胶　　　　E. 朱砂

10. 需要先煎的药物是（　　）

　　A. 代赭石　　　　B. 车前子　　　　C. 钩藤　　　　D. 阿胶　　　　E. 附子

二、问答题

1. 中药炮制的目的是什么？

2. 简述四气五味的含义、功效和主治病证。

第九章　解表药

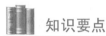知识要点

1. 解表药的含义、功效、应用和使用注意事项。
2. 常用解表药的功效和临床应用。
3. 一般解表药的功效及临床应用特点。

凡以发散表邪，解除表证为主要功效的药物，称为解表药。

本类药物大多味辛质轻，主入肺、膀胱经，偏行肌表，能促进肌体发汗，使表邪由汗出而解，从而达到治疗表证，防止疾病传变的目的。部分药物兼有利水消肿、止咳平喘、透疹、止痛、消疮等功效。主要用于治疗感受外邪所致的恶寒、发热、头痛、身痛、无汗或有汗、脉浮等外感表证，还可用于水肿、咳喘、麻疹、风疹、风湿痹痛、疮疡初起等兼有表证者。

由于表证有风寒和风热两大类型，根据解表药的不同特性，本章药物可分为发散风寒药及疏散风热药两类，又称辛温解表药与辛凉解表药。

使用解表药时，除针对外感风寒、风热表邪的不同，相应选择长于发散风寒或风热的药物外，还应根据四时气候变化的不同而恰当地配伍祛湿、祛暑、润燥药。使用发汗力较强的药物时，用量不宜过大，以免发汗太过，耗伤阳气，损及津液。本类药物多属辛散轻扬之品，入汤剂不宜久煎，以免有效成分挥发而降低药效。

第一节　发散风寒药

本类药物性味多属辛温，发汗作用较强，以发散风寒邪气为主要功效。主治风寒表证，症见恶寒发热，无汗或汗出不畅，头身疼痛，鼻塞流涕，口不渴，舌苔薄白，脉浮紧等。部分药物兼有宣肺平喘、利水消肿、胜湿止痛、祛风止痒等功效，还可用治喘咳、水肿、痹证等兼有表证者。

麻　黄

【来源】为麻黄科草麻黄、中麻黄或木贼麻黄的干燥草质茎。主产于山西、河北、甘肃、内蒙古等地。秋季采收，晒干，除去木质茎、残根及杂质，切段。生用、蜜炙或

捣绒用。

【性味归经】辛、微苦，温。归肺、膀胱经。

【功效】发汗解表，宣肺平喘，利水消肿。

【临床应用】

1. 风寒感冒 本品善于宣肺气、开腠理而发汗解表，主治外感风寒，恶寒无汗，发热头痛，脉浮紧的表实证，每与桂枝配伍相须为用，以增强发汗散寒解表之力，如麻黄汤。

2. 咳嗽气喘 本品能开宣肺气，散风寒而平喘，主治风寒外束，肺气壅遏的喘咳实证，常与杏仁、甘草同用，如三拗汤；治疗寒痰停饮，咳嗽气喘，痰多清稀者，常配细辛、干姜、半夏等，如小青龙汤；若肺热壅盛，高热喘急者，每与石膏、杏仁、甘草同用，以清肺平喘，如麻杏石甘汤。

3. 风水水肿 本品宣肺气，发汗解表，并能通调水道以助膀胱利尿之力，主治风邪袭表，肺失宣降的水肿、小便不利兼有表证者，每与甘草配伍，如甘草麻黄汤。

此外，麻黄有散寒通滞功效，还可用于治疗风寒痹证，阴疽，痰核。

【用量用法】2～10g，水煎服。发汗解表宜生用，止咳平喘多蜜炙用；小儿、年老体弱者宜用麻黄绒或炙用。

【使用注意】表虚自汗、阴虚盗汗及肺肾虚喘者均当慎用。

桂 枝

【来源】本品为樟科植物肉桂的干燥嫩枝。主产于广东、广西及云南省。春、夏两季采收。除去杂质，洗净，润透，切厚片，干燥。生用。

【性味归经】辛、甘，温。归心、肺、膀胱经。

【功效】发汗解肌，温通经脉，助阳化气。

【临床应用】

1. 风寒表证 本品发汗作用较麻黄缓和，善于宣阳气于卫分，畅营血于肌表，主治风寒表证，无论表实无汗或表虚有汗皆可用之。治外感风寒，表虚有汗者，与白芍配伍，如桂枝汤；用治外感风寒，表实无汗者，常与麻黄配伍，如麻黄汤。

2. 寒凝血滞诸痛证 本品辛散温通，具有温通经脉，散寒止痛之效。主治风寒湿痹，肩臂疼痛，与附子配伍，以散寒通痹止痛，如桂枝附子汤；用治营血不足的痹痛，与黄芪、白芍等配伍，以补气养血，如黄芪桂枝五物汤；治胸阳不振，心脉瘀阻，胸痹心痛，与枳实、薤白配伍，如枳实薤白桂枝汤；治中焦虚寒，脘腹冷痛，常与白芍、饴糖等配伍，以缓急止痛，如小建中汤；用治寒凝血滞，月经不调，经闭痛经，产后腹痛，与当归、吴茱萸配伍，以暖肝活血，调经止痛，如温经汤。

3. 痰饮、蓄水证 本品甘温，能扶脾阳以行水，温肾阳逐寒邪助膀胱气化，主治脾阳不运，水湿内停的痰饮病眩晕、心悸、咳嗽者，与茯苓、白术配伍，以补益心脾，化湿利水，如苓桂术甘汤；膀胱气化失司的水肿、小便不利者，与茯苓、猪苓、泽泻等同用，如五苓散。

4. 心悸　本品辛甘性温，能助心阳，通血脉，止悸动，主治心阳不振，心悸动，脉结代者，与炙甘草、人参、麦冬等同用，以补气养血、通阳复脉，如炙甘草汤。

【用量用法】3～10g，水煎服。

【使用注意】温热病及阴虚阳盛，血热妄行诸证均忌用；孕妇及月经过多者慎用。

细　　辛

【来源】为马兜铃科植物北细辛、汉城细辛或华细辛的干燥根和根茎。前两种习称"辽细辛"，主产于东北地区；华细辛主产于陕西、河南、山东、浙江等地。夏季果熟期或初秋采挖，除净地上部分和泥沙，阴干，切段，生用。

【性味归经】辛，温。有小毒。归心、肺、肾经。

【功效】散寒解表，祛风止痛，宣通鼻窍，温肺化饮。

【临床应用】

1. 风寒感冒　本品辛温发散，解表散寒，祛风止痛，主治外感风寒，头身疼痛较甚者，与羌活、防风、白芷等同用，如九味羌活汤；阳虚外感，恶寒发热，无汗脉沉者，与麻黄、附子同用，如麻黄附子细辛汤。

2. 头痛，牙痛，风湿痹痛　本品辛香走窜，宣泄郁滞，通利九窍，善于祛风散寒止痛，用于头痛，牙痛，风湿痹痛等。治疗少阴头痛，足寒气逆，脉沉细者，与独活、川芎等配伍，如独活细辛汤；外感风邪，偏正头痛，与川芎、白芷、羌活同用，如川芎茶调散；风寒湿痹，腰膝冷痛，与独活、桑寄生、防风等同用，如独活寄生汤。

3. 鼻渊，鼻衄　本品辛散温通，芳香透达，能散风寒，化湿浊，通鼻窍，用于治鼻渊等鼻科疾病，症见鼻塞、流涕、头痛者，与白芷、苍耳子、辛夷等同用。

4. 寒饮喘咳　本品辛散温通，外能散风寒治外感风寒，内能温肺化饮治水饮内停之恶寒发热、无汗、喘咳、痰多清稀者，与麻黄、桂枝、干姜等同用，如小青龙汤；用于寒痰停饮，咳嗽胸满，气逆喘急者，可与茯苓、干姜、五味子等同用，如苓甘五味姜辛汤。

【用量用法】1～3g，水煎服；0.5～1g，入散剂；外用适量。

【使用注意】阴虚阳亢头痛，肺燥伤阴干咳者忌用。不宜与藜芦同用。细辛用量过大或煎煮时间过短，易引起中毒。

防　　风

【来源】为伞形科植物防风的根。主产于东北及内蒙古东部。切厚片，生用。

【性味归经】辛、甘，微温。归膀胱、肝、脾经。

【功效】祛风解表，胜湿止痛，止痉。

【临床应用】

1. 外感表证　本品辛温发散，以辛散祛风解表为主，能胜湿、止痛，且甘缓微温不峻烈，故外感风寒、风湿、风热表证均可配伍使用。治风寒表证，头痛身痛、恶风寒者，常与荆芥、羌活、独活等同用，如荆防败毒散；治外感风湿，头痛如裹、身重肢痛者，常与羌活、藁本、川芎等同用，如羌活胜湿汤；治风热表证，发热恶风、咽痛口渴者，常配伍薄荷、蝉蜕、连翘等辛凉解表药。

2. 风疹瘙痒 本品能祛风止痒，尤宜于风邪所致之瘾疹瘙痒，常与薄荷、蝉蜕、白鲜皮等同用。

3. 风湿痹痛 本品能祛风湿、止痹痛，亦常用于风湿痹痛，肢节疼痛，筋脉挛急者，常配伍羌活、独活、秦艽、桑枝等药。

4. 破伤风 本品尚有一定的止痉之功，在外可辛散外风，又能息内风以止痉。用于治疗风毒内侵，引动内风而致肌肉痉挛、四肢抽搐、项背强急、角弓反张之破伤风，常与天麻、天南星、白附子等药配伍。

【用量用法】5～10g，水煎服。

【使用注意】本品药性偏温，阴血亏虚、热病动风者不宜使用。

第二节 发散风热药

本类药物味多辛苦而性寒凉，以发散风热为主要功效，发汗作用较发散风寒药缓和。主治风热表证，症见发热、微恶风寒、咽干口渴、头痛目赤、舌边尖红、苔薄黄、脉浮数等。部分药物兼有清热利咽，透疹，明目，止咳等功效，可用治咽喉肿痛，麻疹不透，风疹，风热目赤，风热咳嗽等。

薄 荷

【来源】为唇形科植物薄荷的干燥地上部分。主产于江苏太仓以及浙江、湖南等地。夏、秋两季茎叶茂盛或花开至三轮时分次采割，晒干或阴干。切段，生用。

【性味归经】辛，凉。归肺、肝经。

【功效】疏散风热，清利头目，利咽透疹，疏肝解郁。

【临床应用】

1. 风热感冒，温病初起 本品辛以发散，凉以清热，为疏散风热常用之品，治风热感冒或温病初起、邪在卫分，发热、微恶风寒、头痛等，与金银花、连翘、牛蒡子等药同用，如银翘散；或与桑叶、菊花等疏散风热药配伍，如桑菊饮。

2. 头痛目赤，喉痹口疮 本品轻扬升浮，芳香通窍，善于疏散上焦风热，用治风热上攻，头痛目赤，与菊花、牛蒡子等明目利咽药配伍，如薄荷汤；风热壅盛，咽喉肿痛，与桔梗、生甘草、僵蚕等同用，如六味汤。

3. 麻疹不透，风疹瘙痒 本品质轻宣散，能疏散风热，宣毒透疹，祛风止痒，用治风热束表，麻疹不透，与蝉蜕、牛蒡子、柽柳等疏风透疹药同用，如竹叶柳蒡汤；风疹瘙痒，可与荆芥、防风、僵蚕等配伍。

4. 肝气郁滞，胸胁胀痛，月经不调 本品兼入肝经，能疏肝行气，常与柴胡、白芍、当归等疏肝理气调经药同用，如逍遥散。

【用量用法】3～6g，水煎服；宜后下。薄荷叶长于发汗，薄荷梗偏于行气。

【使用注意】体虚多汗、阴虚血燥者慎用。

柴　胡

【来源】为伞形科植物柴胡或狭叶柴胡的干燥根。按性状不同，分别习称"北柴胡"及"南柴胡"。北柴胡主产于河北、河南、辽宁、湖北、陕西等地；南柴胡主产于湖北、四川、安徽、黑龙江、吉林等地。春、秋两季采挖，除去茎叶及泥沙，干燥。切段，生用或醋炙用。

【性味归经】辛、苦，微寒。归肝、胆、肺经。

【功效】疏散表热，疏肝解郁，升举阳气。

【临床应用】

1. 感冒发热，少阳证　本品辛散苦泄，能祛邪解表退热和疏散少阳半表半里证，用治外感风寒，寒邪入里化热，恶寒渐轻，身热增盛者，多与葛根、羌活、黄芩等疏散风热或清热药配伍，如柴葛解肌汤；伤寒邪在少阳，寒热往来，胸胁苦满，口苦咽干，目眩，常与黄芩、半夏等同用，如小柴胡汤；现代用柴胡制成的单味或复方注射液，用于外感发热，有较好的解表退热作用。

2. 肝郁气滞，胸胁胀痛，月经不调　本品能条达肝气，疏肝解郁，用治肝气郁滞所致胸胁或少腹胀痛，月经失调，痛经等，与香附、川芎、白芍同用，如柴胡疏肝散；肝郁血虚，脾失健运，月经不调，乳房胀痛，胁肋作痛，神疲食少，脉弦而虚者，与当归、白芍、白术等养血健脾药配伍，如逍遥散。

3. 气虚下陷，脏器脱垂　本品能升举阳气，用治气虚下陷所致久泻脱肛、子宫下垂、肾下垂等脏器脱垂，与人参、黄芪、升麻等补气升阳药同用，如补中益气汤。

此外，还具退热截疟作用，又可用治疟疾寒热。

【用量用法】3～10g，水煎服。和解退热宜生用；疏肝解郁宜醋炙；升举阳气生用、酒炙均可；骨蒸潮热宜鳖血拌炒。

【使用注意】肝阳上亢，肝风内动，阴虚火旺及气机上逆者忌用或慎用。

葛　根

【来源】为豆科植物野葛的干燥根。习称"野葛"。野葛主产于河南、湖南、浙江、四川。秋、冬两季采挖，多除去外皮，趁鲜切成厚片或小块，干燥。生用，或煨用。

【性味归经】甘、辛，凉。归脾、胃、肺经。

【功效】解肌退热，生津止渴，透疹，升阳止泻。

【临床应用】

1. 外感发热，头痛项强　本品甘辛性凉，具有发汗解表，解肌退热之功，用治外感风寒，邪郁化热，发热重，恶寒轻，头痛无汗，目疼鼻干，口微渴，苔薄黄等，与柴胡、黄芩、白芷等疏散风热，清解暑热药配伍，如柴葛解肌汤；风热表证，发热，头痛等，与薄荷、菊花、蔓荆子等辛凉解表药同用；风寒感冒，表实无汗，恶寒，项背强痛者，与麻黄、桂枝等药配伍，如葛根汤。

2. **热病口渴，内热消渴**　本品甘凉，能生津止渴，用治热病津伤口渴，与芦根、天花粉、知母等清热生津药同用；内热消渴，口渴多饮，体瘦乏力，气阴不足者，又多与乌梅、天花粉、麦冬等药配伍，如玉泉丸。

3. **麻疹不透**　本品有发散表邪，解肌退热透疹之功，用治麻疹初起，疹发不畅，与升麻、芍药、甘草等药配伍，如升麻葛根汤；麻疹初起，已现麻疹，但疹出不畅，见发热咳嗽者，可与牛蒡子、荆芥、蝉蜕等同用，如葛根解肌汤。

4. **热痢，泄泻**　本品味辛升发，能升脾胃清阳之气而止泻痢，用治外感表证未解，邪热入里，身热下利，口干或渴，舌红苔黄，脉数，或湿热泻痢，常与黄芩、黄连、甘草同用，如葛根芩连汤；脾虚泄泻，常与人参、白术、木香等补气健脾药配伍，如七味白术散。

此外，本品尚有通经活络，解酒毒功效。现代用葛根治疗高血压头晕、头痛、颈项疼痛、冠心病、心绞痛、神经性头痛、早期突发性耳聋，有解痉止痛，增强脑及冠脉血流量的作用。

【用量用法】10～15g，水煎服。退热、透疹、生津宜生用，升阳止泻宜煨用。

【附药】

葛花：为葛的未开放的花蕾。性味甘，平。功能解酒醒脾。用于饮酒过度，头痛头昏，烦渴，呕吐，胸膈饱胀等症。3～15g，水煎服。

表9-1　其他解表药简表

分类	名称	性味归经	功效	主治	用量用法
发散风寒药	紫苏叶	辛，温。归肺、脾经	解表散寒，行气和胃	风寒表证，咳嗽痰多；脾胃气滞胸闷呕吐，妊娠呕吐；鱼蟹中毒	5～10g，水煎服
	荆芥	辛，微温。归肺、肝经	解表透疹，消疮止血	外感表证；麻疹不透，风疹瘙痒疮疡初起兼有表证；吐衄下血	5～10g，水煎服
	羌活	辛、苦，温。归膀胱、肾经	解表散寒，祛风胜湿止痛	风寒感冒，头痛项强；风寒湿痹肩背疼痛	3～10g，水煎服
	藁本	辛，温。归膀胱经	祛风散寒，除湿止痛	风寒感冒，颠顶疼痛；风寒湿痹	3～10g，水煎服
	白芷	辛，温。归胃、大肠、肺经	解表散寒，祛风止痛，宣通鼻窍，消肿排脓，燥湿止带	风寒感冒，头痛，牙痛，眉棱骨痛；鼻塞流涕，鼻渊；疮疡肿毒；带下	3～10g，水煎服
	生姜	辛，微温。归肺、脾、胃经	解表散寒，温中止呕，化痰止咳，解鱼蟹毒	风寒感冒；胃寒呕吐；寒痰咳嗽鱼蟹中毒	3～10g，水煎服
	香薷	辛，微温。归肺、胃经	发汗解表，化湿和中，利水消肿	暑湿感冒，恶寒发热、头痛无汗腹痛吐泻；水肿，小便不利	3～10g，水煎服
	苍耳子	辛、苦，温；有毒。归肺经	散风寒，通鼻窍，祛风湿	风寒头痛；鼻塞流涕，鼻渊；风湿痹痛；风疹瘙痒	3～10g，水煎服
	辛夷	辛，温。归肺、胃经	散风寒，通鼻窍	风寒头痛；鼻塞流涕，鼻渊	3～10g，包煎；外用适量

分类	名称	性味归经	功效	主治	用量用法
疏散风热药	升麻	辛、微甘、微寒。归肺、脾、胃、大肠经	发表透疹,清热解毒,升举阳气	风热头痛,麻疹不透;齿痛口疮,咽喉肿痛,阳毒发斑;中气下陷,久泻脱肛,子宫脱垂	3～10g,水煎服
	菊花	甘、苦,微寒。归肺、肝经	散风清热,平肝明目,清热解毒	风热感冒,温病初起;肝阳上亢,头痛眩晕;目赤肿痛,眼目昏花;疮痈肿毒	5～10g,水煎服
	桑叶	甘、苦,寒。归肺、肝经	疏散风热,清肺润燥,清肝明目	风热感冒,温病初起;肺热燥咳;头晕头痛,目赤昏花	5～10g,水煎服
	牛蒡子	辛、苦,寒。归肺、胃经	疏散风热,宣肺透疹,解毒利咽	风热感冒,温病初起;麻疹不透;风疹瘙痒;痈肿疮毒,痄腮丹毒,咽喉肿痛	6～12g,水煎服
	蝉蜕	甘,寒。归肺、肝经	疏散风热,利咽透疹,明目退翳,息风解痉	风热感冒,咽痛音哑;麻疹不透,风疹瘙痒;目赤翳障;惊风抽搐,破伤风	3～6g,水煎服
	蔓荆子	辛、苦,微寒。归膀胱、肝、胃经	疏散风热,清利头目	风热感冒,头昏头痛;目赤肿痛,齿龈肿痛,目暗不明,头晕目眩	5～10g,水煎服
	淡豆豉	苦、辛,凉。归肺、胃经	解表除烦,宣发郁热	外感表证,寒热头痛,烦躁胸闷,虚烦不眠	6～12g,水煎服
	木贼	甘、苦,平。归肺、肝经	疏散风热,明目退翳	风热目赤,迎风流泪,目生云翳	3～9g,水煎服

同步训练

一、单项选择题

1. 解表药主要用于（　　）

    A. 风热表证　　　　B. 风寒表证　　　　C. 表证　　　　D. 疹发不畅　　　　E. 咳喘

2. 风寒、风热表证均可使用的药物是（　　）

    A. 麻黄　　　　B. 荆芥　　　　C. 细辛　　　　D. 羌活　　　　E. 紫苏

3. 善治风湿痹痛,头痛项强的药物是（　　）

    A. 桂枝　　　　B. 防风　　　　C. 羌活　　　　D. 细辛　　　　E. 辛夷

4. 疮疡初起兼有表证者,当选用（　　）

    A. 白芷　　　　B. 防风　　　　C. 荆芥　　　　D. 羌活　　　　E. 紫苏

5. 既能疏散风热,又能平肝明目的药物的药物是（　　）

    A. 薄荷　　　　B. 淡豆豉　　　　C. 菊花　　　　D. 蔓荆子　　　　E. 桑叶

6. 具有通关开窍醒神作用的药是（　　）

    A. 苍耳子　　　　B. 辛夷　　　　C. 白芷　　　　D. 细辛　　　　E. 以上均不是

7. 以下药物中内服用量最小的是（　　）

    A. 白芷　　　　B. 藁本　　　　C. 苍耳子　　　　D. 辛夷　　　　E. 细辛

8. 具有发汗平喘利尿作用的药是（　　）

　　A. 桂枝　　　　　B. 荆芥　　　　　C. 防风　　　　D. 麻黄　　　　E. 羌活

9. 用治水肿兼表证者当用（　　）

　　A. 黄芪　　　　　B. 木通　　　　　C. 麻黄　　　　D. 茯苓　　　　E. 白术

10. 表虚有汗，恶风发热当选用（　　）

　　A. 麻黄　　　　　B. 桂枝　　　　　C. 防风　　　　D. 紫苏　　　　E. 黄芪

11. 发汗解表兼以安胎的药物是（　　）

　　A. 麻黄　　　　　B. 桂枝　　　　　C. 荆芥　　　　D. 紫苏　　　　E. 防风

12. 桂枝治"胸痹疼痛"是因为（　　）

　　A. 温通经络　　　B. 温经散寒　　　C. 温经通阳　　D. 温通血脉　　E. 行气化痰

13. 风寒所致颠顶头痛，当用（　　）

　　A. 羌活　　　　　B. 白芷　　　　　C. 荆芥　　　　D. 苍耳子　　　E. 藁本

14. 感受暑湿，发热恶寒，呕吐泄泻，当用何药最宜（　　）

　　A. 荆芥　　　　　B. 紫苏　　　　　C. 生姜　　　　D. 香薷　　　　E. 白芷

15. 具有祛风止痛，燥湿止带的药物是（　　）

　　A. 荆芥　　　　　B. 防风　　　　　C. 羌活　　　　D. 白芷　　　　E. 苍术

二、问答题

1. 升麻、葛根、柴胡在功效和主治上有何异同？

2. 写出菊花、桑叶、防风的功效和主治。

3. 比较桂枝和麻黄在性味和功效上的异同。

4. 使用解表药应注意哪些事项？

第十章　清 热 药

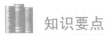

知识要点

1. 清热药的含义、功效、应用和使用注意事项。
2. 常用清热药的功效和临床应用。
3. 一般清热药的功效及临床应用特点。

凡能清泄里热，用以治疗里热证为主要作用的药物，称为清热药。本类药多以性寒凉、味苦、沉降为其性能特点，多服久服能损伤阳气，故对于阳气不足，或脾胃虚弱者须慎用。此外，清热药禁用于寒证、阴盛格阳及真寒假热证。

根据各药的专长，分为下列五类：清热泻火药、清热燥湿药、清热解毒药、清热凉血药、清虚热药。

第一节　清热泻火药

清热泻火药，能清解气分实热，清热作用较强，适用于高热烦渴、神昏、脉洪实有力、苔黄或燥等里热炽盛证。

对于体质虚弱的患者使用本类药物时，当考虑照顾正气，勿令克伐太过，必要时可与扶正药物配伍应用。

石　　膏

【来源】为硫酸盐类矿物硬石膏族石膏，主含含水硫酸钙（$CaSO_4 \cdot 2H_2O$）。主产于湖北、甘肃及四川等地。研细生用或煅用。

【性味归经】辛、甘，大寒。入肺、胃经。

【功效】清热泻火，收敛生肌。

【临床应用】

1. 温热病气分实热证　本品味辛性寒，能清热泻火，解肌透热，能治疗肺胃大热、高热不退、口渴、烦躁、脉洪大等，常与知母相须为用，以增强清热作用，如白虎汤。

2. 温病高热，身发斑疹　本品善清气分实热，若与清热凉血解毒的药物如玄参、丹皮、赤芍、鲜生地、板蓝根等同用，可治热病发斑，如化斑汤。

3. 胃火头痛、齿痛、牙龈肿痛　本品能清泻胃火，治胃火上攻之牙龈肿痛，可与知母、牛膝、生地等同用。

4. 肺热咳嗽、气喘　本品辛寒入肺经，善清肺经实热，可用石膏清泄肺热，佐以麻黄、杏仁等宣肺、止咳平喘，如麻杏石甘汤。

5. 湿疹水火烫伤，疮疡溃后不敛及创伤久不收口　石膏煅后研末外用，治疗以上诸外科病，有清热、收敛、生肌的作用，常与升丹、黄柏、青黛等同用。

【用量用法】15～60g，水煎服，宜打碎先煎。内服宜生用；外用宜火煅研末，外用适量。

【使用注意】脾胃虚寒及阴虚内热者忌用。

知　母

【来源】为百合科植物知母的根茎。主产于河北、山西、陕西等地。生用或盐水炙用。

【性味归经】苦，寒。入肺、胃、肾经。

【功效】清热泻火，滋肾润燥。

【临床应用】

1. 温热病、高热烦渴　本品味苦甘而性寒质润，能清热泻火除烦，生津润燥止渴，善治外感热病，高热烦渴者，常和石膏相须为用，以增强石膏的清热泻火作用。

2. 阴虚发热、内热消渴　本品入肾经，能滋肾阴，泻肾火，退骨蒸，常与黄柏、生地等同用，如知柏地黄丸，治阴虚火旺、潮热骨蒸；本品又能泻肺火，滋肺阴，泻胃火，滋胃阴，可治疗阴虚内热之消渴，常配清热生津药如天花粉、麦冬、粉葛根等品，如玉液汤。

3. 肺热燥咳　本品入肺经长于泻肺热，润肺燥，用治肺热燥咳，常配养阴润肺药如沙参、麦冬、川贝等。

【用量用法】6～12g，水煎服。生用泻火之力较强；炒用泻火之力稍缓和；盐水炒知母滋阴退虚热较佳。

栀　子

【来源】为茜草科植物栀子的成熟果实。产于我国长江以南，以湖南、江西产者为佳。生用，炒焦或炒炭用。

【性味归经】苦，寒。入心、肝、三焦经。

【功效】清热泻火，凉血解毒。

【临床应用】

1. 热病发热，心烦不宁　本品苦寒清降，能泻三焦火邪，为治热病心烦之要药，可配伍豆豉，以透邪泄热、除烦解郁。如属一切实热火毒而见高热烦躁、神昏谵语等，可用本品配黄连、黄芩、黄柏等泻火而清邪热，如黄连解毒汤。

2. 热毒、实火引起的吐血、鼻衄、尿血、目赤肿痛和疮疡肿毒　本品能清泻三焦热邪，凉血解毒，用治血热妄行之出血，常与生地、侧柏叶、丹皮等配伍；治目赤肿痛，可与菊花、石决明等配伍；治疮疡肿毒，可与黄连、银花、连翘等同用。

3. 湿热黄疸　本品又能泄热利湿，可用于湿热郁蒸所致的黄疸、面目皮肤发黄、疲倦、饮食减少等，常与黄柏、茵陈蒿等同用。

【用量用法】5～10g，水煎服。外用适量。栀子炒至外皮呈黑色，用于清热泻火，凉血止血；生用清热泻火之力较强。

第二节　清热燥湿药

清热燥湿药多味苦性寒，苦能燥湿，寒能清热，用于湿热证，如心烦口苦、小便短赤、泄泻、痢疾、黄疸、关节肿痛、耳肿疼痛流脓、带下色黄、热淋、湿疹、湿疮等。

清热燥湿药燥湿力强，过服易伐胃伤阴，故用量不宜过大，凡津液亏耗或脾胃虚弱者应慎用，如需使用，亦应分别配伍养阴或益胃药同用。

黄　芩

【来源】为唇形科植物黄芩的根。主产于山西、河北、内蒙古等地。生用、酒炙或炒用。

【性味归经】苦，寒。入脾、胃、肺、胆、大肠、小肠经。

【功效】清热燥湿，泻火解毒，凉血止血，安胎。

【临床应用】

1. 湿温发热、胸闷、口渴不欲饮，以及湿热泻痢、黄疸　本品味苦性寒，能清热燥湿，尤长于清中上焦湿热，与滑石、通草等同用，治湿温、暑湿等；配黄连、干姜、半夏等，治湿热中阻之胸闷；配黄连、葛根等，治大肠湿热之泻痢；对于湿热蕴结所致的黄疸，可与绵茵陈、栀子、淡竹叶等同用。

2. 肺热咳嗽，高热烦渴　本品入肺经，能清泻上焦实热，治肺热咳嗽，可单用，或配伍苦杏仁、桑白皮、苏子等；治热病高热烦渴，常与大黄、山栀等配伍。

3. 热盛迫血外溢的吐血、衄血、便血、崩漏，以及热毒疮疡　本品清热泻火以凉血止血，治血热妄行之出血，可与生地、丹皮、侧柏叶等同用；对热毒疮疡，可与银花、连翘等同用。

4. 胎动不安　本品又有清热安胎作用，可用于胎动不安，常与白术、竹茹等同用。

【用量用法】3～10g，水煎服，或入丸散剂。清热多生用，安胎多炒用，止血多炒炭用。

黄　连

【来源】为毛茛科植物黄连、三角叶黄连或云连的干燥根茎。主产于四川、云南、湖北等地，以四川所产者为佳。生用或清炒、酒炙、姜汁炙、吴茱萸水炙用。

【性味归经】苦，寒。入心、肝、胆、胃、大肠经。

【功效】 清热燥湿，泻火解毒。

【临床应用】

1. 湿热内蕴、胸中烦热痞满　本品大苦大寒，清热燥湿力强，尤长于清中焦湿热，治湿热内蕴之痞满、呕恶等，常配黄芩、干姜、半夏，如半夏泻心汤。对湿热留恋肠胃，常配伍半夏、竹茹以止呕，配木香、黄芩、葛根等以治泻痢。

2. 高热神昏　本品能泻心经实火，治心火亢盛之高热神昏、失眠、心烦、血热妄行、吐血衄血，以及热毒疮疡。常与山栀、连翘等同用；对于血热妄行，可与黄芩、大黄等同用；对热毒疮疡，可与赤芍、丹皮等同用。

3. 消渴　本品能清胃火，可用于胃火炽盛的中消证，可与天花粉、知母、生地等同用。

此外，外用以黄连汁点眼，可治火盛目赤；涂口，可治口舌生疮。

【用量用法】 2～5g，水煎服。外用适量。黄连炒用能减低寒性；用姜汁拌炒的姜川连多用于止呕；用酒拌炒的酒黄连，性上行能清上焦火。

【使用注意】 大苦大寒，过服久服易伤脾胃，脾胃虚寒者忌用。

知识链接

黄连用治皮肤湿疮，可将其制成软膏外敷；用治耳道疖肿、耳道流脓，可用黄连浸汁涂患处，或配枯矾、冰片，研粉外用。

黄　柏

【来源】 为芸香科植物黄檗和黄皮树除去栓皮的树皮。前者称关黄柏，主产于辽宁、吉林、河北等地；后者称川黄柏，主产于四川、贵州、湖北等地。生用或盐水炙、酒炙、炒炭用。

【性味归经】 苦，寒。入肾、膀胱、大肠经。

【功效】 清热燥湿，泻火解毒，清虚热。

【临床应用】

1. 湿热泻痢，湿热黄疸　本品苦寒沉降，善除大肠湿热以止痢，治泻痢与黄芩、黄连同用；若与栀子、茵陈同用，可治疗湿热郁蒸之黄疸。

2. 湿热脚气，痿证　黄柏清热燥湿之力，与黄芩、黄连相似，但以除下焦之湿热为佳。用治湿热下注之脚气肿痛，痿证，常与苍术、牛膝同用，如三妙丸。

3. 湿热带下，淋沥涩痛　本品长于清下焦湿热，用于治疗湿热带下，常配山药、芡实、车前子等药；若治湿热下注之淋证，常与萆薢、茯苓、车前子等同用。

4. 热毒疮疡，湿疹　取本品清热燥湿，泻火解毒之功，用于治疗湿热疮疡、湿疹，既可内服，又可外用；内服与黄芩、栀子等同用，如黄连解毒汤；外用可配大黄、滑石等研末撒敷，如石黄散。

5. 阴虚发热，梦遗滑精　本品入肾经善泻相火，退骨蒸，用治阴虚火旺，潮热盗汗，遗精等，常与知母、地黄等同用，如知柏地黄丸。

【用量用法】5～10g，水煎服。外用适量。生用，泻实火；盐水炒黄柏清虚热，泻肾火。

· 知识链接

　　黄芩、黄连、黄柏不同之点：三药均性苦寒，能清热燥湿、泻火解毒。但黄芩则以清肺热为专长，又能安胎；黄连泻心火而除烦，善止呕逆；黄柏泻肾火而退虚热，且能除下焦湿热。

第三节　清热解毒药

清热解毒药性质寒凉，清热泻火之中更长于解毒，具有清解火热毒邪的作用，并可收到退热、消痈、利咽、止痢等多种效果。主要适用于痈肿疮毒、丹毒、瘟毒发斑、痄腮、咽喉肿痛、热毒下利、蛇虫咬伤、癌肿、水火烫伤以及其他急性热病等。本类药物易伤脾胃，中病即止，不可过服。

金银花

【来源】为忍冬科植物忍冬、红腺忍冬、山银花或毛花柱忍冬的干燥花蕾或带初开的花。全国大部分地区均产，主产于山东、河南等地。生用、炒炭或制成露剂使用。

【性味归经】甘，寒。入肺、胃、心、脾经。

【功效】清热解毒，疏散风热。

【临床应用】

1. 外感风热或温病初起　本品善散肺经热邪，透热达表，与连翘、牛蒡子、薄荷等同用，治疗外感风热或温病初起，身热头痛，咽痛口渴，如银翘散。

2. 疮痈肿毒、咽喉肿痛　本品甘寒，清热解毒，消痈消肿，用治疮痈肿毒、咽喉肿痛，可配蒲公英、地丁草、连翘、丹皮、赤芍等煎汤内服，或单用新鲜者捣烂外敷。

3. 热毒引起的泻痢便血　本品甘寒，有清热解毒，凉血，止痢之效，用治热毒痢疾，下痢脓血，常将银花炒炭，与黄芩、黄连、白芍、马齿苋等同用。

【用量用法】6～15g，水煎服。疏散风热、清泄里热以生品为佳；炒炭宜用于热毒血痢；露剂多用于暑热烦渴。

【使用注意】脾胃虚寒者忌用；气虚疮疡脓清者忌用。

连　翘

【来源】为木犀科植物连翘的干燥果实。主产于山西、陕西、河南等地。生用。

【性味归经】苦，微寒。入心、肺、小肠经。

【功效】 清热解毒，消痈散结，疏散风热。

【临床应用】

1. **外感风热或温病初起**　本品作用与金银花相似，故用于外感风热或温病初起，两药常配合应用。

2. **热病烦渴或发斑疹**　本品有透热转气之功，与黄连、赤芍、丹皮、生地、水牛角等同用，可治疗热入营血之烦热、口渴、神昏、斑疹，如清营汤。

3. **疮疡肿毒、瘰疬、丹毒、乳痈**　本品苦寒，主入心经，能清心火，解疮毒，消散痈肿结聚，有"疮家圣药"之称。常与金银花、蒲公英、象贝母、夏枯草、野菊花等同用。

此外，本品兼有清心利尿之功，用治热淋涩痛。

【用量用法】 6～15g，水煎服。

知识链接

　　银花与连翘均有良好的清热解毒作用，既能透热达表，又能清里热、解疮毒，故在临床上两药经常同用。但银花尚能凉血止痢；连翘又能清心热，散结消瘰。

　　连翘性凉味苦，可治上焦诸热，尤能解毒消痈而散结，故为疮家的要药。

蒲 公 英

【来源】 为菊科植物蒲公英、碱地蒲公英及同属多种植物的干燥全草。全国大部分地区均产。生用。

【性味归经】 苦、甘，寒。入肝、胃经。

【功效】 清热解毒。

【临床应用】

乳痈肿痛，疔疮热毒，肺痈咳吐脓血痰　蒲公英苦寒，能清解火热毒邪，对热毒所致的乳痈肿痛、疔疮有良好的效果，可单独煎汁内服，或外敷局部；也可与其他清热解毒药同用，如银花、连翘、地丁草、野菊花、赤芍等。治肺痈可用蒲公英与清肺祛痰及清热解毒药物如鲜芦根、冬瓜子、鱼腥草、桃仁、黄连等同用。

此外，本品尚有清肝明目之功，用治肝火上炎之目赤肿痛。

【用量用法】 10～15g，水煎服。

【使用注意】 体虚而无实火热毒者忌服；脾胃虚寒者慎用。

板 蓝 根

【来源】 为十字花科植物菘蓝的干燥根。主产于河北、江苏、安徽等地。生用。

【性味归经】 苦，寒。归心、胃经。

【功效】清热解毒，凉血利咽。

【临床应用】

1. 热毒内盛、疫毒或风热上攻而致咽喉肿痛　本品苦寒，入心、胃经，善于清解实热火毒，可单味药使用，也可与牛蒡子、玄参、马勃等同用。

2. 温毒发斑，痄腮，痈肿疮毒，丹毒　本品有清热解毒，凉血消肿之功，主治多种瘟疫热毒证。用治时行温病，发斑发疹，舌绛紫暗者，常与生地黄、紫草等配伍，如神犀丹；用治痄腮、大头瘟、丹毒，常与牛蒡子、玄参、连翘等配伍，如普济消毒饮。

【用量用法】9～15g，水煎服。

【使用注意】体虚而无实火热毒者忌服；脾胃虚寒者慎用。

第四节　清热凉血药

清热凉血药，常用于血热妄行之吐血、衄血、血热发斑疹及温热病邪入营血、热甚心烦、舌绛神昏等。热邪入于营分、血分，往往伤阴耗液。清热凉血药，一般适用于热在血分的病证，如果气血两燔，可配合清热泻火药同用。

生 地 黄

【来源】为玄参科植物地黄的新鲜或干燥块根。主产于河南、河北、内蒙古等地。鲜用或干燥切片生用。

【性味归经】甘、苦，寒。入心、肝、肾经。

【功效】清热凉血，养阴生津。

【临床应用】

1. 热入营血，口干舌绛，斑疹吐衄　本品苦寒入营血分，能清热，凉血，止血，用治温热病热入营血，多与玄参、连翘、丹参等同用，如清营汤；用治热病后期，余热未尽，夜热早凉，舌红脉数者，常与知母、青蒿等配伍，如青蒿鳖甲汤；用治血热妄行，斑疹吐衄，常与鲜荷叶、生艾叶、生侧柏叶同用，如四生丸。

2. 阴虚内热，骨蒸劳热　本品甘寒养阴，苦寒泄热，入肾经而滋阴降火，养阴清热，用治阴虚内热，骨蒸劳热，可与知母、地骨皮、青蒿、鳖甲等同用。

3. 津伤口渴，内热消渴，肠燥便秘　本品甘寒质润，既能清热养阴，又能生津止渴，用治热病伤阴，烦渴多饮，常与麦冬、沙参、玉竹等同用，如益胃汤；治阴虚内热之消渴证，可与山药、黄芪等同用；若治温病津伤，肠燥便秘，可配玄参、麦冬，如增液汤。

【用量用法】10～15g，水煎服。鲜品用量加倍，或以鲜品捣汁入药。

【使用注意】脾虚湿滞者不宜使用；腹满便溏者不宜使用。

玄 参

【来源】为玄参科植物玄参的干燥根。主产于浙江，湖北、江苏等地亦产。生用。

【性味归经】甘、苦、咸，微寒。入脾、胃、肾经。

【功效】清热滋阴，泻火解毒。

【临床应用】

1. 热入营血，内陷心包　本品咸寒入血分能清热凉血，用治温病热入营分，身热夜甚、心烦口渴、舌绛脉数者，常与生地黄、丹参、连翘等同用，如清营汤。

2. 咽喉肿痛，瘰疬痰核，痈肿疮毒　本品性味苦咸寒，既能清热凉血，又能泻火解毒，用治咽喉肿痛、大头瘟，可与黄芩、连翘、板蓝根等同用，如普济消毒饮；用治痰火郁结之瘰疬，常与浙贝母、牡蛎等同用，如消瘰丸；用治痈肿疮毒，可与金银花、连翘、蒲公英等同用。

3. 热病伤阴，津伤便秘，骨蒸劳嗽　本品甘寒质润，功能清热生津，滋阴润燥，用治热病伤阴，津伤便秘，常配生地黄、麦冬，如增液汤；治肺肾阴虚，骨蒸劳嗽，可与百合、生地黄、贝母等同用，如百合固金汤。

【用量用法】10~15g，水煎服。

牡 丹 皮

【来源】为毛茛科植物牡丹干燥根皮。产于安徽、山东等地。秋季采挖根部，除去细根，剥取根皮，晒干。生用或炒用。

【性味归经】辛、苦，微寒。入心、肝、肾经。

【功效】清热凉血，活血散瘀。

【临床应用】

1. 温热病热入营血，血热吐衄以及阴虚发热　本品苦寒，入心肝血分，清血分实热，常与鲜生地、赤芍、大黄、水牛角等同用；疗虚热，常与生地黄、知母、青蒿、鳖甲等配伍；治血热妄行，常与鲜茅根、侧柏叶、山栀等同用。

2. 经闭、痛经，跌扑损伤　本品有活血化瘀之功，用治血瘀经闭、痛经，跌扑损伤，常与当归、赤芍、桃仁、红花等同用。

3. 疮痈肿毒、肠痈　本品苦寒，能清热凉血，散瘀消痈，治疗疮痈可配清热解毒药如银花、连翘、地丁草之类；治肠痈初起未成脓者可与大黄、芒硝、桃仁、冬瓜子等同用；已成脓者与红藤、连翘、败酱草同用。

【用量用法】6~12g，水煎服。清热凉血宜生用，活血祛瘀宜酒炙用。

赤 芍

【来源】为毛茛科植物赤芍或川赤芍的干燥根皮。主产于内蒙古、辽宁、河北、四川等地。生用或炒用。

【性味归经】苦，微寒。入肝经。

【功效】清热凉血，活血散瘀。

【临床应用】

1. 温热病热入营血，血热吐衄　本品苦寒入肝经血分，能清肝火，泄郁热，治温毒发斑，常配鲜生地、牡丹皮、水牛角等；治血热吐衄，可配生地黄、大黄、白茅根等。

2. 经闭，跌扑损伤，疮痈肿毒　本品苦寒入肝经血分，有活血散瘀止痛之功，配川芎、当归、桃仁、红花等，可用于经闭及跌扑损伤；配当归、金银花、甘草等，可用于疮痈肿毒。

【用量用法】6～12g，水煎服。

【使用注意】虚寒性经闭等忌用；反藜芦。

第五节　清虚热药

清虚热药药性寒凉，主入阴分，具有清虚热、退骨蒸的作用。主要适用于骨蒸潮热、低热不退等。使用本类药物常配伍养阴及凉血之品，以标本兼治。

青　蒿

【来源】为菊科植物黄花蒿的干燥地上部分。全国各地均产。生用。

【性味归经】苦，寒。入肝、胆经。

【功效】清虚热，除骨蒸，解暑，截疟。

【临床应用】

1. 暑热外感、发热或温热病、发热、恶寒、寒轻热重，以及疟疾　本品苦寒清热，辛香透散，配藿香、佩兰、滑石等用于外感暑热；配黄芩、半夏、竹茹等用于温热病寒热往来及疟疾。

2. 阴虚发热、盗汗　本品苦寒，入肝走血，能退虚热，凉血除蒸，常与秦艽、鳖甲、地骨皮等同用。

【用量用法】6～12g，水煎服，但不宜久煎；或鲜用绞汁服。

地　骨　皮

【来源】为茄科植物枸杞或宁夏枸杞的干燥根皮。全国大部分地区均产。生用。

【性味归经】甘，寒。入肺、肝、肾经。

【功效】凉血退蒸，清肺降火。

【临床应用】

1. 肺热咳嗽、气喘，或痰中夹血　本品甘寒，能清泄肺热，除肺中伏火，常与桑白皮、甘草等同用。

2. 血热出血证　本品甘寒入血分，能清热，凉血，止血，治疗血热出血证，可与白茅根、侧柏叶等同用。

3. 阴虚发热　本品甘寒，能清肝肾之虚热，为退虚热，疗骨蒸之佳品。常与青蒿、鳖甲、白薇、银柴胡等药同用。

【用量用法】9～15g，水煎服。

知识链接

　　地骨皮与丹皮，都能凉血疗虚热，用于阴虚发热。但地骨皮能清泄肺热；而丹皮能清泄肝热，且能清血分实热，又可活血散瘀。前人有"丹皮治无汗之骨蒸，地骨皮治有汗之骨蒸"的说法，但现在临床上没有如此严格的区分，且在用于阴虚发热时，不论有汗或无汗，两药都可以同用。

银柴胡

【来源】为石竹科植物银柴胡的根。主产于西北部、内蒙古等地。切片，生用。

【性味归经】甘，微寒。入肝、胃经。

【功效】凉血，退虚热。

【临床应用】

阴虚发热，小儿疳热　本品甘寒益阴，退热而不苦泄，理阴而不升腾，为清虚热的要药。治阴虚发热，常与青蒿、地骨皮等同用。治小儿疳积发热，常配伍胡黄连、鸡内金、使君子等。

【用量用法】3～10g，水煎服。

表 10 - 1　其他清热药简表

分类	药名	性味归经	功效	主治	用量用法
清热泻火药	芦根	甘，寒。归肺、胃经	清热泻火，生津止渴，除烦止呕，利尿	热病烦渴，胃热呕哕，肺痈，肺热咳嗽，热淋涩痛	15～30g，水煎服
	天花粉	甘、微苦，微寒。归肺、胃经	清热泻火，生津止渴，消肿排脓	热病烦渴，内热消渴，肺热燥咳，疮疡肿毒	10～15g，水煎服
	夏枯草	苦、辛，寒。归肝、胆经	清肝火，散郁结	目赤肿痛，头痛眩晕，瘰疬、瘿瘤	10～15g，水煎服
	淡竹叶	甘、淡，寒。归心、小肠、胃经	清热泻火，除烦利尿	热病烦渴，口疮尿赤，热淋涩痛	6～9g，水煎服
	决明子	甘、苦、咸，微寒。归肝、大肠经	清肝明目，润肠通便	目赤目暗，头痛眩晕，肠燥便秘	10～15g，水煎服
清热燥湿药	龙胆	苦，寒。归肝、胆经	清热燥湿，泻肝胆火	阴肿阴痒，带下湿疹，湿热黄疸，肝火头痛，目赤耳聋，胁痛口苦	3～9g，水煎服
	秦皮	苦、涩，寒。归肝、胆、大肠经	清热燥湿，收涩止痢，止带，明目	湿热泻痢，带下，目赤翳膜	6～12g，水煎服
	苦参	苦，寒。归心、肝、胃、大肠、膀胱经	清热燥湿，杀虫利尿	湿热泻痢，黄疸尿赤，带下阴痒，湿疹疥癣，小便不利	5～10g，水煎服
	白鲜皮	苦，寒。归脾、胃、膀胱经	清热燥湿，祛风解毒	湿疮湿疹，黄疸，风湿热痹	5～10g，水煎服

分类	药名	性味归经	功效	主治	用量用法
清热解毒药	紫花地丁	苦、辛,寒。归心、肝经	清热解毒,凉血消肿	痈肿疔疮,乳痈肠痈,毒蛇咬伤	15~30g,水煎服
	鱼腥草	辛,微寒。归肺经	清热解毒,消痈排脓,利尿通淋	肺痈吐脓,肺热咳嗽,热毒疮痈,湿热淋证	15~25g,水煎服,鲜品加倍
	大青叶	苦,寒。归心、胃经	清热解毒,凉血消斑	热入营血,温毒发斑,喉痹口疮,痄腮丹毒	9~15g,鲜品30~60g,水煎服
	青黛	咸,寒。归肝、肺经	清热解毒,凉血消斑,清肝泻火,定惊	温毒发斑,血热吐衄,咽痛疮肿,咳嗽咯血	1.5~3g,入丸散
	败酱草	辛、苦,微寒。归肝、大肠、胃经	清热解毒,消痈排脓,祛瘀止痛	肠痈肺痈,痈肿疮毒,瘀滞腹痛	6~15g,水煎服,鲜品酌加
	白头翁	苦,寒。归胃、大肠经	清热解毒,凉血止痢	热毒血痢,疮痈肿痛	9~15g,鲜品30~60g,水煎服。外用适量
	马齿苋	酸,寒。归肝、大肠经	清热解毒,凉血止血,止痢	热毒血痢,热毒疮疡,崩漏便血	9~15g,鲜品30~60g,水煎服。外用适量,捣敷患处
	鸦胆子	苦,寒。有小毒。归大肠、肝经	清热解毒,止痢,截疟,腐蚀赘疣	热毒血痢;疟疾	0.5~2g,包裹吞服或压去油服,不宜入煎剂,外用适量
	半边莲	辛,平。归心、小肠、肺经	清热解毒,利水消肿	疮痈肿毒,水肿,小便不利	10~15g,鲜品30~60g,水煎服
	白花蛇舌草	微苦、甘,寒。归胃、大肠、小肠经	清热解毒,利湿通淋	痈疮咽痛,毒蛇咬伤,热淋	15~60g,水煎服
	熊胆	苦,寒。归肝、胆、心经	清热解毒,息风止痉,清肝明目	热极生风,热毒疮痈,目赤障翳	0.25~0.5g,入丸、散
	绿豆	甘,寒。入心、胃经	清热解毒,消暑	暑热烦渴,疮毒痈肿	15~30g,水煎服
清热凉血药	水牛角	苦、咸,寒。归心、肝经	清热凉血,解毒,定惊	温病高热,惊风癫狂;血热斑疹、吐衄;痈肿疮疡,咽喉肿痛	镑片或粗粉15~30g,煎服。宜先煎3小时以上。浓缩粉冲服,每次1.5~3g,每日2次
	紫草	甘、咸,寒。归心、肝经	清热凉血,活血,解毒透疹	热毒发斑;麻疹不透;痈疽,湿疹,水火烫伤	5~10g,水煎服。外用适量,熬膏或用植物油浸泡涂搽
清虚热药	胡黄连	苦,寒。归肝、胃、大肠经	退虚热,清疳热,燥湿热	阴虚骨蒸劳热;疳积发热;湿热泻痢	1.5~9g,水煎服
	白薇	苦、咸,寒。归胃、肝、肾经	清热凉血,利尿通淋,解毒疗疮	阴虚发热;产后虚热,热淋血淋,痈肿疮毒,阴虚外感	5~10g,水煎服

同步训练

一、单项选择题

1. 温热病邪入气分壮热、烦渴、脉洪大，石膏最宜配（　　）
   A. 天花粉　　　　　B. 知母　　　　　　C. 芦根　　　　　　D. 竹叶

2. 利湿力强而清热力微，治梅毒湿疮首选的药是（　　）
   A. 猪苓　　　　　　B. 白茯苓　　　　　C. 土茯苓　　　　　D. 泽泻

3. 能清肝火，又有降血压作用的药物是（　　）
   A. 蒲公英　　　　　B. 紫花地丁　　　　C. 夏枯草　　　　　D. 土茯苓

4. 治疗细菌性痢疾及阿米巴痢疾均有良好效果的药物是（　　）
   A. 白头翁　　　　　B. 马齿苋　　　　　C. 青皮　　　　　　D. 地锦草

5. 既能泻火除烦，又能凉血解毒的药物是（　　）
   A. 竹茹　　　　　　B. 山栀子　　　　　C. 淡竹叶　　　　　D. 淡豆豉

6. 具有清热、解毒、养阴功效的药物是（　　）
   A. 玄参　　　　　　B. 生地黄　　　　　C. 牡丹皮　　　　　D. 连翘

7. 长于清肝火，散郁结的药物是（　　）
   A. 栀子　　　　　　B. 龙胆草　　　　　C. 夏枯草　　　　　D. 青黛

8. 清热泻火药中归肺、胃、肾经的药是（　　）
   A. 知母　　　　　　B. 石膏　　　　　　C. 栀子　　　　　　D. 夏枯草

9. 清虚热药中，治疗骨蒸有汗的首选药物是（　　）
   A. 青蒿　　　　　　B. 地骨皮　　　　　C. 银柴胡　　　　　D. 胡黄连

10. 善治肠痈的清热解毒药是（　　）
    A. 四季青　　　　　B. 鱼腥草　　　　　C. 败酱草　　　　　D. 紫花地丁

11. 下列哪项不是夏枯草的功效（　　）
    A. 清肝热　　　　　B. 清湿热　　　　　C. 散郁结　　　　　D. 降血压

12. 具有清热及止血、安胎功效的是（　　）
    A. 黄连　　　　　　B. 黄芩　　　　　　C. 黄柏　　　　　　D. 龙胆草

13. 具有清热解毒、利咽喉作用的药物是（　　）
    A. 金银花、连翘　　B. 牛黄、蚤休　　　C. 射干、山豆根　　D. 青黛、大青叶

14. 治温热病，肺胃实热首选（　　）
    A. 黄连、黄芩　　　B. 芦根、竹叶　　　C. 知母、石膏　　　D. 银花、连翘

15. 治咽喉肿痛，首选（　　）
    A. 石膏、知母　　　B. 金银花、连翘　　C. 山豆根、马勃　　D. 天花粉、芦根

二、问答题

1. 试述石膏与知母功效应用的异同点。

2. 清热药分几类？各类的功效和适应证是什么？

3. 比较黄连、黄芩、黄柏在功能和主治上的异同。

第十一章　祛风湿药

 知识要点

1. 祛风湿药的含义、功效、临床应用和使用注意事项。
2. 常用祛风湿药的功效和临床应用。
3. 一般祛风湿药的功效及临床应用特点。

凡功能祛除风湿，解除痹痛的药物，称为祛风湿药。

祛风湿药主要适用于风湿痹痛，肢节不利，酸楚麻木以及腰膝痿弱等症，有的偏于祛除风湿，有的偏于通利经络，有的具有补肝肾强筋骨作用，可根据病情适当选用。

痹证多属慢性疾患，为服用方便，可作酒剂或丸散常服；酒剂还能疏通经络，加强祛风湿药的功效。

本类药物辛温香燥，易耗伤阴血，故阴亏血虚者应慎用。

第一节　祛风湿散寒药

祛风湿散寒药多辛苦温，入肝脾肾经。辛以祛风，苦能燥湿，温以散寒，因此，具有祛风胜湿、散寒止痛、舒筋通络等作用，适用于风湿痹痛寒邪较盛者。亦可配伍清热药，用于治疗湿热痹证。

独　　活

【来源】为伞形科植物重齿毛当归的根。主产于四川、湖北、安徽等地。切片，生用。

【性味归经】辛、温，微苦。归肾、膀胱经。

【功效】祛风湿，止痹痛，解表。

【临床应用】

1. 风湿痹痛　本品功善祛风湿，止痹痛，凡风寒湿痹，关节疼痛，无论新久，均可应用，尤以下部之痹痛、腰膝酸痛、两足痿痹、屈伸不利等症为适宜，常与桑寄生、秦艽、牛膝等同用。

2. 风寒表证，兼有湿邪者　本品辛散温通苦燥，能散风寒湿而解表，常与羌活、防风、藁本同用。

本品善入肾经而搜伏风，可治少阴头痛。其祛风湿之功，亦治皮肤瘙痒。

【用量用法】3～9g，水煎服。

【使用注意】本品有化燥伤阴之弊，素体阴虚及血燥者慎用。内风证忌用。

威　灵　仙

【来源】为毛茛科植物威灵仙、棉团铁线莲或东北铁线莲的根及根茎。主产于辽宁、吉林、黑龙江、山东。生用。

【性味归经】辛、咸，温。归膀胱经。

【功效】祛除风湿，治骨鲠。

【临床应用】

1. 风湿痹痛　本品辛散温通，性猛善走，通行十二经，凡风湿痹痛，麻木不仁，无论上下皆可用之，为治风湿痹痛要药。可单用为末，温酒调服。也可配当归、桂心为丸服，如神应丸。

2. 诸骨鲠咽　本品味咸，有软坚消骨鲠之效，可用本品煎汤，缓缓咽下，一般可使骨鲠消失。亦可和米醋、砂糖调服。

【用量用法】6～9g，水煎服。治骨鲠可用30～50g。

木　瓜

【来源】为蔷薇科植物贴梗海棠的成熟果实。主产于安徽、四川、湖北等地。切片，生用。

【性味归经】酸，温。归肝、脾经。

【功效】舒筋活络，除湿和胃。

【临床应用】

1. 风湿痹痛，筋脉拘挛，脚气肿痛　本品味酸入肝，益筋和血，舒筋活络，为治疗顽痹、筋脉拘急的要药。治筋急项强，不可转侧，以木瓜配乳香、没药、生地黄，如木瓜煎；治脚气肿痛，冲心烦闷，常与吴茱萸、槟榔等配伍，如鸡鸣散。

2. 吐泻转筋　木瓜能缓和拘挛，止吐止泻，常与薏苡仁、蚕沙、黄连、吴茱萸等同用，如蚕矢汤。

此外，本品尚有消食作用，可用于消化不良。

【用量用法】6～9g，水煎服。

【使用注意】胃酸过多者不宜用。

第二节　祛风湿清热药

祛风湿清热药多辛苦寒，入肝、脾、肾经。辛能散风，苦以燥湿，寒能清热，故多具有祛风胜湿、通络止痛、清热消肿等作用，宜用于风湿热痹、关节红肿热痛等症。亦可配伍温经散寒药，用于风寒湿痹证。

秦 艽

【来源】 为龙胆科植物秦艽、麻花秦艽、粗茎秦艽或小秦艽的根。前三种按性状不同分别习称"秦艽"和"麻花艽"，后一种习称"小秦艽"。主产于陕西、甘肃、内蒙古、四川等地。生用。

【性味归经】 苦、辛，平。归胃、肝、胆经。

【功效】 祛风湿，止痹痛，退虚热，清湿热。

【临床应用】

1. 风湿痹痛、肌肉或关节拘挛及手足不遂 本品辛散苦泄，能祛风邪，舒经络，风湿痹证不问新久、偏寒偏热，均可配伍应用。痹证见发热、关节红肿等热象者尤为适宜。一般偏热者，可配防己、知母、忍冬藤等；属寒者，配羌活、独活、桂枝、附子等。中风手足不遂者，常与升麻、防风、芍药、当归、白芍、熟地等同用。

2. 骨蒸潮热 本品能退虚热，除骨蒸，为治疗阴虚骨蒸潮热的常用药。可与青蒿、鳖甲、知母、地骨皮等配伍，如秦艽鳖甲散。

3. 湿热黄疸 本品能清利湿热退黄疸，常与茵陈、栀子等配伍。

【用量用法】 5～15g，水煎服。

防 己

【来源】 为防己科植物粉防己（汉防己）的根。汉防己主产于浙江、安徽、江西等地。生用。

【性味归经】 苦、辛，寒。归膀胱、肺经。

【功效】 祛风湿，止痛，利水消肿。

【临床应用】

1. 风湿痹痛 本品药性润而不燥，无论寒湿、湿热或痹证新久，皆可应用。在配伍方面常与防风、羌活、独活、桑枝等同用。此外，本品还常与祛风解表药同用，治疗表证肢体酸痛。

2. 水肿，小便不利 本品苦寒降利，能清热利水，泄下焦膀胱湿热，尤其是下肢水肿，小便不利，常与黄芪、茯苓、泽泻、桂枝、甘草等配伍。

此外，本品有降压作用，可用于高血压病。

【用量用法】 5～10g，水煎服。一般认为汉防己利水消肿作用较强，木防己祛风止痛作用较好。

【使用注意】 本品大苦大寒，易伤胃气，体弱阴虚、胃纳不佳者慎用。

第三节　祛风湿强筋骨药

祛风湿强筋骨药多苦甘温，入肝、肾经。苦能燥湿，甘温补益，故具有祛风湿、补肝肾、强筋骨等作用，主要用于风湿日久累及肝肾所致的腰膝酸软无力、疼痛等风湿痹证。亦可用于肝肾虚损、腰痛、骨痿筋软、半身不遂等。

桑 寄 生

【来源】为桑寄生科植物桑寄生的带叶茎枝。主产于广东、广西等地。生用。

【性味归经】苦，甘、平。归肝、肾经。

【功效】祛风湿，益肝肾，强筋骨，安胎。

【临床应用】

1. 风湿痹痛、腰膝酸痛 本品能祛风湿，舒筋络，尤长于补肝肾，强筋骨。故肝肾不足、腰膝酸痛、筋骨无力者更为适宜。常与独活、牛膝、杜仲、当归等同用，如独活寄生汤。

2. 胎漏下血、胎动不安 本品补肝肾而安胎，可治肝肾虚损，冲任不固之胎漏、胎动不安，常与艾叶、阿胶、杜仲、川续断等配伍。

【用量用法】10~15g，水煎服。

五 加 皮

【来源】为五加科植物细柱五加的根皮。主产于湖北、河南、四川、安徽等地。切厚片，生用。

【性味归经】辛、苦。温。归肝，肾经。

【功效】祛风湿，强筋骨，利尿。

【临床应用】

1. 风湿痹痛，腰膝酸痛 本品辛能散风，苦能燥湿，温能祛寒，治风湿痹痛，可单用浸酒服，也可与羌活、秦艽、威灵仙等配伍应用。

2. 肝肾不足、腰膝酸痛、脚膝痿弱无力、小儿行迟 本品有温补之效，能补肝肾，强筋骨，常与牛膝、木瓜、续断、杜仲等同用。

3. 水肿、小便不利 本品能除湿利水，常与茯苓皮、大腹皮、生姜皮、地骨皮等同用。

【用量用法】4.5~9g，水煎服。

知识链接

五加皮有南北两种，南五加皮补肝肾作用为佳；北五加又称香五加，止痛能力较佳，且有强心之效，可治心脏病水肿，然具毒性，不宜过量久服。

表 11 –1 其他祛风湿药简表

药名	性味归经	功效	主治	用量用法
川乌	辛、苦，热。有大毒。归心、脾、肝、肾经	祛风除湿，散寒止痛	风寒湿痹，诸寒疼痛、跌打损伤	1.5～3g，水煎服。入散剂或酒剂，应减为1～2g，入汤剂应先煎0.5～1小时。外用适量。
乌梢蛇	甘，平。归肝经	祛风通络，定惊止痉	风湿痹痛；一切干湿癣证；破伤风，小儿急、慢惊风，痉挛抽搐等	9～12g，水煎服。散剂，每次2～3g
蚕沙	甘、辛，温。归肝、脾、胃经	祛风湿，和中化浊	风湿痹痛，湿浊内阻，吐泻转筋	5～15g，水煎服。宜布包入煎。外用适量
伸筋草	微苦、辛，温。归肝经	祛风除湿，舒筋活络	风湿痹痛，关节酸痛，屈伸不利	3～12g，煎服
海风藤	辛、苦，微温。归肝经	祛风湿，通经络，活血	风寒痹痛，筋脉拘挛；跌打损伤疼痛	6～12g，水煎服
青风藤	苦、辛，平。归肝、脾经	祛风湿，通经络，利小便	风湿痹证；水肿脚气	6～12g，水煎服
桑枝	微苦，平。归肝经	祛风通络，利关节	风湿痹痛，四肢拘挛	9～15g，水煎服
豨莶草	辛、苦，寒。归肝、肾经	祛风湿，通经络，清热解毒	风湿痹证；疮疡肿毒，湿疹瘙痒	15～20g，水煎服
络石藤	苦，微寒。归心、肝、肾经	祛风通络，凉血消肿	风湿热痹，筋脉拘挛；喉痹，痈疡	6～12g，水煎服
丝瓜络	甘，平。归肺、胃、肝经	祛风，通络，活血	风湿痹痛；胸痹，乳汁不通	4.5～9g，水煎服
千年健	苦、辛，温。归肝、肾经	祛风湿，强筋骨，止痹痛	风湿痹痛，腰膝冷痛，下肢拘挛麻木	5～10g，水煎服
狗脊	苦、甘，温。归肝、肾经	祛风湿，补肝肾，强腰膝	风湿痹痛，腰痛脊强；肾气不固	6～12g，水煎服

同步训练

一、单项选择题

1. 痹证风湿发热、关节红肿者，首选（　　）

   A. 独活　　　　　　　B. 威灵仙　　　C. 桑寄生　　　　　　D. 秦艽

2. 木瓜的适应证是（　　）

   A. 风湿痹痛、筋骨痿软　B. 腰膝酸软　C. 风湿痹痛、筋脉拘挛　D. 急慢惊风

3. 下列哪项不是威灵仙的功能（　　）

   A. 祛风湿　　　　　　B. 补肝肾　　　C. 通经络　　　　　　D. 治骨鲠

4. 川乌适用于下列何种痹证（　　）

　　A. 风痹　　　　　　　　B. 热痹　　　　C. 寒痹　　　　　　　D. 湿痹

5. 具有祛风除湿止痛作用的药物是（　　）

　　A. 威灵仙　　　　　　　B. 蕲蛇　　　　C. 羚羊角　　　　　　D. 罗布麻

6. 中风口眼㖞斜、麻木偏瘫，宜选用（　　）

　　A. 千年健　　　　　　　B. 五加皮　　　C. 蕲蛇　　　　　　　D. 木瓜

7. 既可治风湿痹痛，又可治吐泻转筋的药是（　　）

　　A. 独活　　　　　　　　B. 木瓜　　　　C. 秦艽　　　　　　　D. 防己

8. 具有祛风除湿、退虚热作用的药物是（　　）

　　A. 五加皮　　　　　　　B. 地骨皮　　　C. 青蒿　　　　　　　D. 秦艽

9. 桑寄生的安胎作用是（　　）

　　A. 补气安胎　　　　　　B. 健脾安胎　　C. 清热安胎　　　　　D. 补肾安胎

10. 痹症，见发热、关节红肿等热象者，宜首选（　　）

　　A. 独活　　　　　　　　B. 威灵仙　　　C. 秦艽　　　　　　　D. 木瓜

二、问答题

1. 简述祛风湿药的含义、功能特点、功效和主治病证。

2. 独活与羌活的性能及功用方面有何异同？

第十二章 祛湿药

 知识要点

1. 芳香化湿药、利水渗湿的概念、功效、应用和注意事项。
2. 常用祛湿药的功效和临床应用。
3. 一般祛湿药的功效和应用特点。

祛湿药包括芳香化湿药和利水渗湿药。凡功能化除湿浊，醒悦脾胃的药物，称为芳香化湿药；能通利水道，渗除水湿的药物称为利水渗湿药。

芳香化湿药性味多辛苦温，具有化湿醒脾、悦脾的作用，主要适用于湿困脾胃，呕吐、泄泻等病证；利水渗湿药物味多甘淡，具有利水消肿、利尿通淋、利湿退黄等功效，适用于小便不利、水肿、淋证、黄疸、湿疮、泄泻、带下、湿温、湿痹等水湿所致的各种病证。根据药物药性及功效特点的差异，将利水渗湿药又分为三类，即利水消肿药、利尿通淋药、利湿退黄药。

芳香化湿药性属温燥，易耗伤津液。利水渗湿药易耗伤津液，故对于阴亏津少、肾虚遗精遗尿者宜慎用或忌用。

第一节　芳香化湿药

芳香化湿药性味多辛苦温，主要适用于湿困脾胃、身体倦怠、脘腹胀闷、食欲不振、口甘多涎、大便溏薄、舌苔白腻等症。此外，对湿温、暑温证亦有治疗作用。

藿　香

【来源】为唇形科植物广藿香的地上部分。主产于广东、海南等地。生用或鲜用。

【性味归经】辛，微温。归脾、胃、肺经。

【功效】化湿醒脾，辟秽和中，解暑，发表。

【临床应用】

1. 湿阻中焦　本品气味芳香，为芳香化湿浊的要药。治湿浊内阻，脘腹胀满、食欲不振、恶心呕吐者，常与苍术、厚朴、半夏等配伍。

2. 暑湿证及湿温初起　本品既能化湿，又能解暑，对暑月外感风寒，内伤生冷而致恶寒发热、头痛脘痞、呕恶泄泻者，可与紫苏、半夏、厚朴等同用，如藿香正气散。湿温初起，湿热并重者，每与清热祛湿的滑石、黄芩、茵陈等同用，如甘露消毒丹。

3. 呕吐 本品既能化湿，又能和中止呕，治湿浊中阻所致的呕吐最为适宜。常与半夏、丁香配伍；偏于湿热者，配黄连、竹茹等同用。妊娠呕吐，配砂仁、苏梗等。脾胃虚弱者，配党参、白术等。

【用量用法】5~10g，水煎服，鲜者加倍。

苍 术

【来源】为菊科植物茅苍术（茅术、南苍术）或北苍术的根茎。前者主产于江苏、湖北、河南等地，以产于江苏茅山者质量最好，故名为茅苍术；后者主产于内蒙古、山西、辽宁等地。水或米泔水润透切片，炒微黄用。

【性味归经】辛、苦，温。归脾、胃、肝经。

【功效】燥湿健脾，祛风湿，解表，明目。

【临床应用】

1. 湿阻脾胃、脘腹胀满、湿温初起 本品能祛湿浊，和脾胃，用于湿阻中焦，脘腹胀满，常与藿香、黄芩、苡仁、厚朴、陈皮等药配伍；湿温初起兼有表证者，常与羌活、白芷、防风等同用。

2. 风湿痹证 本品辛散苦燥，长于祛湿，可与薏苡仁、独活、牛膝等同用。

本品尚能明目，用于夜盲症及眼目昏涩。可单用，或与猪肝、羊肝蒸煮同食。

【用量用法】5~10g，水煎服。

厚 朴

【来源】为木兰科植物厚朴或凹叶厚朴的干燥干皮、根皮及枝皮。主产于四川、湖北、安徽等地。姜汁制用。

【性味归经】苦、辛，温。归脾、胃、肺、大肠经。

【功效】燥湿行气，降逆平喘。

【临床应用】

1. 湿阻脾胃、脘腹胀满以及气滞胸腹胀痛，便秘腹胀，梅核气 本品苦燥辛散，能燥湿，又能下气除胀满，为消胀除满之要药，常与苍术、陈皮等配伍用于湿困脾胃、脘腹胀满。对气滞胸腹胀痛，可与木香、枳壳同用；便秘腹胀，可与大黄、枳实同用；治痰气互结之梅核气，可与苏叶、半夏等同用。

2. 痰多咳嗽 本品能燥湿消痰，下气平喘，常与苏子、陈皮、半夏，或麻黄、杏仁等同用。

【用量用法】3~10g，水煎服。

砂 仁

【来源】为姜科植物阳春砂、绿壳砂或海南砂的干燥成熟果实。阳春砂主产于我国广东、云南、广西等地。绿壳砂多来自东南亚，如越南、泰国、缅甸等地。海南砂主产于海南、广东等地。以阳春砂质量为优。打碎生用。

【性味归经】 辛，温。归脾、胃、肾经。

【功效】 化湿行气，温中止泻，安胎。

【临床应用】

1. 湿阻中焦及脾胃气滞　本品辛散温通，气味芳香，为醒脾和胃的良药。若湿浊内阻之脘腹胀满、食欲不振、恶心呕吐者，常与苍术、厚朴、豆蔻等配伍。脾胃虚弱者，配党参、白术等，如香砂六君子汤。

2. 脾胃虚寒吐泻　本品能温中暖胃，止呕止泻，可单用研末吞服，或与干姜、附子等同用。

3. 气滞妊娠恶阻，胎动不安　本品能行气和中而安胎。妊娠中虚气滞而致呕吐、胎动不安者，可与白术、苏梗等配伍。

【用量用法】 3～10g，水煎服，入汤剂宜后下。

第二节　利水消肿药

利水消肿药性味甘淡平或微寒，淡能渗泄水湿，多具有利水渗湿的作用。服药后能使小便通畅，尿量增多，起到利尿消肿的作用。可用于水湿内停之水肿、小便不利，以及泄泻、痰饮等。临证时宜根据不同病证之病因病机，选择适当配伍。

茯　苓

【来源】 为多孔菌科真菌茯苓的干燥菌核。主产于云南、安徽、湖北、河南、四川等地。多于7~9月采挖，挖出后除去泥沙，堆置"发汗"后，摊开晾至表面干燥，再发汗，反复数次至现皱纹、内部水分大部散失后，阴干，称为"茯苓个"；或将鲜茯苓按不同部位切制，阴干，分别称为"茯苓皮"及"茯苓块"。生用。

【性味归经】 甘、淡，平。归心、肺、脾、肾经。

【功效】 利水渗湿，健脾，化痰，宁心安神。

【临床应用】

1. 小便不利，水肿　本品药性平和，为利水退肿之要药。用治表邪不解，随经入腑之蓄水证，或水肿，小便不利，常与猪苓、白术等同用，如五苓散。用治脾肾阳虚水肿，可与附子、生姜等同用，如真武汤。

2. 脾虚诸证，纳呆食少　本品能健脾渗湿，常与人参、白术、甘草同用，如四君子汤。用治脾虚湿泻，常与山药、白术、薏苡仁等同用，如参苓白术散。用治脾虚痰饮内停，常与桂枝、白术等同用，如苓桂术甘汤。

3. 心悸、失眠　本品能益心脾而宁心安神，多与黄芪、当归、远志等同用，如归脾汤。若水气凌心之心悸，多与桂枝、白术、生姜等同用，如茯苓甘草汤。

【用量用法】 10～15g，水煎服。

知识链接

茯苓皮：即茯苓菌核的外皮。性味甘、淡、平。功能利水消肿。适用于水肿，用量、用法同茯苓。茯神：即茯苓菌核中间抱有松根的部分。性味甘、平。功能宁心安神。适用于心悸怔忡、失眠健忘等症。二者用量、用法相同。

泽 泻

【来源】 为泽泻科植物泽泻的干燥块茎。主产于福建、四川、江西等地。产于福建者名建泽泻，质量较好。麸炒或盐水炒用。

【性味归经】 甘，寒。归肾、膀胱经。

【功效】 利水渗湿，泄热。

【临床应用】

1. 小便不利，水肿，泄泻 本品淡渗，能利水渗湿，常与茯苓、猪苓、薏苡仁等同用，以加强利水渗湿作用。若水湿痰饮所致的眩晕，可与白术配伍，如泽泻汤。

2. 下焦湿热 本品性寒，既能清膀胱之热，又能泄肾经之虚火，下焦湿热者尤为适宜。治泄泻、带下、小便淋涩，配木通、车前子等药；若肾阴不足，虚火亢盛，遗精，与熟地黄、牡丹皮等同用。

【用量用法】 5～10g，水煎服。

薏 苡 仁

【来源】 为禾本科植物薏苡的干燥成熟种仁。我国大部分地区均产，主产于福建、河北、辽宁等地。生用或炒用。

【性味归经】 甘、淡，凉。归脾、胃、肺经。

【功效】 利水渗湿，健脾，除痹，排脓消痈。

【临床应用】

1. 小便不利，水肿，脚气 本品淡渗甘补，能利水消肿，健脾补中，用治脾虚湿盛之水肿，小便不利，可与茯苓、白术、黄芪、通草等同用；治脚气水肿，与防己、苍术、木瓜、吴茱萸等同用。

2. 脾虚泄泻 本品能健脾止泻，用于脾虚有湿的泄泻，可与人参、白术、茯苓等配伍。

3. 湿滞痹痛、筋脉拘挛 本品能渗湿除痹，舒筋脉，和挛急，可用于湿滞皮肉筋脉引起的痹痛拘挛，常与独活、防风、桂枝、苍术等配伍。

4. 肺痈、肠痈 本品能清肺肠之热，排脓消痈，治肺痈胸痛、咯吐脓痰，可与鲜芦根、冬瓜子、桃仁、鱼腥草等配伍；治肠痈，可与败酱草、附子等同用。

【用量用法】 10～30g，水煎服。

第三节 利水通淋药

利水通淋药性味多苦寒，或甘淡而寒性较强。主归膀胱、肾经。苦能降泄，寒能清热，走下焦，能清利下焦湿热，长于利尿通淋，多用治小便短赤，热淋、血淋、石淋、膏淋等。

车前子

【来源】为车前科植物车前或平车前的干燥成熟种子。前者分布全国各地，后者分布北方各省。主产于黑龙江、辽宁、河北等地。生用或盐水炙用。

【性味归经】甘，寒。归肝、肾、小肠、肺经。

【功效】清热利水通淋，渗湿止泻，清肝明目，祛痰止咳。

【临床应用】

1. 淋证，水肿　本品甘寒而利，能通利水道，清膀胱热结，是治疗湿热淋证的常用药。常与木通、滑石、萹蓄等清热利湿药同用，如八正散。对水湿停滞之水肿，小便不利，可与猪苓、茯苓、泽泻等同用。

2. 泄泻　本品能利水湿，分清浊而止泻，即利小便以实大便。治小便不利之泄泻，可单用本品研末，米饮送服；或与白术、茯苓、泽泻等同用。

3. 目赤，翳障，视物昏暗　本品能清肝热而明目，用治目赤肿痛，可与菊花、龙胆、黄芩等配伍。若肝肾阴虚，两目昏花，可与熟地黄、菟丝子、枸杞子等同用。

4. 痰热咳嗽　本品入肺经，能清肺化痰止咳，治肺热咳嗽痰多，可与瓜蒌、贝母、枇杷叶等清肺化痰药同用。

【用量用法】9～15g，包煎。

木 通

【来源】为木通科植物木通、三叶木通或白木通的干燥藤茎。木通主产于陕西、山东、江苏等地；三叶木通主产于河北、山西、山东等地；白木通主产于西南地区。生用。

【性味归经】苦，寒。归心、小肠、膀胱经。

【功效】清热利水通淋，清泄心火，通乳，利痹。

【临床应用】

1. 热淋涩痛，水肿　本品能利水消肿，清利湿热，用治膀胱湿热，热淋涩痛，常与车前子、滑石等同用；用于水肿，则与猪苓、桑白皮等同用。

2. 口舌生疮，心烦尿赤　本品能上清心经之火，下泄小肠之热，用治心火上炎，口舌生疮，或心火下移小肠而致的心烦尿赤等，多与生地黄、甘草、竹叶等同用，如导赤散。

3. 经闭乳少　本品能通经下乳，用治乳汁短少或不通，可与王不留行、穿山甲等同用，或与猪蹄炖汤服。用治血瘀经闭，与红花、桃仁、丹参等同用，尤以血热经闭为宜。

4. 湿热痹痛　本品还能通血脉，利关节，治湿热痹痛，多与秦艽、防己、薏苡仁等同用。

【用量用法】3～6g，水煎服。

第四节 利湿退黄药

利湿退黄药多苦寒，入脾、胃、肝、胆经，主要用于湿热黄疸证。若热盛火旺者，可配清热泻火、清热解毒药；湿重者，可与燥湿或化湿药同用；若阴黄寒湿偏重者，则须与温里药配伍应用。

茵 陈

【来源】为菊科植物滨蒿或茵陈蒿的干燥地上部分。我国大部分地区有分布，主产于陕西、山西、安徽等地。生用。

【性味归经】苦、辛，微寒。归脾、胃、肝、胆经。

【功效】清热利湿，退黄疸。

【临床应用】

1. 黄疸 本品善清利脾胃肝胆湿热，使之从小便排出，故为治黄疸要药。若湿热阳黄，可配伍大黄、栀子，如茵陈蒿汤。若寒湿阴黄，多与附子、干姜等配伍，如茵陈四逆汤。

2. 湿疹，湿疮 本品苦微寒，能清利湿热，用治湿热内蕴之湿疹，湿疮，常与黄柏、苦参、蛇床子、地肤子等同用。可煎汤内服或外洗。

【用量用法】6～15g，水煎服。

知识链接

茵陈虽为退黄要药，近人又用治急性无黄疸性肝炎，凡属湿热所致，亦能奏效，则又不必拘之于退黄矣。

金 钱 草

【来源】为报春花科植物过路黄的干燥全草。江南各省均有分布。生用。

【性味归经】甘、咸，微寒。归肝、胆、肾、膀胱经。

【功效】除湿退黄，利尿通淋，解毒消肿。

【临床应用】

1. 湿热黄疸 本品能清肝胆之火，又能除下焦湿热，有清热利湿退黄之效。用治湿热黄疸，常与茵陈、栀子、虎杖等同用。

2. 热淋，石淋 本品能利尿通淋，排除结石，故治石淋尤为多用。可单用大剂量煎汤代茶饮，或与海金沙、鸡内金、滑石等同用。

3. 恶疮肿毒，毒蛇咬伤 本品有解毒消痈之功，用治恶疮肿毒，毒蛇咬伤，可用鲜品捣烂取汁饮，并以渣外敷。

【用量用法】15～60g，水煎服。鲜者加倍，煎服或洗净捣汁饮服。

表12－1　其他祛湿药简表

分类	名称	性味归经	功效	主治	用量用法
芳香化湿药	佩兰	辛，平。归脾、胃、肺经	化湿，解暑	湿滞中焦证；外感暑湿或湿温初起	5～10g，水煎服。鲜品加倍
	白豆蔻	辛，温。归肺、脾、胃经。	化湿行气，温中止呕	湿滞中焦及脾胃气滞的脘腹胀满，不思饮食，呕吐等	3～6g，水煎服。适宜入散剂。入汤剂宜后下
	草豆蔻	辛，温。归脾、胃经	燥湿行气，温中止呕	寒湿中阻，脾胃气滞证；寒凝湿郁，脾虚久泻	3～6g，水煎服
	草果	辛，温。归脾、胃经	燥湿散寒，除痰截疟	寒湿中阻证；疟疾寒热	3～6g，水煎服。去壳取仁捣碎用
利水消肿药	猪苓	甘、淡，平。归肾、膀胱经	利水渗湿	小便不利，水肿，淋浊，带下等	6～12g，水煎服
	玉米须	甘，平。归膀胱、肝、胆经	利水消肿	水肿，小便不利	30～60g，水煎服
	冬瓜皮	甘，凉。归脾、小肠经	利水消肿	水肿，小便不利	9～30g，水煎服
	赤小豆	甘、酸，平。归心、小肠经	利水消肿，利湿退黄，消肿排脓	水肿，脚气；湿热黄疸；疮痈肿痛	9～30g，水煎服
利尿通淋药	滑石	甘、淡，寒。归胃、肺、膀胱经	清热利水通淋，清解暑热	小便不利，淋沥涩痛及湿热泄泻；暑热烦渴，湿热胸闷等	10～20g，包煎。外用适量
	通草	甘、淡，微寒。归肺、胃经	清热利尿，通气下乳	湿热小便不利，淋沥涩痛；产后乳汁不下	3～5g，水煎服
	灯心草	甘、淡，微寒。归心、肺、小肠经	利尿通淋，清心除烦	小便不利，淋沥涩痛；心烦不眠	1～3g，水煎服。或入丸散
	石韦	甘、苦，微寒。归肺、膀胱经	利尿通淋，清热止血	湿热淋证；肺热咳喘证；血热出血证	6～12g，水煎服
	地肤子	辛、苦，寒。归肾、膀胱经	清热利湿，止痒	淋证；皮肤风疹，湿疹，周身瘙痒等	9～15g，水煎服。外用适量
	瞿麦	苦，寒。归心、小肠经	利尿通淋，活血通经	湿热淋证；血热瘀阻之经闭，月经不调	9～15g，水煎服
	海金沙	甘、咸，寒。归膀胱、小肠经	利尿通淋	淋证；小便不利，水肿	6～15g，水煎服
	萆薢	苦，平。归肾、胃经	利湿去浊，祛风除湿	膏淋，白浊；风湿痹证	9～15g，水煎服
利湿退黄药	虎杖	微苦，微寒。归肝、胆、肺经	利胆退黄，清热解毒，活血祛瘀，祛痰止咳	湿热黄疸，淋浊带下；烧烫伤；痈肿疮毒，毒蛇咬伤等	9～15g，水煎服

同步训练

一、单项选择题

1. 夏月外感风寒、内伤暑湿者宜首选（　　）
   A. 麻黄　　　　　　　B. 藿香　　　　　　C. 滑石　　　　D. 苍术

2. 脾经湿热，口中甜腻，苔垢多涎者选用（　　）
   A. 藿香　　　　　　　B. 白豆蔻　　　　　C. 佩兰　　　　D. 黄连

3. 藿香、砂仁、木瓜均可治（　　）
   A. 泻痢　　　　　　　B. 呕吐　　　　　　C. 湿疹　　　　D. 痹痛

4. 厚朴能除胀满，主要用于（　　）
   A. 寒湿胀满　　　　　B. 湿阻气滞胀满　　C. 气虚胀满　　D. 食积胀满

5. 下列哪项不是利水渗湿药的适应证（　　）
   A. 淋证　　　　　　　B. 津液耗损，小便量少
   C. 暑湿泄泻　　　　　D. 黄疸

6. 既能利水通淋，又可清肝明目的药物是（　　）
   A. 金钱草　　　　　　B. 海金沙　　　　　C. 滑石　　　　D. 车前子

7. 能治寒热虚实各种水肿的药物是（　　）
   A. 茯苓　　　　　　　B. 车前子　　　　　C. 木通　　　　D. 泽泻

8. 能健脾利湿除痹排脓，并可作食疗佳品的药物是（　　）
   A. 猪苓　　　　　　　B. 茯苓　　　　　　C. 山药　　　　D. 薏苡仁

9. 具有清热利水渗湿，化痰明目作用的药物是（　　）
   A. 萹蓄　　　　　　　B. 车前子　　　　　C. 瞿麦　　　　D. 泽泻

10. 既能利水通淋，又能清热解暑的药物是（　　）
    A. 青蒿　　　　　　　B. 滑石　　　　　　C. 木通　　　　D. 泽泻

11. 治心火上炎、口舌生疮、小便短赤的最佳药物是（　　）
    A. 车前子　　　　　　B. 滑石　　　　　　C. 木通　　　　D. 泽泻

12. 既能利水通淋，又能清肺止咳的药物是（　　）
    A. 石韦　　　　　　　B. 金钱草　　　　　C. 海金沙　　　D. 茵陈

二、问答题

1. 砂仁与白豆蔻两药的功用有何异同？
2. 泽泻、车前子、滑石功能有何异同？
3. 试述化湿药的概念、性能、适应证及使用注意。
4. 茯苓菌核可分为哪几个来源部分？并指出各自的功能特点？

第十三章　温里药

 知识要点

1. 温里药的概念、功效、应用及注意事项。
2. 常用温里药的功效和临床应用。
3. 一般温里药的功效和应用特点。

凡能温里祛寒，用以治疗里寒证的药物，称为温里药，又称祛寒药。

温里药具有温中祛寒及益火扶阳等作用，适用于里寒证。所谓里寒，包括两个方面：一为寒邪内侵，阳气受困，而见呕逆泻痢、胸腹冷痛、食欲不佳等脏寒证，必须温中祛寒，以消阴翳；一为心肾阳虚，阴寒内生，而见汗出恶寒、口鼻气冷、厥逆脉微等亡阳证，必须益火扶阳，以除厥逆。

本类药物多辛温燥烈，易耗血伤阴，凡实热证、阴虚火旺、津血亏虚者忌用；孕妇宜慎用。暑热、秋燥之季，用量宜少。部分药物有毒，尤应注意炮制、配伍及用量用法。

附　　子

【来源】　为毛茛科植物乌头的子根的加工品。主产于四川、湖北、湖南等地。采挖后除去母根、须根及泥沙。加工炮制为盐附子、白附片、炮附片。

【性味归经】　辛、甘，大热。有毒。归心、肾、脾经。

【功效】　回阳救逆，补火助阳，散寒止痛。

【临床应用】

1. 厥逆亡阳、脉微欲绝　本品能上助心阳，中温脾阳，下补肾阳，为回阳救逆第一品。用治亡阳证，常与人参、干姜、炙甘草同用，如四逆汤。若冷汗淋漓、亡阳厥逆，常配伍人参、龙骨、牡蛎等；如果大出血后引起手足厥冷、汗出脉微，可配伍麦冬、龙骨、牡蛎、人参、五味子，以回阳救阴。

2. 阳虚证　本品辛甘温热，能峻补阳气，用治肾、脾、心诸脏阳衰。肾阳不足、命火衰微、畏寒肢冷、阳痿、尿频，多与肉桂、熟地、菟丝子、山萸肉等同用；如脾阳不振、脘腹冷痛、大便溏泄，可与党参、白术、干姜、炙甘草等同用；若治心阳衰弱，可与人参、桂枝等同用。

3. 风寒痹证 本品能温通经络，有较强的散寒止痛作用，凡风寒湿痹周身骨节疼痛者均可用之，常与桂枝、甘草等同用。

【用量用法】3～15g，水煎服，宜先煎0.5～1小时，至口尝无麻辣感为度。

【使用注意】本品辛热燥烈，易伤阴动火，故热证、阴虚阳亢及孕妇忌用。反半夏、瓜蒌、贝母、白蔹、白及。生品外用，内服须炮制。若内服过量，或炮制、煎煮方法不当，可引起中毒。

干　姜

【来源】为姜科植物姜的干燥根茎。主产于四川、广东、广西等地。切片，生用。

【性味归经】辛，热。归脾、胃、肾、心、肺经。

【功效】温中散寒，回阳通脉，温肺化饮。

【临床应用】

1. 脾胃虚寒、呕吐泄泻、脘腹冷痛，亡阳证 本品辛温燥烈，能温中散寒，健运脾阳，常与党参、白术、炙甘草配伍，如理中丸。若配伍附子，可增强回阳救逆之功，以治阴寒内盛、四肢厥冷的亡阳证。

2. 肺寒咳嗽 本品辛热，入肺经，能温肺散寒化饮，常与细辛、五味子、茯苓、炙甘草等同用，如小青龙汤。

【用量用法】3～10g，水煎服。

【使用注意】本品辛热燥烈，阴虚有热、血热妄行者及孕妇慎用。

肉　桂

【来源】为樟科植物肉桂的干燥树皮。主产于广东、广西、海南、云南等地。多于秋季剥取，刮去栓皮、阴干。因剥取部位及品质的不同而加工成多种规格，常见的有企边桂、板桂、油板桂等。生用。

【性味归经】辛、甘，热。归脾、肾、心、肝经。

【功效】补火助阳，散寒止痛，温经通脉。

【临床应用】

1. 肾阳虚衰，命门火衰之阳痿宫冷 本品辛甘大热，能补火助阳，益阳消阴，为治命门火衰之要药，常与附子、熟地黄、鹿角胶等同用，如肾气丸、右归丸。用治下元虚衰，虚阳上浮所致上热下寒，面赤咽痛、虚喘汗出、心悸失眠，可与山茱萸、五味子、人参等同用，以引火归原。

2. 腹痛，胸痛，寒疝 本品甘热助阳以补虚，辛热散寒以止痛，可治寒邪内侵或脾胃虚寒之腹痛，可单用，或配伍干姜、高良姜、荜茇等。用治胸阳不振，寒邪内侵之胸痹心痛，常与附子、干姜、川椒等同用。用治寒疝腹痛，多与小茴香、沉香、乌药等同用，如暖肝煎。

3. 风寒湿痹，痛经 本品辛散温通，能行气血，运经脉，散寒止痛，常与独活、桑寄生、杜仲等同用，如独活寄生汤。用治寒凝血滞经脉之闭经、痛经，常与当归、川芎、小茴香等同用，如少腹逐瘀汤。

4. 虚阳上浮 本品大热入肝肾，能使因下元虚衰所致上浮之虚阳回归故里，即引火归原。常与山茱萸、五味子、人参、牡蛎等同用。

此外，对于久病气衰血少之证，在补养气血方剂中，加入少量肉桂，可鼓舞气血生长。

【用量用法】1～4.5g，水煎服，宜后下或焗服。研末冲服，每次1～2g。

【使用注意】阴虚火旺，内有实热，血热妄行及孕妇慎用。不宜与赤石脂同用。

知识链接

肉桂为树皮，桂枝为嫩枝，两者同出一木，都有温营血、助气化、散寒凝的作用。但桂枝气薄，主上行而散表寒，走四肢而温通经脉。肉桂气厚，主温中而止痛，且能下行而补肾阳，又可引火归原，常与附子同用，以治阴寒内盛、肾阳不足而出现的呼吸短促、面色浮红、溲清便溏、脉浮大无力等"戴阳"的证候。

吴 茱 萸

【来源】为芸香科植物吴茱萸、石虎或疏毛吴茱萸的干燥近成熟果实。主产于贵州、广西、湖南等地。生用或制用。

【性味归经】辛、苦，热。有小毒。归肝、脾、胃、肾经。

【功效】散寒止痛，降逆止呕，助阳止泻。

【临床应用】

1. 寒凝疼痛 本品入肝经，能疏肝散寒止痛，用治寒凝疼痛，可配温中散寒的干姜或行气止痛的广木香；治寒疝少腹痛，可配理气止痛的乌药、小茴香及川楝子；治脚气疼痛，可配疏肝活络的木瓜；配伍桂枝、当归、川芎等药，治妇女少腹冷痛、经行后期；还可配伍补骨脂、肉豆蔻、五味子，治脾肾虚寒、腹痛泄泻。

2. 胃寒呕吐 本品辛散苦泄，性热祛寒止痛，还能疏肝解郁，降逆止呕，可与干姜、黄连、半夏等同用。

此外，本品研末醋调外敷足心，能引火下行，可治口疮。现代并用以治疗高血压病。

【用量用法】2～5g，水煎服。外用适量。

【使用注意】本品辛热燥烈，易耗气动火，故不宜多服、久服。阴虚有热者忌用。

知识链接

唐代大诗人王维在十七岁时吟诵的七言绝句《九月九日忆山东兄弟》至今脍炙人口："独在异乡为异客，每逢佳节倍思亲。遥知兄弟登高处，遍插茱萸少一人。"古人在重阳节有折茱萸插在头上或盛于囊中以避灾邪的风俗。

表 13 - 1 其他温里药简表

药名	性味归经	功效	主治	用量用法
丁香	辛,温。归脾、胃、肺、肾经	温中降逆,散寒止痛,温肾助阳	胃寒呕吐,呃逆;脘腹冷痛;肾虚阳痿宫冷	1～3g,水煎服
小茴香	辛,温。归肝、肾、脾、胃经	散寒止痛,理气和胃	寒疝腹痛,睾丸偏坠胀痛;少腹冷痛,痛经;胃寒气滞,脘腹胀痛	3～6g,水煎服。外用适量
高良姜	辛,热。归脾、胃经	散寒止痛,温胃止呕	胃寒脘腹冷痛;胃寒呕吐	3～6g,水煎服。研末服,每次3g
胡椒	辛,热。归胃、大肠经	温中散寒,下气消痰	胃寒腹痛,呕吐泄泻;癫痫证	2～4g,煎服研末服,每次0.6～1.5g。外用适量
花椒	辛,热。归脾、胃、肾经	温中止痛,杀虫止痒	中寒腹痛,寒湿吐泻;虫积腹痛;湿疹瘙痒,妇人阴痒	3～6g,水煎服。外用适量,煎汤熏洗

同步训练

一、单项选择题

1. 上助心阳以通脉,中温脾阳以健运,下补肾阳以益火的药是 (　　)

　　A. 附子　　　　　　B. 桂枝　　　　　　C. 干姜　　　　　　D. 肉桂

2. 干姜治喘的机理是 (　　)

　　A. 清肺热　　　　　B. 温肺寒　　　　　C. 降肺气　　　　　D. 敛肺气

3. 温里药具有下列哪项作用 (　　)

　　A. 温里散寒,止痛　　B. 温里散寒,回阳

　　C. 温散寒邪,祛风　　D. 温经散寒,止痛

4. 寒邪偏盛,周身关节疼痛的最佳治疗药物是 (　　)

　　A. 桂枝　　　　　　B. 延胡索　　　　　C. 防风　　　　　　D. 附子

5. 附子久煎的目的是 (　　)

　　A. 煎出有效成分　　B. 缓和药性　　　　C. 阳明头痛　　　　D. 增强散寒作用

6. 吴茱萸善治 (　　)

　　A. 太阳头痛　　　　B. 少阳头痛　　　　C. 阳明头痛　　　　D. 厥阴头痛

7. 治口舌生疮,以何药外敷,可引火下行 (　　)

　　A. 吴茱萸　　　　　B. 附子　　　　　　C. 肉桂　　　　　　D. 茴香

8. 具有温中止痛,杀虫止痒作用的药物是 (　　)

　　A. 花椒　　　　　　B. 高良姜　　　　　C. 吴茱萸　　　　　D. 丁香

二、问答题

1. 简述温里药的性味、功效和主治证。

2. 比较干姜和附子性味功效的异同点。

3. 温里药中哪些药既能温里散寒止痛,又能止呕?

第十四章 泻 下 药

 知识要点

1. 泻下药的概念、功效、应用及使用注意事项。
2. 常用泻下药的性能、功效和临床应用。
3. 一般泻下药的功效和应用特点。

凡能引起腹泻或滑利大肠、促进排便的药物，称为泻下药。

泻下药的性味多苦寒，能通利大便，消除积滞、水饮及其他有害物质，有的还能使实热下泄，具有清热泻火的作用。泻下药主要用于大便秘结，胃肠积滞、实热内结及水肿停饮等里实证。根据本类药物作用的特点及适用范围的不同，分为攻下药、润下药和峻下逐水药三类。

攻下药、峻下逐水药泻下作用峻猛，易伤正气，应中病即止；妇女胎前产后及月经期应忌用。年老体虚，久病体弱及脾胃虚弱者应慎用；对于毒性较强的泻下药，要如法炮制，严格控制剂量，确保用药安全。

一、攻下药

本类药物大多为苦寒沉降之品，既能攻下通便，又能降泻火热。主要适用于实热积滞，里热炽盛，大便秘结，腹满急痛等里实证。还可用于外感热病所致的高热神昏、谵语发狂，或火热上炎所致的头痛、目赤、咽痛、牙龈肿痛、吐血等。

大　黄

【来源】为蓼科植物掌叶大黄、唐古特大黄或药用大黄的根及根茎。掌叶大黄和唐古特大黄称北大黄，主产于青海、甘肃等地；药用大黄称南大黄，主产于四川。秋末茎叶枯萎或次春发芽前采挖。生用，或酒炒，炒炭，或蒸熟用。

【性味归经】苦，寒。归脾、胃、大肠、心包、肝经。

【功效】攻下积滞，凉血解毒，逐瘀通经，止血，利胆退黄。

【临床应用】

1. 积滞便秘　本品有较强的泻下作用，为治疗积滞便秘之要药，又因其性苦寒，热结便秘尤为适宜。常与芒硝、厚朴、枳实配伍。

2. 血热吐衄，咽喉肿痛、目赤肿痛及牙龈肿痛　本品苦降，能泄上炎之火，凉血止血，常与黄连、黄芩、栀子等同用。

3. 瘀血诸证　本品有较好的活血逐瘀通经作用，可下瘀血，清瘀热，为治疗瘀血的常用药，常配伍桃仁、红花、当归等药。

4. 湿热痢疾、黄疸、淋证　本品具有泻下通便，导湿热外出之功，可用治湿热蕴结之证。治湿热痢疾，可单用，或配伍黄连、黄芩、白芍等药；治湿热黄疸，常配伍茵陈、栀子等药；治湿热淋证，可配伍木通、车前子、栀子等药。

近代亦用于治疗病毒性肝炎，急性胆囊炎。

【用量用法】5～15g，水煎服。生大黄泻下力较强，欲攻下者宜生用，入汤剂应后下，研末冲服或开水泡服，久煎则泻下力减弱；酒制大黄泻下力减，而活血力增，适用于瘀血证；大黄炭多用于出血证。

【使用注意】本品攻下破瘀，药性峻烈，易伤正气，非实证不宜用，妊娠期、月经期及哺乳期妇女慎用或忌用。

知识链接

　　大黄能促进肠蠕动，抑制肠内水分吸收，促进排便。大黄泻下的有效成分是蒽醌类，但又含有具有收敛作用的成分鞣质，故泻后又会出现便秘现象。大黄泻下作用受煎煮温度和时间的影响，泻下作用随加热时间延长而减弱。大黄有抗感染作用，对多种革兰阳性菌和阴性菌有抑制作用，其中最敏感的为葡萄球菌、肺炎链球菌、痢疾杆菌等，对流感病毒也有抑制作用。此外，大黄还有抗血栓形成、利胆、保肝、降压、止血和降低血清胆固醇等作用。

芒　硝

【来源】为含硫酸钠的天然矿物经精制而成的结晶体。主产于河北、河南等地。将天然矿物溶于热水中，滤液冷后析出的结晶，称为皮硝；皮硝与萝卜片共煮，取上层液冷后析出的结晶，为芒硝；芒硝风化失去结晶水而成的白色粉末，为玄明粉。

【性味归经】咸、苦，寒。归胃、大肠经。

【功效】泻下通便，润燥软坚，清热泻火。

【临床应用】

1. 积滞便秘　本品能泻下攻积，用于实热积滞，大便秘结，常与大黄相须为用。

2. 咽痛、目赤、口疮及痈肿疮疡　本品外用能清热泻火，消肿软坚，治疗咽喉肿痛，口舌生疮等。

【用量用法】10～15g，冲入药汁内服或以开水溶化后服。外用适量。

【使用注意】孕妇妊娠期、月经期及哺乳期忌用。剂量过大，可引起恶心、呕吐、腹痛等副作用。

知识链接

芒硝因加工不同可分为朴硝、芒硝、玄明粉（元明粉），三者功效基本相同。朴硝杂质较多，泻下作用最强；芒硝质地较纯，泻下作用较缓；玄明粉质地最纯，泻下作用最弱，可根据病情不同选择应用。

二、润下药

润下药大多为植物种子或种仁，富含油脂，味甘质润，主入脾、大肠经，能润燥滑肠，使大便软化，易于排出。其泻下力缓，部分药物兼有滋补之功。适用于年老体弱，产后久病，热病伤津或失血后所致津枯、阴虚、血虚便秘。使用时应根据不同病情，配伍其他药物。

火麻仁

【来源】为桑科植物大麻的果实。各地均有栽培。秋季果实成熟时采收。晒干，打碎生用。

【性味归经】甘，平。归脾、胃、大肠经。

【功效】润肠通便。

【临床应用】

肠燥便秘 本品甘平，质润多脂，能润肠通便，又兼有滋养补虚作用，适用于老人、产妇及体虚津血不足之肠燥便秘。

【用量用法】10～15g，水煎服。打碎入煎剂。

【使用注意】用量不可过大。

三、峻下逐水药

本类药物大多有毒，主入大肠经，泻下作用峻猛，服用后可引起剧烈腹泻，使水液从大便排出。部分药物兼有利尿作用。适用于水肿、鼓胀及悬饮等邪实而正未虚者。

本类药物力峻有毒，易伤正气，应"中病即止"，不可久服，体虚者慎用，孕妇忌用。若正虚邪实者，应配伍补虚药，可采用先攻后补，先补后攻或攻补兼施的方法，以保护正气，并应注意药物炮制、配伍、剂量、用法及禁忌证，以确保用药安全有效。

甘 遂

【来源】为大戟科植物甘遂的块根。主产于山西、陕西等地。春初或秋末采挖。剥去外皮，晒干，醋制用或生用。

【性味归经】苦，寒。有毒。归肺、肾、大肠经。

【功效】泻水逐饮，清肿散结。

【临床应用】

1. 水肿，鼓胀，悬饮　本品苦寒性降，泻下之力峻猛，药后可致连续腹泻，使水饮排出体外，有攻逐水饮之效，尤善行经隧之水湿。

2. 风痰癫痫　本品有逐痰之功，可用于治风痰癫痫之证。

3. 痈肿疮毒　本品外用能消肿散结，治疮毒痈肿，可单用，或配伍三七、生甘草等外敷。

【用量用法】0.5～1g，入丸散剂，不入煎剂。内服醋制，可减低毒性。生品外用适量。

【使用注意】孕妇及虚证忌用。不宜与甘草配伍。

巴　豆

【来源】为大戟科植物巴豆的成熟果实。主产于四川、广西、云南等地。秋季果实成熟而蒴果尚未裂开时采收。晒干，用时破开果壳，用仁或制霜用。

【性味归经】辛、热。有大毒。归胃、大肠、肺经。

【功效】峻下冷积，逐水退肿，祛痰利咽，外用蚀疮。

【临床应用】

1. 寒积便秘　本品辛热，能峻下冷积，适用于寒邪冷积，大便不通，腹满胀痛，甚至气急暴厥者。

2. 腹水鼓胀　本品峻泻，有较强的逐水退肿作用，用治腹水鼓胀，可配伍杏仁、绛矾、神曲等药。

3. 痰壅咽喉，气急喘促，喉闭肿塞，窒息欲死　本品能祛痰利咽，治疗喉痹痰阻。

4. 疮疡脓成而未溃者　本品有蚀腐肉，疗疮毒的作用，常与乳香、没药等同用。

现代用巴豆霜吹喉，用于白喉和喉炎引起的喉梗阻。

【用量用法】0.1～0.3g，入丸散剂。内服多制霜用，以减低毒性。外用适量。

【使用注意】孕妇及体弱者忌用。畏牵牛。服巴豆时，不宜同食热粥、热水等，以免加剧泻下；若药后泻下不止，用黄连、黄柏煎汤冷服，或食冷粥以缓解。

表 14-1　其他泻下药简表

分类	药名	性味归经	功　效	主治	用量用法
攻下药	芦荟	苦、寒。归大肠、胃、肝经	泻下，清肝，杀虫	热结便秘，肝经实火，肝热惊风，小儿疳积，虫积腹痛	1～2g，宜入丸散，不入汤剂外用适量
润下药	郁李仁	辛、苦、甘、平。归脾、大肠、小肠经	润肠通便，利水消肿	肠燥便秘，水肿胀满，脚气浮肿	6～12g，水煎服，打碎入煎
峻下逐水药	大戟	苦、寒，有毒。归肺、肾、脾经	泻水逐饮，消肿散结	胸腹积水，水肿胀满，痰饮结聚，疮痈肿毒	1.5～3g，入丸、散剂。外用适量
	牵牛子	苦、寒，有毒。归肺、肾、大肠经	泻下逐水，祛积杀虫	水肿鼓胀，痰饮喘咳，实热便秘，虫积腹痛	3～6g，水煎服。入丸散剂，每1.5～3g
	芫花	辛、苦，温，有毒。归肺、脾、肾经	泻水逐饮，祛痰止咳，杀虫疗疮	胸胁停水，水肿鼓胀，咳嗽痰喘，涂敷治头疮，顽癣	1.5～3g，入丸散剂，每次0.6g，外用适量

同步训练

一、单项选择题

1. 大黄用以攻下通便，应选用（　　）

    A. 生大黄后下   B. 生大黄先煎   C. 熟大黄   D. 酒炙大黄   E. 大黄炭

2. 具有泻下软坚、清热功效的药物是（　　）

    A. 大黄   B. 芦荟   C. 芒硝   D. 番泻叶   E. 郁李仁

3. 大黄临床上常用治湿热泻痢，是取其何功（　　）

    A. 泻下通便   B. 清热泻火   C. 凉血止血   D. 清热解毒   E. 逐瘀通经

4. 既可润肠通便，又能利水消肿的药物是（　　）

    A. 决明子   B. 生地黄   C. 火麻仁   D. 郁李仁   E. 松子仁

5. 松子仁除润肠通便之功外，还具有的功效是（　　）

    A. 利水消肿   B. 生津止渴   C. 润肺止咳   D. 养血安神   E. 益气健脾

6. 甘遂内服时，宜（　　）

    A. 入汤剂   B. 入丸散   C. 先煎   D. 后下   E. 另煎

7. 甘遂、京大戟、芫花配伍应用时，不宜与下列何药配伍（　　）

    A. 干姜   B. 海藻   C. 人参   D. 甘草   E. 藜芦

8. 除泻水逐饮外，又具祛痰止咳作用的药物是（　　）

    A. 甘遂   B. 京大戟   C. 芫花   D. 商陆   E. 巴豆

9. 具有逐水消肿，破血消癥功效的药物是（　　）

    A. 商陆   B. 牵牛子   C. 千金子   D. 芫花   E. 巴豆

10. 牵牛子不宜与何药配伍（　　）

    A. 芒硝   B. 五灵脂   C. 硫黄   D. 巴豆   E. 郁金

二、问答题

1. 何谓泻下药？主要作用及适应证是什么？

2. 大黄与芒硝均可泻下攻积，但其临床作用有何区别？

第十五章　消　导　药

知识要点

1. 消导药的概念、功效、临床应用及使用注意事项。
2. 常用消导药的性能、功效和临床应用。

凡以消食化积、增进食欲为主要作用的药物，称为消食药，又叫消导药。

消食药性味多甘平，主归脾胃二经。具有消食化积、开胃和中的作用。适用于饮食停滞证。症见脘腹胀满、嗳腐吞酸、恶心呕吐、不思饮食、大便失常等。另对脾胃虚弱、消化不良者，本章也可以配伍使用。

消食药作用虽然缓和，但部分药也有耗气之弊，素体脾胃虚弱而常停食者，当调养脾胃为主，不宜单用或过用消食药，以免再伤脾胃，故素有"久服消人之气"之说；对暴饮暴食，食积时短，症情急重者，当用涌吐法尽快吐出胃中宿食，消食药则缓不济急。

山　楂

【来源】为蔷薇科植物山里红、山楂或野山楂的成熟果实。前两种习称"北山楂"，后一种习称"南山楂"。全国大部分地区有产。秋季果实成熟时采收。北山楂切片、干燥，南山楂直接干燥。生用或炒用。

【性味归经】酸、甘，微温。归脾、胃、肝经。

【功效】消食化积，活血散瘀。

【临床应用】

1. 肉食积滞　本品味酸而甘，微温不热，功擅健脾和中，消积化滞，为消化油腻肉食积滞之要药。凡肉食积滞之脘腹胀满、嗳气吞酸、腹痛便溏者，单用煎服即有效。

2. 泻痢腹痛，疝气疼痛　本品能消积化滞以止痛，其核并能散结。现在常用于治疗急性细菌性痢疾，可单用焦山楂水煎服，亦可配木香、槟榔等。治疝气痛，常与橘核、荔枝核同用。

3. 瘀阻腹痛、痛经　本品性温，通行化滞，有活血祛瘀止痛之功。治产后瘀阻腹痛、恶露不尽，或瘀阻痛经，可与当归、香附、红花同用。

此外，临床常用本品制剂治疗高血压，冠心病及高血脂等。

【用量用法】10～15g，水煎服，大剂量可用至30g。生山楂用于消食散瘀，焦山楂用于止泻止痢。

神　　曲

【来源】为面粉和其他药物混合后经发酵而成的加工品。全国各地均产。其制法是以面粉或麸皮与杏仁泥、赤小豆粉，以及鲜青蒿、鲜苍耳、鲜辣蓼自然汁，混合拌匀，使干湿适宜，做成小块，放入筐内，或以麻叶或楮叶，保温发酵一周，长出黄菌丝时取出，切成小块，晒干即成。生用或炒至略具焦香气用。

【性味归经】甘、辛，温。归脾，胃经。

【功效】消食和胃。

【临床应用】

　　饮食积滞　本品辛以行散消食，甘温健脾开胃，和中止泻，尤宜于饮食积滞兼有外感发热者，常配伍山楂、麦芽、木香等药。

　　此外，凡丸剂中有金石、贝壳类药物者，可用本品糊丸以助消化，如磁朱丸。本品亦有回乳之效，用神曲炒为末冲服可断乳。

【用量用法】6～15g，水煎服，大剂量可用至30g。可入丸散剂。

麦　　芽

【来源】为禾本科植物大麦的成熟果实经发芽干燥而成。全国各地均产。待幼芽长至0.5cm时，晒干。生用或炒黄用。

【性味归经】甘，平。归脾、胃、肝经。

【功效】消食健脾，回乳消胀。

【临床应用】

　　1. 米面薯芋食滞　本品气味俱薄，味甘性温，善健运脾气，为利中有补之品，能促进淀粉类食物的消化。

　　2. 回乳　本品消食导滞，又可宽中下气，气下血降，则乳汁不生，用之回乳有良效。

　　此外，本品兼能疏肝解郁，用于肝气郁滞或肝胃不和之胁痛、脘腹痛等，作为辅助药可与其他疏肝理气同用。

【用量用法】10～15g，大剂量30～120g，水煎服。生麦芽功偏消食健胃，炒用多用于回乳消胀。

【使用注意】哺乳期妇女不宜使用。

知识链接

　　麦芽含淀粉酶、转化糖酶、酯酶、蛋白质分解酶、磷脂、维生素B、麦芽糖、葡萄糖等。本品所含消化酶及维生素B有助消化作用，麦芽煎剂对胃酸与胃蛋白酶的分泌有促进作用，所含淀粉酶不耐高温，煎剂消化淀粉的功效仅相当于粉剂的三分之一，炒黄后效价约丧失一半；生麦芽中所含麦角类化合物有抑制催乳素的分泌作用；麦芽浸膏口服有降低血糖的作用，麦芽粉有保肝作用。

莱菔子

【来源】为十字花科植物萝卜的种子。全国各地均产。初夏采收成熟种子，晒干。生用或妙用。

【性味归经】辛、甘，平。归脾、胃、肺经。

【功效】消食除胀，降气化痰。

【临床应用】

1. 食积气滞　本品味辛能行散，下气消壅，消食化积，尤善行气消胀。故多用治食积气滞所致脘腹胀满、嗳气吐酸、腹痛等。

2. 咳喘痰多、胸闷食少　本品能开能降，通上行下，有消食开胃、化痰止咳、降气平喘之功，可单用，或与白芥子、苏子同用，如三子养亲汤。

【用量用法】6～10g，水煎服。生用涌吐风痰，炒用消食下气化痰。用时宜打碎。

【使用注意】本品辛散耗气，故气虚无食积、痰滞者慎用。不宜与人参同用。

鸡内金

【来源】为雉科动物家鸡的砂囊角质内壁。全国各地均产。杀鸡后，取出鸡肫，立即取下内壁，洗净，晒干。生用、炒用或醋制入药。

【性味归经】甘，平。归脾、胃、小肠、膀胱经。

【功效】健脾消食，涩精止遗，化石通淋。

【临床应用】

1. 饮食积滞，小儿疳积　本品味甘、性平，有较强的消食化积作用，并能健运脾胃，广泛用于米面薯芋肉食等各种食滞证，可单味研末服用，或与山楂、麦芽同用。

2. 肾虚遗精、遗尿　本品味甘而涩，能益脾胃之气，济生化之源，补州都，缩尿止遗。

3. 砂石淋证　本品能消积磨坚、通淋化石，常与金钱草同用。

【用量用法】 3～10g，水煎服；研末服，每次 1.5～3g。研末用效果比煎剂好。

谷　芽

【来源】 为禾本科植物稻的成熟果实，经发芽干燥而成。全国各地均产。生用或炒用。

【性味归经】 甘，温。归脾、胃经。

【功效】 消食化积。

【临床应用】

饮食积滞　在消食化积的功用方面，本品与麦芽颇相似，但作用较麦芽缓和，二者常相互配伍，以增强疗效。本品消食而不耗气，尤宜于脾虚而食积不甚者。

【用量用法】 10～15g，大剂量30g，水煎服。生谷芽长于消食化积，炒谷芽长于消食健胃，焦谷芽偏于消食止泻。

同步训练

一、单项选择题

1. 消化油腻肉食积滞的要药是（　　）
   A. 山楂　　　　　　　B. 麦芽　　　　　　C. 莱菔子　　　　　D. 鸡内金

2. 消食兼可解表的药物是（　　）
   A. 山楂　　　　　　　B. 神曲　　　　　　C. 麦芽　　　　　　D. 鸡矢藤

3. 主治米面薯芋类积滞的药物是（　　）
   A. 神曲　　　　　　　B. 麦芽　　　　　　C. 莱菔子　　　　　D. 鸡内金

4. 临床可广泛用治各种食积及小儿疳积的药物是（　　）
   A. 山楂　　　　　　　B. 稻芽　　　　　　C. 莱菔子　　　　　D. 鸡内金

5. 既散瘀又杀虫的药物是（　　）
   A. 枳实　　　　　　　B. 牵牛子　　　　　C. 麦芽　　　　　　D. 神曲

6. 具消食，理气，下乳功效的药物是（　　）
   A. 砂仁　　　　　　　B. 陈皮　　　　　　C. 冬葵子　　　　　D. 莱菔子

7. 山楂的性味是（　　）
   A. 辛、甘、酸，温　　B. 酸、苦，微温　　C. 酸、甘，微温　　D. 酸、苦，温

二、问答题

1. 试述消食药的性能及功效、主治证。

2. 山楂的适应证有哪些？

3. 比较莱菔子与山楂作用的共同点和不同点。

第十六章 理 气 药

 知识要点

1. 理气药的概念、功效、临床应用和使用注意事项。
2. 常用理气药的性能、功效和临床应用。

以舒畅气机为主要功效，常用以治疗气滞证的药物叫行气药。也称理气药，行气力强者又称破气药。

理气药大多气香性温，味辛而苦。辛能行散，苦泄壅滞，芳香走窜，性温通行。主入脾、胃、肝、肺经。分别具有行气止痛、理气和中、疏肝解郁、行气宽中、破气散结等不同的功效。部分药物有降逆止呕、降气平喘、下气导滞的作用。理气和中类药，主要用治脾胃气滞所致脘腹胀痛、嗳气吞酸、恶心呕吐、腹泻或便秘等。疏肝解郁类药，主要用治肝气郁滞所致胁肋胀痛、抑郁不乐、疝气疼痛、月经不调等。理气宽胸类药，主要用治肺气壅滞所致胸闷胸痛、咳嗽气喘等。

脏腑之间有着密切的联系，肝失疏泄每易导致脾胃气滞，而脾失健运，聚湿生痰也会影响肺气的宣降，故临床应用时既要选择适当的药物，更需注意药物间互相的配合，针对证候处方用药。

本类药物多辛温香燥，易耗气伤阴，故气阴不足者慎用；作用峻猛的破气药更易耗气伤胎，故孕妇慎用；行气药含挥发性成分，入汤剂一般不宜久煎，以免挥发导致有效成分耗散，影响疗效。

陈 皮

【来源】 为芸香科植物橘及其栽培变种的成熟果皮。主产于广东、福建、四川、浙江、江西等地。秋末冬初果实成熟时采收果皮，晒干或低温干燥。以陈久者为佳，故名为陈皮。切丝生用。

【性味归经】 辛、苦、温。归脾、肺经。

【功效】 理气健脾，燥湿化痰。

【临床应用】

1. 脾胃气滞 本品味辛行气，苦能燥湿，温能散寒，入脾胃经，能健脾开胃，行气止痛。对脾胃气滞之脘腹胀痛、嗳气、恶心呕吐、泄泻，用之尤为适宜。

2. 湿阻中焦 本品有燥湿运脾之效。用治湿浊中阻之脘闷腹胀，纳呆倦怠等。

3. 湿痰、寒痰咳嗽 本品既能燥湿化痰，又能温化寒痰，且辛行苦泄能宣肺止咳，故为治痰之要药。

【用量用法】3~10g，水煎服。

【附药】

习惯认为新鲜橘皮味较辛辣，气较燥烈，而经放置陈久后，气味缓和，行而不峻，温而不燥烈，其质量为优，故名为陈皮。橘皮药材以广东新会所产为佳品，奉为道地药材，又称之为广陈皮或新会皮。

橘核：为橘的种子。苦，平。归肝经。功能理气，散结，止痛。用于疝气痛，睾丸肿痛，乳房肿痛及乳房结块等。3~10g，水煎服。

橘络：为橘的中果皮及内果皮之间的纤维束群。甘、苦，平。归肝、肺经。功能行气通络，化痰止咳，用于痰滞经络之胸痛，咳嗽，痰中带血。3~5g，水煎服。

橘叶：为橘树的叶。辛、苦，平。归肝经。功能疏肝行气，消肿散结。用于肝郁气滞，胸胁作痛，乳痈肿痛，乳房结块及癥瘕等。6~10g，水煎服。

化橘红：为芸香科植物化州柚或柚的未成熟或接近成熟的外层果皮。辛、苦，温。归肺、脾经。功能理气宽中、燥湿化痰。用于湿痰或寒痰咳嗽及食积呕恶胸闷等。3~10g，水煎服。

知识链接

橘皮小量煎剂可增强收缩力，使心输出量增加；大剂量时可抑制心脏。鲜橘皮煎剂有扩张血管的作用。所含橘皮苷与甲基橙皮苷均有维生素P样作用，可降低毛细血管的通透性，防止微细血管出血；能拮抗组织胺、溶血卵磷脂引起的血管通透性增加；能增强纤维蛋白溶解、抗血栓形成；有利胆作用。广陈皮在试管内可抑制葡萄球菌、卡他奈菌、溶血性嗜血菌的生长。

青　皮

【来源】 为橘及其栽培变种的幼果或未成熟果实的果皮。产地同橘皮。5~6月间收集自落的幼果，晒干，称为"个青皮"；7~8月间采收未成熟的果实，在果皮上纵剖成四瓣至基部，晒干，习称"四花青皮"。生用或醋炙用。

【性味归经】 苦、辛、温。归肝、胆、胃经。

【功效】 疏肝破气，散结消滞。

【临床应用】

1. 肝气郁滞 本品辛散温通，苦泄下行，入肝胆气分，性锐沉降，有疏肝破气之效。治肝郁胸胁胀痛，乳房胀痛或结块，乳痈肿痛，寒疝疼痛，经行不畅等。

2. 食积气滞腹痛 本品辛行苦降温通，有消积化滞、行气止痛之功。

此外，取本品破气散结之功，可用于气滞血瘀之癥瘕积聚、久疟痞块等。

【用量用法】3～10g，水煎服。醋炙疏肝止痛力强。

枳　实

【来源】为芸香科植物酸橙及其栽培变种，或甜橙的干燥幼果。主产于四川、江西、福建、浙江、湖南、江苏等地。7～8月间采集果实，自中部横切为两半，晒干或低温干燥。用时洗净、闷透，切薄片，干燥。生用或麸炒用。

【性味归经】苦、辛、酸，温。归脾、胃、大肠经。

【功效】破气除痞，化痰消积。

【临床应用】

1. 食积，便秘，痢疾　本品气香味厚，辛开苦降，走而不守，善破气消痞而除胀满，消积导滞而开坚结。

2. 痰滞胸脘痞满，胸痹结胸　本品能行气化痰以消痞，破气除满而止痛。治胸阳不振、痰阻胸痹，痰热结胸，心下痞满，食欲不振。

此外，本品尚可用于胃扩张、胃下垂、脱肛等脏器下垂的病证，可与补气、升阳药同用，以增强疗效。

【用量用法】3～10g，量大可用至15g，水煎服。炒后性较平和。

【使用注意】脾胃虚弱及孕妇慎用。

【附药】

枳壳：为芸香科植物酸橙及其栽培变种的接近成熟的果实（去瓤），生用或麸炒用。性味、归经、功用与枳实同，但作用较缓和，长于行气宽中除胀。用量用法同枳实。

木　香

【来源】为菊科植物木香的根。主产于云南、广西者，称为云木香。主产于四川、西藏等地者为川木香。秋、冬季采挖，晒干。生用或煨用。

【性味归经】辛、苦，温。归脾、胃、大肠、胆、三焦经。

【功效】行气，调中，止痛。

【临床应用】

1. 脾胃气滞　本品辛行苦泄温通，善开壅导滞，升降诸气，能通行脾胃之气滞，为行气止痛之要药。治脾胃气滞，脘腹胀痛，食少便溏。

2. 泻痢里急后重　本品辛行苦降，归大肠经，善行大肠之气滞，为治湿热泻痢，里急后重之要药。

3. 胁痛、黄疸　本品能行气运脾，开郁止痛。故可用治脾失运化、肝失疏泄而致湿热郁蒸、气机阻滞之脘腹胀痛、胁痛、黄疸。

【用量用法】1.5～6g，水煎服。生用行气力强，煨用行气力缓而多用于止泻。

• 知识链接

木香，处方中有广木香、云木香、川木香等不同用名。广木香，产于印度、缅甸、巴基斯坦等地，经我国广州进口，故称广木香；抗日战争前，有人从印度带回木香种子，在云南丽江一带种植，生长良好，称云木香。川木香系另一品种，因主产于四川而得名。广木香质量较川木香为佳。

香 附

【来源】为莎草科植物莎草的根茎。全国大部分地区均产，主产于广东、河南、四川、浙江、山东等地。秋季采挖，燎去毛须，晒干。生用，或醋炙用。

【性味归经】辛、微苦、微甘，平。归肝、脾、三焦经。

【功效】疏肝理气，调经止痛。

【临床应用】

1. 肝气郁滞的胁痛，腹痛 本品辛能通行，苦能疏泄，微甘缓急，为疏肝解郁、行气止痛之要药。治肝气郁结之胁肋胀痛、寒凝气滞、肝气犯胃之胃脘疼痛、寒疝腹痛。治肝郁胀痛，常与柴胡、川芎、枳实等同用；治寒凝气滞之胃脘疼痛，可配高良姜；治寒疝腹痛，多与小茴香、乌药同用。

2. 月经不调，痛经，乳房胀痛 本品有疏肝解郁、行气散结、调经止痛之功，为妇科调经之要药，常与柴胡、川芎、当归等同用。

【用量用法】6~10g，水煎服。醋炙止痛力增强。

川 楝 子

【来源】为楝科植物川楝的成熟果实。我国南方各地均产，以四川产者为佳。冬季果实成熟采收。除去杂质，干燥。生用或炒用。用时打碎。

【性味归经】苦，寒。有小毒。归肝、小肠、膀胱经。

【功效】行气止痛，杀虫疗癣。

【临床应用】

1. 肝胃不和所致诸痛 本品苦寒降泄，能清肝火、泄郁热、行气止痛。多用治肝气郁滞或肝胃不和的胁肋作痛、脘腹疼痛及疝气疼痛，常与延胡索配伍。

2. 虫积腹痛 本品既能驱虫，又能止痛，可用于治疗虫积腹痛，每与槟榔、使君子同用。

此外，以本品焙黄研末，制为软膏涂敷，可用治头癣。

【用量用法】5~10g，水煎服。外用适量。炒用寒性减弱。

【使用注意】本品味苦性寒有毒，不宜过量或持续服用。

表 16 - 1 其他理气药简表

药名	性味归经	功效	主治	用量用法
乌药	辛,温。归肾、脾、肺、膀胱经	行气止痛,温肾散寒	寒凝气滞之胸腹诸痛,下元虚冷之尿频、遗尿	6~10g,水煎服
沉香	辛、苦,微温。归肾、脾、胃经	行气止痛,降逆止呕,温肾纳气	寒凝气滞之胸腹诸痛,胃寒呕吐,下元虚冷,肾不纳气之虚喘	1~5g,水煎服,宜后下
檀香	辛,温。归心、肺、脾、胃经	行气调中,散寒止痛	寒凝气滞,胃脘冷痛,呕吐食少	2~5g,水煎服,宜后下
薤白	辛、苦,温。归肺、大肠、胃经	行气导滞,通阳散结	胃肠气滞之脘腹胀痛,痰瘀阻滞之胸痹	5~10g,水煎服

同步训练

一、单项选择题

1. 不属于理气药主要归经的是（　　）
　　A. 脾经　　　　B. 胃经　　　　C. 肝经　　　　D. 肺经　　　　E. 肾经

2. 治疗脾胃气滞,脘腹胀痛及泻痢里急后重,宜选用（　　）
　　A. 陈皮　　　　B. 枳壳　　　　C. 佛手　　　　D. 木香　　　　E. 大腹皮

3. 陈皮、木香共有的功效是（　　）
　　A. 疏肝理气　　B. 降气止呕　　C. 行气导滞　　D. 理气止痛　　E. 理气健脾

4. 既能破气消积,又能化痰除痞的药物是（　　）
　　A. 枳实　　　　B. 青皮　　　　C. 沉香　　　　D. 川楝子　　　　E. 地骨皮

5. 治疗肝气郁结,月经不调,痛经,乳房胀痛,宜首选的药物是（　　）
　　A. 木香　　　　B. 香附　　　　C. 沉香　　　　D. 檀香　　　　E. 陈皮

6. 善治肝胃气滞,胁痛胸闷,脘腹疼痛,久咳痰多之症的药物是（　　）
　　A. 青皮　　　　B. 大腹皮　　　C. 枳壳　　　　D. 乌药　　　　E. 薤白

7. 具有行气散结、散寒止痛功效的药物是（　　）
　　A. 青皮　　　　B. 橘核　　　　C. 荔枝核　　　D. 橘络　　　　E. 化橘红

8. 既能行气宽中,又能利水消肿的药物是（　　）
　　A. 大腹皮　　　B. 青木香　　　C. 香附　　　　D. 川楝子　　　　E. 乌药

9. 既能行气止痛,又能温肾纳气的药物是（　　）
　　A. 丁香　　　　B. 沉香　　　　C. 檀香　　　　D. 青木香　　　　E. 香附

10. 治肝郁胁痛、月经不调,香附最常与下列何药相须为用（　　）
　　A. 檀香　　　　B. 柴胡　　　　C. 川楝子　　　D. 厚朴　　　　E. 木香

二、问答题

1. 简述理气药的含义、药性、功效及使用注意。

2. 理气药的主治病证有哪些?

3. 比较陈皮和青皮、木香和香附的异同。

第十七章　化痰止咳平喘药

　知识要点

1. 化痰止咳平喘药的基本概念、功能特点及应用注意事项。
2. 常用化痰止咳平喘药的功效、主治和临床应用。
3. 一般化痰止咳平喘药的功效与主治。

凡能祛痰或消痰，以治疗痰证为主要作用的药物，称为化痰药；以制止或减轻咳嗽气喘为主要作用的药物，称为止咳平喘药。

化痰药具有祛痰、消痰之功，主治各种痰证；止咳平喘药具有止咳、平喘之功，主要适用于外感、内伤所致的各种咳喘证。临证应根据病证的不同，有针对性地选择不同的化痰药及止咳平喘药，并应根据痰、咳、喘的不同病因病机进行相应的配伍。如外感而致者，当配解表散邪药；火热而致者，应配清热泻火药；里寒者，配温里散寒药；虚劳者，配补虚药。此外，如癫痫、惊厥、眩晕、昏迷者，则当配平肝息风、开窍、安神药；痰核、瘰疬、瘿瘤者，配软坚散结之品；阴疽流注者，配温阳通滞散结之品。治痰证，除分清不同痰证而选用不同的化痰药外，因"脾为生痰之源"，故常配健脾燥湿药同用，以标本兼顾。又因痰易阻滞气机，"气滞则痰凝，气行则痰消"，故常配理气药同用，以加强化痰之功。

对于温燥之性强烈的刺激性化痰药，凡痰中带血等有出血倾向者，宜慎用；麻疹初起有表邪之咳嗽，不宜单投止咳药，当以疏解清宣为主，以免恋邪而致久喘不已及影响麻疹之透发，对收敛性及温燥之药尤为所忌。

第一节　化痰药

本类药物根据性能特点、作用及适应证的不同，有温化寒痰及清化热痰之分。温化寒痰药多辛苦温燥，主归肺、脾、肝经，具有温化寒痰、燥湿化痰之功，主要适用于寒痰、湿痰所致的咳嗽气喘、痰多色白、舌苔白腻，以及由寒痰、湿痰所致的眩晕、肢体麻木、阴疽流注等。清化热痰药药性多寒凉，主归肺经，具有清化热痰之功，主要适用于热痰证，症见痰黄质稠，咳嗽气喘者；部分药物性润，兼能润化燥痰，可用治燥痰证，症见痰少胶黏难咯，咳嗽气促，口鼻干燥，咽喉干痒者。清热化痰药亦适用于痰热癫痫、中风惊厥、瘿瘤、痰核瘰疬等。

半　夏

【来源】为天南星科植物半夏的干燥块茎。全国大部分地区均有。主产于四川、湖北、江苏等地。一般内服，用姜汁、明矾制过入药。

【性味归经】辛，温。有毒。归脾、胃、肺经。

【功效】燥湿化痰，降逆止呕，消痞散结；外用消肿止痛。

【临床应用】

1. 湿痰、寒痰　本品辛温而燥，为燥湿化痰、温化寒痰之要药，尤善治脏腑之湿痰。治湿痰阻肺，肺气壅滞，咳嗽气逆，痰多色白者，常配伍陈皮，如二陈汤；治湿痰眩晕，配伍天麻、白术等，如半夏白术天麻汤。

2. 胃气上逆之恶心呕吐、呃逆嗳气　本品长于降逆和胃，为止呕要药，各种原因所致的呕吐，皆可随证配伍用之。因其性温燥，长于化痰，故尤宜于痰饮或胃寒所致的呕吐，常与生姜配伍，如小半夏汤。

3. 心下痞、结胸、梅核气　本品辛开散结，化痰消痞。用治寒热互结，心下痞满者，与干姜、黄连、黄芩等同用，如半夏泻心汤；若治痰热结胸，常配瓜蒌、黄连，如小陷胸汤；治气郁痰凝的梅核气，与紫苏、厚朴、茯苓等同用，如半夏厚朴汤。

4. 瘿瘤痰核、痈疽及毒蛇咬伤　本品内服消痰散结，外用又能消肿止痛。治瘿瘤痰核，常配海藻、昆布、贝母等内服，如海藻玉壶汤。治痈疽发背、无名肿毒初起或毒蛇咬伤，用生品研末调敷或鲜品捣敷。

【用量用法】3～9g，水煎服。一般宜制过用，制半夏有姜半夏、法半夏等。姜半夏长于降逆止呕；法半夏长于燥湿。生品多外用，适量涂敷。

【使用注意】反乌头。性温燥，阴虚燥咳、血证、热痰、燥痰应慎用。

知识链接

生半夏对口腔、喉头和消化道黏膜有强烈的刺激性，可导致失音、呕吐、水泻等副反应，严重的喉头水肿可致呼吸困难，甚至窒息。误服生半夏中毒时，可给服姜汁、稀醋、浓茶或蛋白等。必要时给氧或作气管切开。以生姜30g，防风60g，甘草15g，煎汤，先含漱一半，再内服一半，或以醋30～60ml加姜汁少许，漱口或内服。

天　南　星

【来源】为天南星科植物天南星、异叶天南星或东北天南星的干燥块茎。天南星主产于河南、河北、四川等地；异叶天南星主产于江苏、浙江等地；东北天南星主产于辽宁、吉林等地。生用或姜汁、明矾制过用。

【性味归经】苦、辛，温。有毒。归肺、肝、脾经。

【功效】燥湿化痰，祛风止痉；外用散结消肿。

【临床应用】

1. 湿痰、寒痰　本品燥湿化痰之功似半夏而温燥之性更甚，祛痰力较强。治顽痰阻肺，咳喘痰多，胸膈胀闷，常配伍半夏、枳实等，如导痰汤；若治热痰咳嗽者，常配黄芩、瓜蒌等同用。

2. 风痰诸证　本品辛烈善行，专走经络，善祛风痰而止痉。用治风痰眩晕，与半夏、天麻等同用；治风痰留滞经络、半身不遂、手足顽麻、口眼㖞斜等，常与半夏、川乌、白附子等同用，如青州白丸子；若治破伤风角弓反张、痰涎壅盛者，则与白附子、天麻、防风等同用，如玉真散。

3. 痈疽肿痛、蛇虫咬伤　本品外用散结消肿止痛。用治痈疽肿痛、痰核，单用研末醋调敷；若治毒蛇咬伤，可配伍雄黄外敷。

【用量用法】3～9g，水煎服。多制用。外用适量。

【使用注意】阴虚燥痰及孕妇忌用。

白附子

【来源】为天南星科植物独角莲的干燥块茎。主产于河南、甘肃、湖北等地。晒干。或用白矾、生姜制后切片。

【性味归经】辛，温。有毒。归胃、肝经。

【功效】祛风痰，定惊搐，解毒散结，止痛。

【临床应用】

1. 中风痰壅、口眼㖞斜、惊风癫痫、破伤风　本品辛温，善祛风痰而解痉止痛，故适用于上述诸证。治中风口眼㖞斜，常与全蝎、僵蚕等同用；治风痰壅盛之惊风、癫痫，常与半夏、天南星等同用；治破伤风，与防风、天麻、天南星等同用。

2. 痰厥头痛、眩晕　本品既祛风痰，又能止痛，其性上行，尤擅治头面部诸疾，治痰厥头痛、眩晕，常配伍半夏、天南星；治偏头风痛，可与白芷配伍。

3. 瘰疬痰核、毒蛇咬伤　本品功可解毒散结，治瘰疬痰核，可鲜品捣烂外敷；治毒蛇咬伤可磨汁内服并外敷，亦可与其他解毒药同用。

【用量用法】3～6g，水煎服。宜炮制后用。外用适量。

【使用注意】本品辛温燥烈，阴虚血虚动风或热盛动风者、孕妇均不宜用。生品一般不内服。

旋覆花

【来源】为菊科植物旋覆花或欧亚旋覆花的干燥头状花序。主产于河南、河北、江苏等地。生用或蜜炙用。

【性味归经】苦、辛、咸，微温。归肺、脾、胃、大肠经。

【功效】化痰行水，降气止呕。

【临床应用】

1. 咳喘痰多及痰饮蓄结，胸膈痞满　本品化痰降气而平喘咳，除痞满。治寒痰咳喘，常与紫苏子、半夏等同用；若属痰热者，则与桑白皮、瓜蒌等同用；若治顽痰胶结，胸中满闷者，则与海浮石、海蛤壳等同用。

2. 噫气，呕吐　本品善降胃气而止呕逆。治痰浊中阻，胃气上逆，噫气呕吐，胃脘痞硬者，宜与半夏、赭石、生姜等同用，如旋覆代赭汤。

此外，本品有活血通络之效，用治胸胁痛，常与香附等同用，如香附旋覆花汤。

【用量用法】3～9g，水煎服。布包入煎。

【使用注意】阴虚劳嗽、津伤燥咳者忌用。本品有绒毛，易刺激咽喉作痒而致呛咳呕吐，故须布包入煎。

桔　　梗

【来源】为桔梗科植物桔梗的干燥根。全国大部分地区均有。以东北、华北地区产量较大，华东地区质量较优。生用。

【性味归经】苦、辛，平。归肺经。

【功效】宣肺，祛痰，利咽，排脓。

【临床应用】

1. 肺气不宣的咳嗽痰多，胸闷不畅　本品辛散苦泄，开宣肺气而利胸膈，长于祛痰，并可止咳，为治咳嗽痰多之要药，无论寒热皆可应用。用治风寒者，常与紫苏、杏仁等同用，如杏苏散；若治风热者，与桑叶、菊花、杏仁等同用，如桑菊饮；若治胸膈痞闷，痰阻气滞，升降失司者，与枳壳等同用。

2. 咽喉肿痛，失音　本品能宣肺利咽开音。用治外邪犯肺，咽痛失音者，与甘草、牛蒡子等同用；若治热毒壅盛之咽喉肿痛者，则与射干、马勃、板蓝根等同用。

3. 肺痈吐脓　本品能利肺排脓。用治肺痈吐脓、咳嗽胸痛，时出浊唾腥臭，久久吐脓者，常配伍甘草，如《金匮要略》桔梗汤，或与鱼腥草、冬瓜仁等同用。

此外，本品开宣肺气而通二便，用治癃闭、便秘。

【用量用法】3～10g，水煎服。或入丸、散。

【使用注意】本品性升散，凡气机上逆之呕吐、呛咳、眩晕、阴虚火旺咳血等不宜用；胃、十二指肠溃疡者慎服。用量过大易致恶心呕吐。

川　贝　母

【来源】为百合科植物川贝母、暗紫贝母、甘肃贝母或梭砂贝母、太白贝母或瓦布贝母的干燥鳞茎。前三者按不同性状习称"松贝"和"青贝"；后者称"炉贝"。主产于四川、云南、甘肃等地。生用。

【性味归经】苦、甘，微寒。归肺、心经。

【功效】清化热痰，润肺止咳，散结消肿。

【临床应用】

1. 虚劳咳嗽，肺热燥咳　本品性寒清化热痰，味甘质润能润肺止咳，故尤宜于内伤久咳、燥痰、热痰之证。用治肺阴虚劳嗽，久咳有痰者，宜与沙参、麦冬等同用；治肺热、肺燥咳嗽，常配伍知母；若治痰热较甚者，可与蛇胆汁配伍，如成药蛇胆川贝液。

2. 瘰疬、乳痈、肺痈　本品能清热开郁，化痰散结，用治痰火郁结之瘰疬，常与玄参、牡蛎等同用，如消瘰丸；若治热毒壅结之乳痈、肺痈者，常与蒲公英、鱼腥草等同用。

【用法用量】3～10g，水煎服。研末服，1～2g。

【使用注意】不宜与乌头类药材同用。脾胃虚寒及有湿痰者不宜用。

浙贝母

【来源】为百合科植物浙贝母的干燥鳞茎。原产于浙江象山，现主产于浙江鄞县。此外，江苏、安徽、湖南等地亦产。生用。

【性味归经】苦，寒。归肺、心经。

【功效】清热化痰止咳，解毒散结消痈。

【临床应用】

1. 风热、燥热、痰热咳嗽　本品功似川贝母，而性偏苦泄，对于风热咳嗽及痰热郁肺之咳嗽更宜。用治风热咳嗽，常与桑叶、前胡等同用；若治痰热郁肺之咳嗽，常与瓜蒌、川贝母等同用。

2. 瘰疬、瘿瘤、乳痈、肺痈　本品清热散结之功强于川贝母。若治痰火瘰疬结核，可与玄参、牡蛎等同用，如消瘰丸；用治瘿瘤，与海藻、昆布等同用；治疮毒乳痈，多配伍连翘、蒲公英等；内服外用均可治肺痈咳吐脓血，常与鱼腥草、芦根、桃仁等同用。

【用量用法】5～10g，水煎服。

【使用注意】同川贝母。

瓜　蒌

【来源】为葫芦科植物栝楼和双边栝楼的干燥成熟果实。全国大部分地区均产，主产于河北、河南、安徽等地。生用。

【性味归经】甘、微苦，寒。归肺、胃、大肠经。

【功效】清热化痰，宽胸散结，润肠通便。

【临床应用】

1. 痰热咳嗽　本品甘寒而润，善清化热痰、润燥化痰。用治肺热咳嗽痰喘，可单用本品；若痰热较甚，咳嗽痰黄，质稠难咯，胸膈痞满者，可与黄芩、胆南星、枳实等同用，如清气化痰丸；用治燥热伤肺，干咳无痰或痰少质黏，咯吐不利者，常与天花粉、川贝母等同用。

2. 胸痹，结胸　本品利气化痰，宽胸散结。用治痰气互阻，胸阳不振之胸痹，常与薤白同用，如瓜蒌薤白半夏汤；若治痰热结胸，胸膈痞满，按之则痛者，配伍黄连、半夏，如小陷胸汤。

3. 肺痈，肠痈，乳痈　本品消肿散结，用治肺痈咳吐脓血，常与鱼腥草、芦根等同用；若治肠痈，则与大血藤、败酱草等同用；治乳痈初起，红肿热痛，与当归、乳香、没药等同用，如神效瓜蒌散。

4. 肠燥便秘　本品润肠通便。常与火麻仁、郁李仁等同用。

【用量用法】9～15g，水煎服。

【使用注意】本品甘寒而滑，脾虚便溏及湿痰、寒痰者忌用。不宜与乌头类药同用。

> **知识链接**
>
> 瓜蒌入药又有全瓜蒌、瓜蒌皮、瓜蒌仁之分。瓜蒌皮之功，重在清热化痰，宽胸理气；瓜蒌仁之功重在润燥化痰，润肠通便；全瓜蒌则兼有瓜蒌皮、瓜蒌仁之功效。

第二节　止咳平喘药

止咳平喘药味多辛、苦，性温或偏寒，主归肺经，具有止咳平喘之功，主要适于咳嗽气喘证。其止咳平喘之理有宣肺、清肺、润肺、降肺、敛肺及化痰之别，故临证中当审证求因，随证选用不同的止咳平喘药，并进行相应配伍。

苦杏仁

【来源】为蔷薇科植物山杏、西伯利亚杏、东北杏或杏的干燥成熟种子。主产于我国东北、内蒙古、华北等地。生用或炒用。

【性味归经】苦，微温。有小毒。归肺、大肠经。

【功效】止咳平喘，润肠通便。

【临床应用】

1. 咳嗽气喘　本品主入肺经，苦降肺气，有良好的止咳定喘之功，凡咳嗽喘满，无论新久、寒热、虚实，有无外感，均可用之，故为治咳喘之要药。用治属风寒者，与麻黄、甘草同用，如三拗汤；用治属风热者，与桑叶、菊花等同用，如桑菊饮；若治燥热咳嗽，与桑叶、贝母、沙参等同用，如桑杏汤；若治肺热咳喘，与石膏等同用，如麻杏石甘汤。

2. 肠燥便秘　本品质润多脂，味苦降气，润肠通便。常与柏子仁、郁李仁等同用，如五仁丸。

【用量用法】5～10g，水煎服。宜打碎入煎。

【使用注意】阴虚咳喘及大便溏泄者忌用。本品有小毒，用量不宜过大。婴儿慎用。

紫苏子

【来源】为唇形科植物紫苏的干燥成熟果实。主产于江苏、安徽、河南等地。生用或微炒用。

【性味归经】辛，温。归肺、大肠经。

【功效】降气化痰，止咳平喘，润肠通便。

【临床应用】

1. 痰壅气逆，咳嗽气喘　本品长于降肺气以止咳平喘，并可化痰。用治痰壅气逆之喘咳，常与芥子、莱菔子同用，如三子养亲汤；若治上盛下虚之久咳痰喘，则与肉桂、当归、厚朴等同用，如苏子降气汤。

2. 肠燥便秘　本品富含油脂，能润燥滑肠，又能降泄肺气以助大肠传导之功。常与杏仁、火麻仁、瓜蒌仁等同用，如紫苏麻仁粥。

【用量用法】3~10g，水煎服。煮粥食或入丸、散。

【使用注意】阴虚咳喘及脾虚便溏者慎用。

百　　部

【来源】为百部科植物直立百部、蔓生百部或对叶百部的干燥块根。主产于安徽、江苏、湖北等地。生用，或蜜炙用。

【性味归经】甘、苦，微温。归肺经。

【功效】润肺止咳，杀虫灭虱。

【临床应用】

1. 新久咳嗽、百日咳、肺痨咳嗽　本品甘润苦降，微温不燥，功专润肺止咳，凡治咳嗽，无论外感、内伤、暴咳、久嗽，皆可用之。治风寒咳嗽，配伍荆芥、桔梗、紫菀等，如止嗽散；若治久咳不已、气阴两虚者，配伍黄芪、沙参、麦冬等，如百部汤；若治肺痨咳嗽，配伍沙参、麦冬、川贝母等；治百日咳，可单用，或配伍贝母、紫菀、白前等。

2. 头虱、蛲虫、阴道滴虫、疥癣　本品外用能杀虫灭虱。治头虱、体虱，可单用本品酒浸涂擦患处，如百部酊；治蛲虫病，可单用本品浓煎，睡前保留灌肠；治阴道滴虫、阴部瘙痒，可单用，或配伍蛇床子、苦参等煎汤坐浴外洗；若治疥癣，常制成20%乙醇液，或50%水煎剂外搽。

【用量用法】3~9g，水煎服。外用适量。久咳虚喘宜蜜炙用。

枇杷叶

【来源】为蔷薇科植物枇杷的干燥叶。全国大部分地区均有栽培。主产于广东、江苏、浙江等地。生用或蜜炙用。

【性味归经】苦，微寒。归肺、胃经。

【功效】清肺止咳，降逆止呕。

【临床应用】

1. 肺热咳嗽、气逆喘急 本品味苦能降，性寒能清，长于降肺气而止咳平喘，兼能清肺化痰。可单用制膏服用，或与黄芩、桑白皮、栀子等同用；治燥热咳喘、咯痰不爽、口干舌红者，宜配伍桑叶、麦冬、阿胶等，如清燥救肺汤。

2. 胃热呕吐、哕逆 本品又能清胃热、降胃气而止呕逆，常与陈皮、竹茹等同用。

【用量用法】6～10g，水煎服。止咳宜炙用，止呕宜生用。

桑 白 皮

【来源】为桑科植物桑的干燥根皮。全国大部分地区均产，主产于安徽、河南、浙江等地。生用，或蜜炙用。

【性味归经】甘，寒。归肺经。

【功效】泻肺平喘，利水消肿。

【临床应用】

1. 肺热咳喘 本品性寒，能清泻肺火兼泻肺中水气而定嗽平喘，凡肺中火热或水气为患，均可用之。治肺热咳喘，常配伍地骨皮等，如泻白散；若治水饮停肺，胀满喘急，可配伍麻黄、杏仁、葶苈子等；若治肺虚有热而咳喘气短、潮热、盗汗者，则与人参、五味子、熟地黄等同用，如补肺汤。

2. 风水、皮水水肿 本品泻降肺气，通调水道，利水消肿，尤宜用于水肿实证。常配伍茯苓皮、大腹皮等，如五皮饮。

【用量用法】6～12g，水煎服。泻肺、利水宜生用；肺虚咳嗽宜蜜炙用。

葶 苈 子

【来源】为十字花科植物独行菜或播娘蒿的干燥成熟种子。前者称"北葶苈"，主产于河北、辽宁、内蒙古等地；后者称"南葶苈"，主产于江苏、山东、安徽等地。生用或炒用。

【性味归经】辛、苦，大寒。归肺、膀胱经。

【功效】泻肺平喘，利水消肿。

【临床应用】

1. 痰涎壅盛、喘息不得平卧 本品苦降辛散，其性寒凉，功专泻肺中水饮及痰火而平喘咳，常佐大枣以缓其性，如葶苈大枣泻肺汤。

2. 水肿，悬饮，胸腹积水，小便不利 本品泻肺气之壅闭而通调水道，利水消肿。用治腹水肿满属湿热蕴阻者，配伍防己、椒目、大黄等，如己椒苈黄丸；若治结胸之胸胁积水，与杏仁、大黄、芒硝同用，如大陷胸汤。

【用量用法】3～10g，水煎服，包煎。研末服，3～6g。

款 冬 花

【来源】为菊科植物款冬的干燥花蕾。主产于河南、甘肃、山西等地。生用，或蜜炙用。

【性味归经】辛、微苦，温。归肺经。

【功效】润肺下气，止咳化痰。

【临床应用】

咳嗽　本品为治咳常用药，药性功效与紫菀相似，前者长于止咳，后者长于化痰，二者常相须为用。然本品辛温而润，寒嗽尤宜。

【用量用法】5～10g，水煎服。外感暴咳宜生用，内伤久咳宜炙用。

白　果

【来源】为银杏科植物银杏的干燥成熟种子。全国各地均有栽培。主产于广西、四川、河南等地。生用或炒用。

【性味归经】甘、苦、涩，平。有毒。归肺、肾经。

【功效】敛肺定喘，止带缩尿。

【临床应用】

1. 哮喘痰嗽　本品性涩而收，味苦而泄，敛肺气，定喘咳，兼化痰，为治喘咳所常用。

2. 带下、淋浊、小便频数、遗尿　本品收涩而固下焦，治妇女带下，属脾肾亏虚者最宜，常配伍山药、莲子等药；治遗尿，尿频，常配伍熟地、山萸肉、覆盆子等。

【用量用法】5～10g，捣碎水煎服。

【使用注意】本品有毒，不可多用，小儿尤当注意。过食白果可致中毒，出现腹痛、吐泻、发热、紫绀以及昏迷、抽搐，严重者可呼吸麻痹而死亡。

表 17-1　其他化痰止咳平喘药简表

药名	性味归经	功效	主治	用量用法
白芥子	辛，温。归肺经	温肺化痰，利气散结	寒痰喘咳，悬饮；阴疽流注，肢体麻木，关节肿痛	3～9g，水煎服。外用适量，研末调敷，或作发泡用
白前	辛、苦，微温。归肺经	降气化痰	咳嗽痰多，气喘	3～10g，水煎服
竹茹	甘，微寒。归肺、胃、心、胆经	清热化痰，除烦，止呕	肺热咳嗽，痰热心烦不寐；胃热呕吐	5～15g，水煎服。生用清化热痰，姜汁炙用止呕
竹沥	甘，寒。归心、肺、肝经	清热豁痰，定惊利窍	痰热咳喘；中风痰迷，惊痫癫狂	30～50ml，冲服
天竺黄	甘，寒。归心、肝经	清化热痰，清心定惊	小儿惊风，中风癫痫，热病神昏；痰热咳喘	3～9g，水煎服；每次0.6～1g，研粉冲服
前胡	苦、辛，微寒。归肺经	祛痰降气，宣散风热	痰热咳喘；风热咳嗽	3～10g，水煎服

续表

药名	性味归经	功效	主治	用量用法
海藻	苦、咸,寒。归肝、胃、肾经	消痰软坚,利水消肿	瘿瘤,瘰疬,睾丸肿痛;脚气浮肿及水肿	6～12g,水煎服
海蛤壳	咸,寒。归肺、胃经	清肺化痰,软坚散结	肺热,痰热咳喘;瘿瘤痰核;水气浮肿,小便不利;胃痛泛酸,湿疮、烫伤	10～15g,水煎服;蛤粉包煎
海浮石	咸,寒。归肺、肾经	清肺化痰,软坚散结,利尿通淋	痰热咳喘;瘰疬,瘿瘤;血淋、石淋	10～15g,水煎服。打碎先煎
瓦楞子	咸,平。归肺、胃、肝经	消痰软坚,化瘀散结,制酸止痛	瘰疬,瘿瘤;癥瘕痞块;肝胃不和,胃痛吐酸	9～15g,水煎服,打碎先煎。每次1～3g,研末服。生用消痰散结;煅用制酸止痛
礞石	甘、咸,平。归肺、心、肝经	坠痰下气,平肝镇惊	顽痰、老痰胶固之证,症见咳喘痰壅难咯,气逆喘咳;惊痫	10～15g,水煎服,宜打碎布包先煎
胖大海	甘,寒。归肺、大肠经	清肺化痰,利咽开音,润肠通便	肺热声哑,咽喉疼痛,咳嗽;燥热便秘,头痛目赤	2～3枚,沸水泡服或煎服
紫菀	苦、辛,温。归肺经	润肺、化痰、止咳	咳嗽有痰	5～10g,水煎服
马兜铃	苦,微寒。归肺、大肠经	清肺化痰,止咳平喘	肺热咳喘;痔疮肿痛或出血	3～9g,水煎服。外用适量。一般生用,肺虚久咳炙用

同步训练

一、单项选择题

1. 制南星用何辅料炮制而成 (　　)

　　A. 盐　　　　　　　　　B. 童便　　　　　　　　　C. 猪胆汁

　　D. 甘草,石灰　　　　　E. 生姜,白矾

2. 化痰药治痰证时最常配伍 (　　)

　　A. 平肝、安神药　　　　B. 健脾、泻下药　　　　　C. 健脾、理气药

　　D. 补气、消食药　　　　E. 补肺、健脾药

3. 善治脏腑湿痰的药物是 (　　)

　　A. 白前　　　　　　　　B. 白附子　　　　　　　　C. 半夏

　　D. 白芥子　　　　　　　E. 皂荚

4. 善治经络之风痰而上行头面的药物是 (　　)

　　A. 半夏　　　　　　　　B. 天南星　　　　　　　　C. 皂荚

D. 白芥子　　　　　　　　E. 白附子

5. 具有燥湿化痰，祛风解痉功效的药物为（　　　）

 A. 半夏　　　　　　　B. 胆南星　　　　　　　C. 天南星

 D. 白芥子　　　　　　E. 皂荚

6. 能祛顽痰，通窍开闭，祛风杀虫的药物为（　　　）

 A. 半夏　　　　　　　B. 天南星　　　　　　　C. 旋覆花

 D. 白芥子　　　　　　E. 皂荚

7. 善治头面部疾患，祛风痰解痉的药物是：

 A. 半夏　　　　　　　B. 皂荚　　　　　　　　C. 白附子

 D. 白芥子　　　　　　E. 胆南星

8. 治疗痰浊痹阻之胸痹，首选（　　　）

 A. 白芥子　　　　　　B. 天南星　　　　　　　C. 浙贝母

 D. 川贝母　　　　　　E. 瓜蒌

9. 下列除哪项外均为竹沥的适应证（　　　）

 A. 痰热咳喘　　　　　B. 中风痰迷　　　　　　C. 小儿惊风

 D. 胃热呕吐　　　　　E. 痰火癫狂

10. 治疗痰热咳嗽兼有便秘者，宜首选（　　　）

 A. 川贝母　　　　　　B. 浙贝母　　　　　　　C. 瓜蒌仁

 D. 前胡　　　　　　　E. 竹茹

11. 竹茹治呕吐最宜者为（　　　）

 A. 胃阴虚呕吐　　　　B. 胃气虚呕吐　　　　　C. 食积呕吐

 D. 胃热呕吐　　　　　E. 胃寒呕吐

12. 百部偏于（　　　）

 A. 宣肺止咳　　　　　B. 化痰止咳　　　　　　C. 清肺止咳

 D. 润肺止咳　　　　　E. 温肺止咳

13. 旋覆花入煎剂宜（　　　）

 A. 后下　　　　　　　B. 先煎　　　　　　　　C. 另煎

 D. 包煎　　　　　　　E. 冲服

14. 能降气化痰，止咳平喘的药物为（　　　）

 A. 桔梗　　　　　　　B. 苏子　　　　　　　　C. 百部

 D. 紫菀　　　　　　　E. 白果

15. 具有清肺化痰、止咳平喘之功的药物为（　　　）

 A. 苏子　　　　　　　B. 马兜铃　　　　　　　C. 瓜蒌

 D. 旋覆花　　　　　　E. 白果

二、问答题

1. 化痰止咳平喘药有何特点？使用时应注意什么？

2. 半夏、天南星、旋覆花、桔梗、川贝母、瓜蒌、苦杏仁、款冬花各有什么功效？

3. 比较半夏与天南星、川贝母与浙贝母功用的异同点。

第十八章　理　血　药

知识要点

1. 理血药的基本概念、分类、功效及应用注意事项。
2. 常用理血药的功效与临床应用。
3. 一般理血药的功效与主治。

凡能调理血分，治疗血分疾病的药物，统称为理血药。

血分疾病，一般可分为血虚、血热、血瘀、血溢（即出血）四种类型。治法不外乎血虚宜补血，血热宜凉血，血瘀宜活血化瘀，血溢宜止血。其中补血药与凉血药已分别列入补益药、清热药中叙述，本章只介绍活血化瘀药与止血药两类。

第一节　活血化瘀药

凡以通畅血行、消散瘀血为主要作用的药物，称活血化瘀药，或活血祛瘀药，简称活血药，或化瘀药。其中活血祛瘀之力峻猛者，又称破血逐瘀药。

活血化瘀药味多辛、苦而性温，辛能散瘀行滞，苦能泄利通降，温可通行血脉，促进血行。本类药物善于走散通行，能促进血行，消散瘀血，具有调经、止痛、消癥、消肿、消痈、通痹等作用，适用于血行失畅、瘀血阻滞之证。瘀血既是病理产物，又是多种疾病的致病因素。所以本章药物主治范围广泛，遍及内、妇、儿、外、伤各科。如内科之头、胸、腹、四肢诸痛，而痛如针刺，痛处固定者，体内癥瘕积聚，中风半身不遂，肢体麻木，关节痹痛日久，血证之出血色紫夹有血块，妇产科痛经、闭经、产后恶露不尽、腹痛，外伤科之跌仆损伤肿痛，痈肿疮疡等，均可应用活血化瘀药。

活血化瘀药的使用，应针对病情，根据药物寒温、猛缓之性和功效特点，加以选择，并作适当的配伍。由于人体气血之间的密切关系，气滞可导致血瘀，血瘀也常兼气滞，故本类药物常需与行气药同用，以增强活血化瘀的功效。寒凝血瘀者，当配伍温里药以温通血脉，助活血化瘀药消散瘀滞；若热灼营血而致血瘀者，当配伍清热凉血药；痹证、疮痈，则应与祛风湿药或清热解毒药同用；癥瘕痞块，应同软坚散结之品配伍；瘀血而兼正虚，又当配伍相应的补虚药，以消补兼施。

本类药物易耗血动血，不宜用于月经过多、血虚经闭者。有催产下胎作用和活血作用强烈的药物，孕妇禁用。

川 芎

【来源】为伞形科植物川芎的干燥根茎。主产于四川。切片或酒炒用。

【性味归经】辛，温。归肝、胆、心包经。

【功效】活血行气，祛风止痛。

【临床应用】

1. 血瘀气滞诸痛 本品辛散温通，既能活血，又能行气，为"血中气药"，是妇科活血调经之要药，治妇女月经不调、经闭、痛经、产后瘀滞腹痛等。用治月经不调，常与当归、桃仁、香附等同用。若血瘀经闭、痛经，配伍赤芍、桃仁等，如血府逐瘀汤。若产后恶露不行，瘀滞腹痛，配伍当归、桃仁等，如生化汤。本品又能"中开郁结"，用于内科疾病。治肝郁气滞，胁肋疼痛者，常配伍柴胡、白芍、香附等，如柴胡疏肝散。治瘀血停滞，胸胁刺痛，可与桃仁、红花、当归、柴胡等同用，如血府逐瘀汤。若心脉瘀阻，胸痹心痛者，常配伍丹参、桂枝、檀香等。近代以川芎及以川芎为主的复方治冠心病、心绞痛，有较好疗效。此外，本品为外伤科常用之品。外科之疮疡痈肿，脓已成而正虚难溃者，配伍黄芪、当归、皂角刺以托毒排脓，如透脓散。治跌仆损伤，瘀血肿痛，常与三七、乳香、没药等同用，以活血消肿止痛。

2. 头痛、风湿痹痛 本品辛温升散，能"上行头目"，祛风止痛，为治头痛之要药，无论风寒、风热、风湿，以及血虚、血瘀头痛，均可随证配伍用之。用治外感风寒头痛，常与白芷、细辛等同用，如川芎茶调散；用治风热头痛，与菊花、石膏、僵蚕等同用；用治风湿头痛，可与羌活、防风、藁本等同用，如羌活胜湿汤；用治血瘀头痛，可与当归、桃仁、红花等同用，如血府逐瘀汤；用治血虚头痛，可与当归、地黄、白芍等同用。故前人有"头痛不离川芎"之说。用治肢体疼痛麻木，风湿痹证，常与独活、桂枝、防风等祛风湿通经络药同用，以祛风活血止痛。

【用量用法】3～10g，水煎服。

【使用注意】本品味辛，性偏温燥，且有升散作用，故阴虚火旺、多汗者不宜使用。又本品性善走窜，活血行气之力较强，故月经过多者亦不宜应用。

延 胡 索

【来源】为罂粟科植物延胡索的干燥块茎。主产于浙江、江苏、湖北等地。生用，或醋炙用。

【性味归经】辛、苦，温。归心、肝、脾经。

【功效】活血，行气，止痛。

【临床应用】

气血瘀滞诸痛 本品辛散温通，为活血行气止痛之要药。既能入血分以活血祛瘀，又能入气分以行气散滞，尤以止痛效用卓著。《本草纲目》称其"能行血中气滞，气中血滞，故专治一身上下诸痛"，无论何种痛证，均可配伍应用。治胸痹心痛，与瓜蒌、薤白或丹参、川芎等同用。治胃痛，与白术、枳实、白芍等同用。治肝郁气滞胁肋胀痛，与柴胡、郁金等同用。治妇女痛经、产后瘀滞腹痛，与当归、红花、香附等同用。治寒疝腹痛，与小茴香、吴茱萸等同用。治跌打损伤，与乳香、没药同用。治风湿痹痛，与秦艽、桂枝等同用。

【用量用法】 3~10g，水煎服。研末服，1.5~3g，温开水送服。多醋炙后用，可加强止痛之功。

郁　　金

【来源】 为姜科植物温郁金、姜黄、广西莪术或蓬莪术的干燥块根。前两者分别习称"温郁金"和"黄丝郁金"，其余按性状不同习称"桂郁金"或"绿丝郁金"。温郁金主产于浙江，以温州地区出产的为道地药材；黄丝郁金及绿丝郁金主产于四川；桂郁金主产于广西。冬季茎叶枯萎后采挖，煮或蒸至透心，晒干。生用或矾水炙用。

【性味归经】 辛、苦，寒。归肝、肺、心经。

【功效】 活血止痛，行气解郁，清心凉血，利胆退黄。

【临床应用】

1. 气滞血瘀诸痛　本品味辛能散能行，既能活血祛瘀而止痛，又能行气解郁而达疏泄肝郁之效。善治肝病，临床常与丹参、柴胡、香附、木香等配伍。用于妇科，治妇女经行腹痛、乳胀，常与柴胡、山栀等同用。用于内科，治胸胁疼痛，常配伍丹参、延胡索、苦杏仁等以疏肝宣肺，活血止痛。治胁下癥积，配伍鳖甲、莪术等以化瘀消癥。

2. 热病神昏，癫痫痰闭　本品辛散苦泄，入心经，能解郁开窍，且其性寒，兼有清心之功。治湿温病湿浊蒙闭心窍者，配伍石菖蒲、栀子等。治癫狂、癫痫痰火蒙心者，配伍白矾，如白金丸。

3. 肝胆湿热黄疸、胆石症　本品性寒入肝胆经，能清热利胆退黄。治肝胆湿热黄疸，配伍茵陈、山栀等；若湿热煎熬成石之胆石症，常配伍金钱草等以利胆排石。

4. 血热妄行之出血　本品味苦性寒而入血分，有凉血止血之功，常与生地黄、牡丹皮、栀子、牛膝等同用。

【用量用法】 3~10g，水煎服。研末服，2~5g。

【使用注意】 不宜与丁香同用。

乳　　香

【来源】 为橄榄科植物乳香树及其同属植物的干燥树脂。主产于非洲索马里、埃塞俄比亚等地。野生或栽培。入药多醋炙。

【性味归经】 辛、苦，温。归心、肝、脾经。

【功效】 活血行气止痛，消肿生肌。

【临床应用】

1. 外伤科跌打损伤，疮疡痈肿　本品既能活血化瘀止痛，又能活血消痈，去腐生肌，为外伤科要药。治跌打损伤，瘀滞肿痛，常与没药、血竭等配伍，如七厘散；治疮疡肿毒初起，红肿热痛，常与金银花、白芷、没药等配伍，以清热解毒，活血消肿，如仙方活命饮；若痈疽、瘰疬、痰核，肿块坚硬不消，配伍没药、麝香、雄黄以解毒消痈散结，如醒消丸；治疮疡破溃，久不收口，常配伍没药研末外敷，如海浮散；亦可与儿茶、血竭等同用。

2. 瘀血阻滞诸痛　本品辛散温通，能活血行气止痛，又能化瘀伸筋蠲痹，故用治心腹瘀痛、癥瘕积聚及风湿痹痛诸证。治心腹瘀痛，癥瘕积聚，常与当归、丹参、没药等同用，如活络效灵丹。治风寒湿痹，肢体疼痛麻木，常与羌活、独活、秦艽等同用，如蠲痹汤。

【用量用法】3～5g，煎汤或入丸、散，宜炒去油用。外用适量，生用或炒用，研末外敷。

【使用注意】本品气浊味苦，故内服不宜多用；胃弱者慎用，孕妇及无瘀滞者忌用。

没　　药

【来源】为橄榄科植物没药树或其他同属植物皮部渗出的油胶树脂。主产于非洲索马里、埃塞俄比亚以及印度等地。炒用。

【性味归经】辛、苦，平。归心、肝、脾经。

【功效】活血止痛，消肿生肌。

【临床应用】

本品功效主治与乳香相似。治跌打损伤，瘀滞肿痛，外科痈疽肿痛，疮疡溃后久不收口以及一切瘀滞心腹诸痛，常与乳香相须为用。二者之区别在于乳香偏于行气、伸筋，没药偏于散血化瘀。

【用量用法】3～5g，炮制去油，多入丸散用。

【使用注意】同乳香。

丹　　参

【来源】为唇形科植物丹参的根及根茎。全国大部分地区均有，主产于江苏、安徽、四川、河南、山西等地。生用或酒炙用。

【性味归经】苦，微寒。归心、肝经。

【功效】活血调经，凉血消痈，安神。

【临床应用】

1. 各种瘀血阻滞　本品功能活血祛瘀，能内达脏腑而化瘀滞，外利关节而通脉络，并善调妇女经水，为妇科要药，常用治妇女月经不调，痛经，经闭，产后腹痛属瘀血阻滞者。可单味为末，酒调服，亦常与当归、川芎、益母草等同用。亦可用于瘀血阻滞所致心胸、脘腹疼痛及癥瘕积聚、风湿痹痛等，若治瘀血阻滞之胸痹心痛，脘腹疼痛，常与檀香、砂仁等同用，如丹参饮；若治癥瘕积聚，常配伍三棱、莪术以祛瘀消癥；若治风湿痹痛，肢体关节疼痛，常与防风、秦艽等祛风湿药同用；若治跌打损伤，瘀滞作痛，常与当归、红花、川芎等活血祛瘀之品同用。

2. 用于疮疡痈肿　本品性寒凉血，又能活血，有清瘀热以消痈肿之功，常与金银花、连翘等清热解毒药同用。

3. 热扰心神或血不养心之烦躁失眠　本品入心经，性寒凉，能清心凉血，除烦安神，且有养血之功。治热病邪入心营之心烦不寐，配伍生地黄、黄连、竹叶心，如清营汤；治心血不足，血不养心，心火偏旺之心悸失眠，则配伍生地黄、酸枣仁、柏子仁等，如天王补心丹。

【用量用法】10～15g，水煎服。活血化瘀宜酒炙用。

【使用注意】反藜芦。

红　花

【来源】为菊科植物红花的干燥花。全国各地多有栽培，主产于河南、浙江、四川等地。生用。

【性味归经】辛，温。归心、肝经。

【功效】活血通经，祛瘀止痛。

【临床应用】

1. 血滞经闭，痛经，产后瘀滞腹痛　本品辛散温通，专入血分，活血通经止痛作用较强，为治血瘀证的常用之品。故常用于因血瘀所致的经闭、痛经等症，单用即可奏效，常与桃仁、当归、川芎等同用，如桃红四物汤。

2. 癥瘕积聚，心腹瘀痛及跌打损伤，血脉闭塞之疼痛　本品能活血祛瘀消癥，通畅血脉，消肿止痛。治癥积，与三棱、莪术等同用；治跌打损伤，瘀滞肿痛，与苏木、乳香、没药等同用，或用红花酊、红花油涂擦；治心脉瘀阻、胸痹心痛，与桂枝、瓜蒌、丹参等同用。

3. 斑疹色暗，热郁血瘀　本品功能活血祛瘀化滞消斑，常配伍当归、紫草、大青叶等以活血凉血，泄热解毒。

【用量用法】3～10g，水煎服。外用适量。

【使用注意】本品祛瘀力强，故孕妇忌服，有出血倾向者慎用。

知识链接

> 番红花（藏红花）：以往多来自国外，货少价贵，现我国已有生产。味甘性寒，有与红花相似的活血祛瘀、通经止痛作用，而力量较强，又兼有凉血解毒之功，尤其适宜斑疹不透或疹色晦暗不鲜活者及温病热入血分证。用量1.2～3g。

桃　仁

【来源】为蔷薇科桃或山桃的成熟种子。全国大部分地区均产，主产于中南部地区。生用或炒用。

【性味归经】苦、甘,平。有小毒。归心、肝、大肠经。

【功效】活血祛瘀,润肠通便。

【临床应用】

1. 瘀血所致的经闭、痛经,产后瘀滞腹痛,癥积,跌打损伤及肺痈,肠痈 本品味苦而入心肝血分,善泄血分之壅滞,祛瘀力较强,应用范围较广。临床治血瘀经闭、痛经,常与红花、当归、川芎等同用,如桃红四物汤。治产后瘀滞腹痛,常配伍炮姜、川芎等,如生化汤。治癥积痞块,配伍三棱、莪术等。治跌打损伤,瘀肿疼痛,常与当归、红花、大黄等,如复元活血汤。用治热壅血滞之肺痈、肠痈,常与清热药同用,以清热解毒活血消痈,如苇茎汤、大黄牡丹汤。

2. 肠燥便秘 本品为种仁,含油脂,能润燥滑肠,常与杏仁、柏子仁等同用,如五仁丸。此外,本品有止咳平喘作用,还可用治咳嗽气喘,常与杏仁等同用。

【用量用法】5~10g,水煎服,宜捣碎入煎。

【使用注意】孕妇忌服,便溏者慎用。本品有小毒,不可过量,过量可出现头痛、目眩、心悸,甚至呼吸衰竭而死亡。

益 母 草

【来源】为唇形科益母草的干燥地上部分。全国各地均产。鲜用、生用或熬膏用。

【性味归经】苦、辛,微寒。归肝、心包、膀胱经。

【功效】活血调经,利水消肿,清热解毒。

【临床应用】

1. 血滞经闭、痛经、经行不畅,产后瘀滞腹痛、恶露不尽 本品苦泄辛散,主入血分,善于活血祛瘀调经,为妇科经产要药,故有益母之名。可单用熬膏服,如益母草流浸膏、益母草膏。亦常配伍当归、川芎、赤芍等,以加强活血调经之功。

2. 水肿,小便不利 本品有利尿消肿之功,又因其具有活血化瘀作用,对水瘀互阻的水肿尤为适宜。可单用,亦可与白茅根、泽兰等同用。

3. 疮痈肿毒,皮肤瘾疹 本品能活血散瘀以止痛,又有清热解毒消肿之功,治疮痈肿毒,皮肤瘾疹,可单用外洗或外敷,也可配伍黄柏、蒲公英、苦参等煎汤内服。

【用量用法】9~30g,水煎服;鲜品12~40g。或熬膏、入丸剂。外用适量,捣敷或煎水外洗。

【使用注意】孕妇慎用。

牛 膝

【来源】为苋科植物牛膝(怀牛膝)的根。主产于河南。生用或酒炙用。

【性味归经】苦、甘、酸,平。归肝、肾经。

【功效】活血通经,补肝肾,强筋骨,利水通淋,引火(血)下行。

【临床应用】

1. **瘀血阻滞的经闭、痛经、月经不调、产后腹痛及跌打伤痛** 本品功善活血通经，祛瘀止痛。多用治妇科经产诸疾，常与桃仁、红花、当归等同用。亦能祛瘀疗伤，治跌打损伤，腰膝瘀痛者，与续断、当归、乳香、没药等同用。

2. **肾虚腰痛及久痹腰膝酸痛乏力** 本品归肝、肾二经，制用能补肝肾，强筋骨，尤以怀牛膝为佳。且性善下行，长于治疗下半身腰膝筋骨酸痛。治肝肾亏虚，腰痛膝软者，常与杜仲、续断、熟地黄等补肝肾药同用；若痹痛日久，腰膝酸痛者，常与独活、桑寄生等同用。若湿热下注，足膝痿软，则与苍术、黄柏同用，如三妙丸。

3. **淋证，水肿，小便不利** 本品性善下行，能利水通淋。治热淋、血淋、砂淋等配伍冬葵子、瞿麦、滑石等。治水肿小便不利，与茯苓、泽泻等同用。

4. **头痛、眩晕、吐血、衄血等火热上炎、阴虚火旺之证** 本品味苦泄降，能导热下泄，引血下行，以降上炎之火。如肝阳上亢之头痛眩晕目赤，则配伍赭石、牡蛎等平肝潜阳，如镇肝息风汤；若阴虚火旺，虚火上炎所致之齿龈肿痛，口舌生疮，可与熟地黄、石膏、知母同用以清胃滋阴降火，如玉女煎；若气火上逆，迫血妄行之吐血、衄血，则与白茅根、山栀、赭石等泻火凉血药同用，以引血下行，降火止血。

【用量用法】 5～12g，水煎服。活血通经、利水通淋、引火下行宜生用，多用川牛膝；补肝肾强筋骨宜酒炙用，多用怀牛膝。

【使用注意】 孕妇及月经过多者忌用。

> ### 知识链接
>
> 牛膝有川牛膝和怀牛膝之分。两者均能活血通经，补肝肾，强筋骨，利水通淋，引火（血）下行。但川牛膝长于活血通经，怀牛膝长于补肝肾，强筋骨。用量用法二者相同。

鸡 血 藤

【来源】 为豆科植物密花豆的干燥藤茎。主产于广西。生用或熬制鸡血藤膏用。

【性味归经】 苦、甘，温。归肝、肾经。

【功效】 行血补血，调经止痛，舒筋活络。

【临床应用】

1. **月经不调、经行不畅、痛经、血虚经闭** 本品既能活血，又能补血，对血瘀、血虚之证均适用。若因瘀滞者，则配伍川芎、红花、香附等以活血化瘀调经；若因血虚者，则配伍当归、熟地黄等以养血调经。

2. **风湿痹痛及手足麻木、肢体瘫痪、血虚萎黄** 本品能养血活血，舒筋活络，治风湿痹痛、关节痛、肢体麻木，与祛风湿药同用；治中风肢体瘫痪，与益气养血、活血通络药同用。用于血虚萎黄，则与补益气血药同用。

【用量用法】 9～15g，大剂量可用30g，煎服；或浸酒服，或熬成膏服。

王不留行

【来源】为石竹科植物麦蓝菜的干燥成熟种子。全国各地均产，主产于江苏、河北、山东等地。生用或炒用。

【性味归经】苦，平。归肝、胃经。

【功效】活血通经，下乳，消痈，利尿通淋。

【临床应用】

1. 血瘀经闭、痛经 本品善于通利血脉，行而不滞，有活血通络之功，常与当归、川芎、红花等同用。

2. 产后乳汁不下，乳痈 本品走血分，归肝、胃经，能行血脉，通乳汁，治产后乳汁不通，配伍穿山甲等可增强通乳之力；若产后气血亏虚，乳汁稀少者，则配伍黄芪、当归或配当归、猪蹄。治乳痈，本品苦泄宣通，能活血消痈，常与瓜蒌、蒲公英等同用。

3. 热淋、血淋、石淋 本品有利尿通淋作用。常与石韦、瞿麦相须为用。

【用量用法】5～10g，水煎服。

【使用注意】孕妇慎用。

土 鳖 虫

【来源】为鳖蠊科昆虫地鳖或冀地鳖的雌虫干燥体。全国均产，主产于湖南、湖北、江苏等地。用沸水烫死，晒干或烘干。

【性味归经】咸，寒。有小毒。归肝经。

【功效】破血逐瘀，续筋接骨。

【临床应用】

1. 跌打损伤、筋断骨折、瘀肿疼痛 本品活血疗伤，续筋接骨，为伤科所常用，治骨折伤痛，配伍自然铜、骨碎补、乳香等以祛瘀接骨止痛；亦可单味研末调服，或研末黄酒冲服。骨折伤筋后筋骨软弱，常配伍续断、杜仲等壮筋续骨，达到促进骨折愈合和强筋骨的目的。

2. 血瘀经闭、产后瘀滞腹痛、癥积 本品入肝经血分，能逐瘀通经消癥。治妇女瘀血经闭及产后瘀滞腹痛，常配伍大黄、桃仁等；若干血成痨、经闭腹满，则与水蛭、虻虫、地黄等同用，如大黄䗪虫丸。治癥积痞块，则配伍柴胡、桃仁、鳖甲等以化瘀消癥，如鳖甲煎丸。

【用量用法】3～10g，水煎服。研末服，1～1.5g，以黄酒送服为佳。外用适量。

【使用注意】孕妇忌服。

骨 碎 补

【来源】为水龙骨科植物槲蕨的干燥根茎。主产于湖北、四川、浙江、广东、广西等地。生用或砂烫用。

【性味归经】苦，温。归肝、肾经。

【功效】活血续伤，补肾强骨。

【临床应用】

1. 跌仆闪挫或金创、筋骨损伤、瘀肿疼痛　本品能行血脉、续筋骨、疗伤止痛。治跌仆损伤，可单用本品浸酒服，并外敷；治金创伤筋断骨，与自然铜、没药等同用。

2. 肾虚腰痛脚弱、耳鸣耳聋、牙痛、久泻　本品甘温入肝肾经，有温补肾阳、强筋骨、益虚损之功，治肾虚腰痛脚弱，配伍补骨脂、牛膝等；治肾虚耳鸣、耳聋、牙痛，配伍熟地黄、山茱萸等；治肾虚久泻，《本草纲目》单以本品研末，入猪肾中煨熟食之。此外，本品还可治斑秃、白癜风等。

【用量用法】3～9g，水煎服。外用适量。

莪　术

【来源】为姜科植物蓬莪术、广西莪术或温郁金的干燥根茎。主产于广西、四川、浙江等地。生用或醋炙用。

【性味归经】辛、苦，温。归肝、脾经。

【功效】破血行气，消积止痛。

【临床应用】

1. 癥瘕积聚，经闭，心腹瘀痛　本品辛散苦泄温通，既能破血逐瘀，又能行气止痛，用于气滞血瘀、食积日久所致的癥瘕积聚以及气滞、血瘀、食积、寒凝之痛证，常与三棱相须为用。治妇科经闭腹痛，常配伍当归、红花、三棱等；治胁下痞块疟母，可与三棱、丹参、柴胡、鳖甲等同用；治胸痹心痛，与川芎、丹参等同用。若体虚而瘀血久留不去者，可与黄芪、党参等同用以攻补兼施。

2. 食积脘腹胀痛　本品不仅消血瘀癥积，还能破气消食积，治食积腹痛常与青皮、槟榔等同用。此外，本品还可用于跌打损伤、瘀肿疼痛，亦取其化瘀消肿止痛之功。

【用量用法】6～9g，水煎服。醋炙后可加强祛瘀止痛作用。

【使用注意】本品破血力强，孕妇及月经过多者忌用。

水　蛭

【来源】为环节动物水蛭科蚂蟥、水蛭或柳叶蚂蟥的干燥全体。我国大部分地区均产。生用，或用滑石粉烫后用。

【性味归经】咸、苦，平。有小毒。归肝经。

【功效】破血消癥，逐瘀通经。

【临床应用】

癥瘕积聚、血瘀经闭及跌打损伤　本品咸苦入血分，功擅破血逐瘀，作用较为峻猛。治癥瘕、经闭，常与三棱、桃仁、红花等同用；若体虚者，与人参、当归等补益气血药同用，以防伤正。治跌打损伤，与苏木、自然铜等同用。

【用量用法】1～3g，水煎剂。研末服，0.3～0.5g，以入丸散或研末服为宜。

【使用注意】本品为破血逐瘀之品，孕妇忌服。

穿 山 甲

【来源】为脊椎动物鲮鲤科穿山甲的鳞片。主产于广西、广东、贵州等地。一般炮制后用，或砂烫干燥，或炮后再以醋淬后用。

【性味归经】咸，微寒。归肝、胃经。

【功效】活血消癥，通经下乳，消肿排脓。

【临床应用】

1. 癥瘕、经闭，以及风湿痹痛　本品性善走窜，治经闭，配伍当归、红花等；治风湿痹痛、关节不利、麻木拘挛，配伍蕲蛇、蜈蚣、羌活、独活等。

2. 产后乳汁不下　本品能疏通气血而下乳，因气血壅滞而乳汁不下者，可单用，或配伍王不留行；若气血亏虚而乳汁稀少者，则与黄芪、当归等补益气血药同用。

3. 痈肿疮毒，瘰疬　本品能活血消痈，消肿排脓，可使未成脓者消散，已成脓者速溃。治痈肿初起，配伍金银花、天花粉、皂角刺等以解毒活血消痈，如仙方活命饮；治脓成未溃者则配伍黄芪、当归、皂角刺以托毒排脓，如透脓散；治瘰疬，则配伍夏枯草、贝母、玄参以消瘰散结。

【用量用法】5～10g，水煎服。研末服，1～1.5g。

【使用注意】孕妇及痈肿已溃者忌用。

姜 黄

【来源】为姜科植物姜黄的干燥根茎。主产于四川、福建。生用。

【性味归经】辛、苦，温。归肝、脾经。

【功效】活血行气，通经止痛。

【临床应用】

1. 血瘀气滞之心腹胸胁痛，经闭，产后腹痛，跌打损伤　本品辛散温通，能活血行气，使瘀散滞通而痛解。用治心腹痛，常与延胡索、乌药、桂心等同用；治经闭或产后腹痛，配伍当归、川芎、红花等；用治跌打损伤，常与苏木、乳香等同用。

2. 风湿肩臂痛　本品辛散苦燥温通，外散风寒湿邪，内行气血，通经止痛，尤长于行肢臂而除痹痛，常与羌活、防风、当归等同用。此外，以本品配伍白芷、细辛为末外用可治齿痛及牙龈肿胀疼痛；配伍大黄、白芷、天花粉等外敷，可用于疮疡痈肿，如如意金黄散；另用本品外敷可用于皮癣痛痒。

【用量用法】3～10g，水煎服。外用适量。

【使用注意】血虚无气滞血瘀者慎用；孕妇忌用。

表 18 – 1　其他活血化瘀药简表

药名	性味归经	功效	主治	用量用法
五灵脂	苦、咸、甘，温。归肝经	活血止痛，化瘀止血	瘀血阻滞诸痛证；出血证属瘀血所致者	5～10g，水煎服。包煎，或入丸散用。外用适量。
泽兰	苦、辛，微温。归肝、脾经	活血祛瘀调经，利水消肿	妇科血瘀经闭、痛经、产后瘀滞腹痛；跌打损伤及痈肿	6～12g，水煎服。外用适量
自然铜	辛，平。归肝经	散瘀止痛，接骨疗伤	跌打损伤，骨折筋断，瘀肿疼痛	3～9g，水煎服。多入丸散，醋淬研末服，每次0.3g
血竭	甘、咸，平。归心、肝经	活血定痛，化瘀止血，生肌敛疮	跌打损伤及其他瘀滞心腹疼痛，外伤出血及疮疡不敛等	内服，多入丸散，研末服，每次1～2g。外用适量，研末撒敷
苏木	甘、咸，平。归心、肝、脾经	活血祛瘀，消肿止痛	跌打损伤，骨折伤筋，瘀滞肿痛；妇科经产瘀证；痈肿疮毒	3～9g，水煎服。
三棱	苦、辛，平。归肝、脾经	破血行气，消积止痛	与莪术基本相同，常相须为用	5～10g，水煎服。醋炙可加强止痛
虻虫	苦，微寒。有小毒。归肝经	破血消癥，逐瘀通经	癥瘕积聚，血瘀经闭及跌打损伤	1～1.5g，水煎服；研末服，0.3g
干漆	辛、温。有毒。归肝、脾经	破瘀通经，消积杀虫	瘀血经闭，癥瘕积聚，虫积腹痛	2～5g，内服。入丸散，不入煎剂

第二节　止血药

　　凡以制止体内外出血，治疗各种出血病证为主要作用的药物，称为止血药。

　　因本类药物的药性有寒、温、散、敛之异，故其作用有凉血止血、温经止血、化瘀止血、收敛止血之别，主要适用于各种出血证，如咯血、咳血、吐血、衄血、便血、尿血、崩漏、紫癜及外伤出血等。临床中应用止血药时，必须根据出血原因和病情的不同，选择相应的止血药，并根据病情进行相应的配伍。若血热妄行者，宜选凉血止血药，并配伍清热泻火、清热凉血药、滋阴降火药；若瘀血内阻者，宜选化瘀止血药，并配伍行气活血药；若虚寒性出血者，宜选温经止血药，并配伍温经散寒药；若气虚出血者，宜选收敛止血药，并配伍补气药。

　　应用凉血止血药、收敛止血药时，因凉血止血易凉遏而留瘀，收敛止血药易收涩恋邪而留瘀，所以凡出血兼有瘀血者不宜单独使用，应酌加活血化瘀药，以免恋邪留瘀；如出血过多、气随血脱者，须急投大补元气药，以益气固脱。止血药多炒炭用，以加强止血之功。

大　蓟

【来源】为菊科植物蓟的干燥地上部分。全国大部分地区均产。生用或炒炭用。

【性味归经】甘、苦，凉。归心、肝经。

【功效】凉血止血，散瘀解毒消痈。

【临床应用】

1. 血热出血　本品性寒凉入血分，能凉血止血，凡血热妄行所致的吐血、咯血、衄血、崩漏、尿血等均可用之，尤多用于吐血、咯血及崩漏。

2. 热毒痈肿　本品味苦性寒，能清热解毒、散瘀消痈，内外痈疽皆可用。尤以鲜品为佳。

【用量用法】9～15g，鲜品可用30～60g，水煎服。外用适量，捣敷患处。

小　蓟

【来源】为菊科植物刺儿菜的干燥地上部分。全国大部分地区均产。生用或炒炭用。

【性味归经】甘、苦，凉。归心、肝经。

【功效】凉血止血，散瘀解毒消痈。

【临床应用】

1. 血热出血　本品性凉，入心、肝二经，功能凉血止血，主治血热所致的各种出血病证。可单用本品捣汁服，或配伍大蓟、侧柏叶等，如十灰散。又兼能利尿通淋，尤善治尿血、血淋，常与生地黄、滑石、淡竹叶等同用，如小蓟饮子。

2. 热毒痈肿　本品清热解毒，散瘀消痈，用治热毒疮疡初起。其散瘀消痈之功略逊于大蓟。

【用量用法】5～12g，鲜品可用30～60g，水煎服。外用适量，捣敷患处。

地　榆

【来源】为蔷薇科植物地榆或长叶地榆的干燥根。前者产于我国南北各地，后者习称"绵地榆"，主要产于安徽、浙江、江苏等地。生用，或炒炭用。

【性味归经】苦、酸、涩，微寒。归肝、大肠经。

【功效】凉血止血，解毒敛疮。

【临床应用】

1. 血热出血　本品性寒味苦而酸涩，有凉血止血、收敛止血之功，可用治多种血热出血之证。又因其性下降，尤善治下焦血热之便血、痔血、血痢、崩漏等，常与槐角、防风等同用，如槐角丸。

2. 烫伤、湿疹、疮疡痈肿　本品苦寒能泻火解毒，味涩能敛疮，为治烫伤之要药，可单味研末，麻油调敷，或与黄连、冰片同用，可减少渗出液，减轻疼痛，促进愈合。

【用量用法】9～15g，水煎服。外用适量。止血多炒炭用，解毒敛疮多生用。

【使用注意】本品性寒酸涩，凡虚寒性便血、下利、崩漏及出血有瘀者慎用。对于大面积烧伤病人，不宜使用地榆制剂外涂，以防其所含鞣质被大量吸收而引起中毒性肝炎。

侧 柏 叶

【来源】为柏科植物侧柏的干燥枝梢和叶。全国各地均有产。生用或炒炭用。

【性味归经】苦、涩，寒。归肺、肝、脾经。

【功效】凉血止血，化痰止咳，生发乌发。

【临床应用】

1. 血热出血　本品性寒而味苦涩，既能凉血止血，又能收敛止血。用治因血热导致的吐血、咯血、衄血、便血、崩漏尤为适宜。单用有效，或与荷叶、生地黄等同用，如四生丸。

2. 肺热咳嗽　本品性寒，入肺经，能清肺热，化痰止咳。用治肺热咳嗽痰多者，可单味使用，或与贝母、半夏等清热化痰药同用。

此外，本品尚有生发乌发之效，适用于血热脱发、须发早白。

【用量用法】6～12g，水煎服。止血炒炭用；化痰止咳生用。外用适量。

白 茅 根

【来源】为禾本科植物白茅的干燥根茎。全国各地均有产，但以华北地区较多。春、秋二季采挖，除去须根及膜质叶鞘，洗净，晒干，切段生用。

【性味归经】甘，寒。归肺、胃、膀胱经。

【功效】凉血止血，清热利尿。

【临床应用】

1. 血热出血　本品味甘性寒能凉血止血，兼能利尿，尤善治尿血、血淋。可单用茅根煎汁或鲜品捣汁服用有效，或配伍其他止血药，以增强疗效。

2. 热淋、水肿　本品清热利尿，有利水不伤阴的特点，为治湿热淋证、水肿之良品。

3. 胃热呕吐，肺热咳嗽　本品性寒，能清肺胃热而止咳、止呕。用治胃热呕吐，常与芦根、竹茹等同用；用治肺热咳喘，常与桑白皮同用。

【用量用法】9～30g，水煎服。鲜品加倍，以鲜品为佳，可捣汁服。多生用，止血亦可炒炭用。

三 七

【来源】为五加科植物三七的干燥根和根茎。主产于云南、广西等地。生用或研细粉用。

【性味归经】甘、微苦，温。归肝、胃经。

【功效】散瘀止血，消肿定痛。

【临床应用】

1. 各种出血   本品味甘微苦，走血分，止血作用甚佳，且具有止血不留瘀，活血不伤正的特点，对出血兼有瘀滞者尤为适宜，为血证之良药。可单味应用，研末吞服，或配入复方应用。对创伤出血，可研末外敷。

2. 跌打损伤，瘀滞疼痛   本品活血化瘀，消肿定痛，为伤科要药。凡跌打损伤，瘀血肿痛，或筋骨折伤等，本品皆为首选药物。可单味内服或外敷，或与其他活血止痛药同用。

此外，本品有补虚强壮作用，民间用治虚损劳伤。又因其有化瘀之功，近年来常用于治疗冠心病、心绞痛、缺血性脑血管病、脑出血后遗症等。

【用量用法】每次1～3g，研末服。3～9g，水煎服。外用适量。

【使用注意】孕妇慎用。

知识链接

1. 菊叶三七：为菊科植物菊叶三七的根及叶。功能化瘀止血，解毒消肿。用于吐血、衄血、跌打伤痛、疮痈肿痛、乳痈等症。外敷治疗创伤出血。用量6～10g，水煎服；粉剂（根）每次1.5～3g；外用适量。

2. 景天三七：为景天科植物景天三七的根或全草。全草功能化瘀止血，养血安神。用于吐血、咯血、衄血、尿血、便血、崩漏及心悸、失眠等。根功能止血、消肿、止痛，用于吐血、咯血、衄血及筋骨伤痛等。外敷可用于创伤止血，用量全草15～30g，根6～10g；外用适量。

茜　草

【来源】为茜草科植物茜草的干燥根及根茎。主产于安徽、江苏、山东等地。生用或炒用。

【性味归经】苦，寒。归肝经。

【功效】凉血止血，化瘀通经。

【临床应用】

1. 血热夹瘀出血   本品苦寒降泄，专入肝经血分，既能化瘀止血，又能凉血止血。凡血热夹瘀的出血证，如吐血、衄血、咯血、崩漏、尿血、便血等均可应用。轻者可单用煎服，重者常配伍小蓟、白茅根等，如十灰散。

2. 血瘀经闭，跌打损伤，风湿痹痛   本品能消散瘀滞，活血通经，利关节，故可用于上述诸证，尤多用于妇科。用治血瘀经闭，单用本品煎服，或与桃仁、红花、当归等同用；若治跌打损伤，可单味泡酒服，或与三七、乳香、没药等同用；用治痹证，也可单用浸酒服，或配伍独活、海风藤等。

【用量用法】6～10g，水煎服。止血炒炭用；活血通经生用或酒炒用。

蒲　黄

【来源】为香蒲科植物水烛香蒲、东方香蒲或同属植物的干燥花粉。主产于浙江、江苏、安徽等地。生用或炒用。

【性味归经】甘，平。归肝、心包经。

【功效】化瘀，止血，利尿。

【临床应用】

1. 出血证　本品长于收敛止血，兼活血化瘀，有止血不留瘀之特点。凡出血无论寒热虚实均可用之，以属实夹瘀者最宜。

2. 瘀滞痛证　本品能行血通经，消瘀止痛，凡跌打损伤、痛经、产后瘀痛、心腹疼痛等瘀血作痛者均可运用，尤为妇科所常用。常与五灵脂同用，如失笑散。

3. 血淋、尿血　本品化瘀止血，又利尿通淋，用治血淋尿血，可与冬葵子、生地黄同用。

此外，现代临床以本品治高脂血症，有降低血清胆固醇和甘油三酯的作用。

【用量用法】5~10g，布包入煎。外用适量。止血多炒用；化瘀利尿多生用。

【使用注意】孕妇慎用。

白　及

【来源】为兰科植物白及的干燥块茎。主产于贵州、四川、湖南等地。生用。

【性味归经】苦、甘、涩，微寒。归肺、胃、肝经。

【功效】收敛止血，消肿生肌。

【临床应用】

1. 出血证　本品质黏而涩，为收敛止血要药。止血作用佳，可用治体内外各种出血证，尤善治肺胃出血。用治吐血、便血，常与乌贼骨同用；若治肺痨咳血，常与三七同用。

2. 痈肿疮疡、水火烫伤、手足皲裂　本品寒凉苦泄，能消散痈肿，敛疮生肌，为外疡消肿生肌的常用药，内服与外用皆宜。

【用量用法】6~15g，水煎服。散剂，每次3~6g。外用适量。

【使用注意】不宜与乌头类药材同用。

仙　鹤　草

【来源】为蔷薇科植物龙牙草的干燥全草。主产于浙江、江苏、湖北、湖南等地。夏、秋时节采割，除去杂质，晒干生用或炒炭用。

【性味归经】苦、涩，平。归心、肝经。

【功效】收敛止血，止痢，截疟，解毒，补虚。

【临床应用】

1. 多种出血证　本品味涩收敛而性平，具有收敛止血之功，无论属寒属热均可用之。用治血热妄行之出血证，可与生地黄、侧柏叶、牡丹皮等同用；若治虚寒性出血证，可与党参、熟地黄、炮姜、艾叶等同用。

2. 泻痢，小儿疳积　本品收敛止血，止痢止泻，且能消积止痢。对血痢、慢性泻痢、小儿疳积尤宜。

3. 脱力劳伤、神倦乏力、面色萎黄　本品能补虚强壮，缓解疲劳，恢复体力，可与大枣同用。

此外，用于痈肿疮疖、阴痒等，本品具有解毒消肿、杀虫止痒之功。

【用量用法】6～12g，水煎服。外用适量。

艾　　叶

【来源】为菊科植物艾的叶。全国大部分地区均产。以湖北蕲州产者为佳，称"蕲艾"。生用、捣绒或制炭用。

【性味归经】辛、苦，温。有小毒。归肝、脾、肾经。

【功效】温经止血，散寒调经，安胎。

【临床应用】

1. 虚寒性出血　本品温经止血暖宫，尤善治崩漏。用治下元虚冷，冲任不固所致的崩漏下血，常与阿胶、白芍、生地黄等同用，如胶艾汤。适当配伍凉血止血药，亦可用治血热出血。

2. 月经不调，痛经　本品温经散寒，调经止痛。用治下焦虚寒或寒客胞宫所致的月经不调、痛经、宫冷不孕等症，常与香附、吴茱萸、当归等同用，如艾附暖宫丸。

3. 胎动不安　本品为妇科安胎之要药，能温经散寒，止血安胎，治疗妊娠胎动不安，多与阿胶、桑寄生等同用。

此外，将艾叶捣绒，制成艾条、艾炷等，用以熏灸体表穴位，能温煦气血，透达经络，为温灸的主要原料。

【用量用法】3～9g，水煎服。外用适量。温经止血宜炒炭用；余则生用。

炮　　姜

【来源】为姜科植物姜的干燥根茎的炮制品，又名黑姜。主产于四川、贵州等地。以干姜砂烫至鼓起，表面呈棕褐色，或炒炭至外表色黑，内至棕褐色入药。

【性味归经】辛、热。归脾、胃、肾经。

【功效】温经止血，温中止痛。

【临床应用】

1. 出血证　本品性温，主入脾经，能温经止血，主治脾胃虚寒，脾不统血之出血病证。用治虚寒性吐血、便血，常与人参、黄芪、附子等同用。若治冲任虚寒，崩漏下血，可与乌梅、棕榈炭等同用。

2. 虚寒腹痛、腹泻　本品性温，善暖脾胃，能温中止痛止泻，适用于虚寒性腹痛、腹泻。用治寒凝脘腹痛，常与高良姜同用，如二姜丸；治产后血虚寒凝，小腹疼痛者，可与当归、川芎、桃仁等同用，如生化汤。若治脾虚冷泻不止，可以本品研末饮服，或与厚朴、附子等同用。

【用量用法】3~9g，水煎服。

表18-2 其他止血药简表

药名	性味归经	功效	主治	用量用法
槐花	苦，微寒。归肝、大肠经	凉血止血，清泻肝火	血热出血，便血，痔血；肝火上炎之头痛目赤等	5~15g，水煎服。止血炒炭用；清热泻火生用
苎麻根	甘，寒。归心、肝经	凉血止血，安胎，清热解毒	血热出血证；胎动不安、胎漏下血；热毒痈肿	10~30g，水煎服；鲜品30~60g，捣汁服。外用适量
花蕊石	酸、涩，平。归肝经	化瘀止血	吐血、咯血、外伤出血等兼有瘀滞的各种出血证	4.5~9g，包煎；研末吞服，每次1~1.5g。外用适量
血余炭	苦，平。归肝、胃、膀胱经	收敛止血，化瘀，利尿	衄血、咯血、吐血、崩漏、便血、尿血、血淋	5~10g，水煎服；研末服，1.5~3g
棕榈炭	苦、涩，平。归肝、肺、大肠经	收敛止血	各种出血之证，尤多用于崩漏；久泻久痢，妇人带下	3~9g，水煎服；1~1.5g，研末服
藕节	甘、涩，平。归肝、肺、胃经	收敛止血	各种出血证，上部出血证尤为多用	9~15g，水煎服；鲜品30~60g，捣汁服。亦可入丸、散剂

同步训练

一、单项选择题

1. 既能活血行气，又能祛风止痛的药物为（　　）

A. 郁金　　　　　　B. 姜黄　　　　　　C. 川芎

D. 乳香　　　　　　E. 没药

2. 活血化瘀药在应用时最常配何类药物（　　）

A. 温里药　　　　　B. 祛风药　　　　　C. 清热药

D. 理气药　　　　　E. 泻下药

3. 血热而瘀滞者宜选用（　　）

A. 川芎　　　　　　B. 桃仁　　　　　　C. 红花

D. 丹参　　　　　　E. 牛膝

4. 现代常用于冠心病，病毒性心肌炎，肝炎肝硬化及慢性肺心病的药物为（　　）

A. 川芎　　　　　　B. 郁金　　　　　　C. 延胡索

D. 红花　　　　　　E. 丹参

5. 常用于治产后瘀滞腹痛、恶露不尽，性味苦辛微寒的药物是（　　）

A. 郁金　　　　　　B. 丹参　　　　　　C. 延胡索

    D. 益母草　　　　　　　　E. 桃仁

6. 既能活血通经，又能补肝肾强筋骨的药物为（　　　）

    A. 益母草　　　　　　B. 红花　　　　　　　C. 桃仁

    D. 牛膝　　　　　　　E. 桑寄生

7. 红花的功效为（　　　）

    A. 活血化瘀，解毒消肿　　　B. 活血通经，祛瘀止痛

    C. 活血行气，通络止痛　　　D. 活血化瘀，凉血解毒

    E. 活血化瘀，润肠通便

8. 下列除何者外，均为牛膝的功效（　　　）

    A. 活血通经　　　　　　B. 补肝肾强筋骨　　　C. 滋阴降火

    D. 利水通淋　　　　　　E. 引火下行

9. 延胡索善治痛证，对下列何种痛证尤为适宜（　　　）

    A. 外感风邪头痛　　　　B. 风湿痹痛　　　　　C. 气血瘀滞诸痛

    D. 血虚挛急疼痛　　　　E. 疮疡肿痛

10. 既能活血，又能补血的药物为（　　　）

    A. 丹参　　　　　　　　B. 鸡血藤　　　　　　C. 益母草

    D. 牛膝　　　　　　　　E. 红花

二、问答题

1. 试述理血药的含义、作用、适应证、分类及使用注意事项。

2. 比较川芎与丹参、桃仁与红花、三棱与莪术异同。

3. 分别说出川芎、延胡索、郁金、丹参、益母草、牛膝、地榆、三七的功效及主要应用。

第十九章　补　虚　药

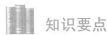
知识要点

1. 补虚药的基本概念、功效、临床应用和使用注意事项。
2. 常用补虚药的功效与临床应用。
3. 一般补虚药的功效与主治。

凡能补益正气，增强体质，以提高抗病能力，用治虚证为主要作用的药物，称为补虚药，亦称补养药或补益药。

补虚药多以味甘为其性能特点。主要作用为补虚扶弱，能够补益人体的气、血、阴、阳，主要适用于各种虚证，包括气虚证、血虚证、阴虚证、阳虚证、气血两虚证及阴阳俱虚证等。部分药尚兼有清热、祛寒、生津、润燥、收敛等作用，故又有相应的主治病证。虚证的临床表现比较复杂，但就其证型不外气虚、阳虚、血虚、阴虚四类，故根据补虚药的功效及主要适应证的不同而分为补气药、补阳药、补血药和补阴药四类。

人体气血阴阳在生理上相互依存，病理上相互影响，故临床上往往是两种或两种以上的虚证并见。因此，临床应用补虚药时，除应根据虚证不同类型选择相应的补虚药外，还常辅以其他类补虚药。如阳虚者多伴有气虚，而气虚易致阳虚，因此对于阳气衰弱的病证，补气药和补阳药常常配伍使用；又如阴虚者多伴有血虚，而血虚又可导致阴虚，阴亏血虚亦常常并见，因此补血药常与补阴药同用；又因气血同源，阴阳互根，常见有气血两虚、阴阳两虚的病证，因此在治疗时应气血兼顾，阴阳并补。故补气药、补阳药、补血药及补阴药往往相辅而用。

此外，补虚药除可补虚扶弱外，还可配伍祛邪药以扶正祛邪，用于邪盛正衰或正气虚弱而病邪未尽者，从而达到邪去正复的目的。

使用补虚药忌不当补而误补。补虚药的作用主要在于以其偏性纠正人体气血阴阳虚衰的病理偏向，若邪实而正不虚者，误用补虚药有"误补益疾"之弊，可能破坏机体阴阳之间的相对平衡，导致新的病理偏向。要忌当补而补之不当。如不分气血，不别阴阳，不辨脏腑，不明寒热，盲目使用补虚药，不仅不能收到预期的疗效，而且还可能导致不良后果。应用补虚药扶正祛邪时，要分清扶正和祛邪的主次关系，使祛邪不伤正，补虚不留邪。补虚药大多药性滋腻，不易消化，过用或用于脾运不健者可妨碍脾胃运化，应掌握好用药分寸，或适当配伍健脾消食之品，以促进运化，防止滋腻碍胃，又可充分发挥补虚药的作用。虚证用药一般疗程较长，补虚药一般宜制成蜜丸、煎膏、口服液等剂型，便于贮存和服用。用于挽救虚脱的药，还可制成注射剂以备急需。

第一节　补气药

补气药性味大多为甘温或甘平，具有补益脏气、纠正脏气虚衰病理偏向的作用。主要用于气虚证，症见少气懒言，神疲乏力，头晕目眩，自汗，舌淡苔白，脉虚无力等。其中尤以对脾、肺气虚证疗效最为显著，如脾气虚之神疲乏力、食少便溏；肺气虚之少气懒言、喘促汗出；亦用于心气虚之脉结代、心动悸者。

本类药物中，部分为味甘壅中、碍气助湿之品，对湿盛中满者应慎用，必要时应辅以理气除湿之药。

人　参

【来源】　为五加科植物人参的干燥根和根茎。主产于吉林、辽宁、黑龙江等地。野生者名"山参"；栽培者称"园参"。园参一般应栽培 6~7 年后收获。鲜参洗净后干燥者称"生晒参"；蒸制后干燥者称"红参"；加工断下的细根称"参须"。山参经晒干称"生晒山参"。切片或研粉用。

【性味归经】　甘、微苦，微温。归脾、肺、心、肾经。

【功效】　大补元气，复脉固脱，补脾益肺，生津养血，安神益智。

【临床应用】

1. 元气虚脱　本品能大补元气，复脉固脱，为拯危救脱之要药。适用于因大汗、大泻、大失血或大病、久病所致元气虚极欲脱、气短神疲、脉微欲绝的重危证候。单用有效，如独参汤；若气虚欲脱兼见汗出、四肢逆冷等亡阳征象者，应与回阳救逆之品附子同用，以补气固脱，回阳救逆，如参附汤；若气虚欲脱兼见汗出身暖、渴喜冷饮、舌红干燥等亡阴者，本品兼能生津，且常与麦冬、五味子同用，以补气养阴，敛汗固脱，如生脉散。

2. 脾气不足　本品善补脾气，为补脾气之要药，可用治脾气虚弱之倦怠乏力、食少便溏。因脾虚不运常兼湿滞，故常与白术、茯苓等健脾燥湿、利湿之品配伍，如四君子汤。若脾气虚弱，不能统血，导致长期失血者，本品能补气以摄血，常与黄芪、白术等同用，如归脾汤。若脾气亏虚，中气下陷者，常与黄芪、升麻等同用，以补中益气，升阳举陷，如补中益气汤。

3. 肺气亏虚　本品长于补肺气，为补肺气之要药，可用治肺气亏虚之短气喘促、懒言声微等症。常与五味子、紫苏子、杏仁等同用，如补肺汤。又兼能补肾气，故可用治肺肾两虚、肾不纳气之虚喘，常与蛤蚧、核桃仁等配伍，以补益肺肾，纳气定喘，如人参蛤蚧散。

4. 热病气虚津伤或气阴两虚之口渴、消渴病　本品能益气生津止渴，故尤宜用于热病气津两伤或气阴两虚之口渴。用治热伤气津者，常与知母、石膏同用，如白虎加人参汤。治气阴两虚之口渴咽干、体倦气短，可配伍麦冬、五味子，如生脉散。用治消渴，常与麦冬、五味子、乌梅、葛根等同用。

5. 心气亏虚　本品有补益心气、安神益智之效，用治心气不足、心失所养之心悸怔忡、失眠健忘、脉虚结代等。可单用，亦可配伍酸枣仁、柏子仁等养心安神药，如天王补心丹。此外，对于血虚证、气不摄血之出血证及肾阳虚之阳痿证，均能起到益气生血、益气摄血、益气壮阳之效。本品还常与解表药、攻下药等祛邪药配伍，用于气虚外感或里实热结而邪实正虚之证，有扶正祛邪之效。

【用量用法】3～9g，水煎服。挽救虚脱可用15～30g。宜文火另煎兑服。野山参研末吞服，每次2g，日服2次。

【使用注意】实证、热证而正气不虚者忌服；不宜与藜芦同用；畏五灵脂。

西 洋 参

【来源】为五加科植物西洋参的干燥根。主产于美国、加拿大。我国北京、吉林、辽宁等地亦有栽培。生用。

【性味归经】甘、微苦，凉。归心、肺、肾经。

【功效】补气养阴，清热生津。

【临床应用】

1. 气阴两伤　本品有类似人参而弱于人参的补益元气之功，因其性味苦凉，兼能清火养阴生津，宜于热病耗伤气阴所致神疲乏力、气短息促、烦倦口渴之气阴两脱证，常与西瓜翠衣、竹叶、麦冬等同用，如清暑益气汤。临床亦用于消渴病气阴两伤之证，常与黄芪、山药、天花粉等同用。

2. 肺气虚及肺阴虚　本品能补肺气，兼能养肺阴、清肺火，适用于火热耗伤肺之气阴所致短气喘促、咳嗽痰少或痰中带血等，常与玉竹、麦冬、川贝母等同用。

【用量用法】3～6g，另煎兑服。

【使用注意】本品不宜与藜芦同用。

党 参

【来源】为桔梗科植物党参、素花党参或川党参的干燥根。主产于山西、陕西、甘肃等地。生用或米炒用。

【性味归经】甘，平。归脾、肺经。

【功效】健脾益肺，养血生津。

【临床应用】

1. 脾肺气虚　本品性味甘平，主归脾、肺二经，以补脾肺之气为主要作用。其补益脾肺之功与人参相似而力较弱，临床常用以代替古方中的人参，治疗脾肺气虚的轻证。用治脾气虚弱、体虚倦怠、食少便溏等症，常与白术、茯苓等同用。用治脾气虚弱、中气下陷，常与黄芪、白术、升麻等补中益气、升阳举陷之品配伍。用治肺气亏虚、咳嗽气促、语声低弱等症，常与黄芪、五味子、蛤蚧等同用。

2. **气血两虚** 本品既能补气，又能补血，其作用亦类似人参，治面色苍白或萎黄、乏力、头晕、心悸之气血两虚证。常与黄芪、当归、熟地黄、酸枣仁等同用。

3. **气津两伤** 本品亦能补气生津，其作用类似人参而弱于人参，适用于热伤气津、气短口渴之轻证，常与麦冬、五味子等同用。

此外，用于气虚外感或正虚邪实者，常与解表药、攻下药等祛邪药配伍，以扶正祛邪。

【用量用法】9～30g，水煎服。

【使用注意】本品不宜与藜芦同用。

知识链接

人参、党参与太子参均能补脾益肺，生津止渴。不同之处在于：人参补益的力量强，善于大补元气，为补虚扶正的要药，治疗虚劳内伤第一药，凡气血津液不足之证，人参均可使用。现代临床主要用于急救虚脱和正虚久病重证的患者；党参补气生津之功与人参相似而药力较缓，为补中益气的良药，并能养血，除救急固脱不能代替人参外，一般可代替人参入药。多用于脾胃气虚，中气不足，肺气亏虚，气津两伤，气血双亏的面色萎黄、头晕心悸以及气虚外感、正虚邪实之证；太子参补气之力不如党参，生津作用较党参为好，为补气药中一味清补之品。常用治病后气津两伤，气阴不足之证。

黄 芪

【来源】 为豆科植物蒙古黄芪或膜荚黄芪的干燥根。主产于内蒙古、山西、黑龙江等地。生用或蜜炙用。

【性味归经】 甘，微温。归肺、脾经。

【功效】 补气升阳，固表止汗，利水消肿，托毒排脓，敛疮生肌。

【临床应用】

1. **脾气虚** 本品甘温，有良好的补脾益气之功，又善升阳举陷，为补气升阳之要药。用治脾气虚弱、倦怠乏力、食少便溏者，宜配伍党参、白术等；用治中气下陷之久泻脱肛、内脏下垂等，宜与人参、升麻、柴胡等同用，如补中益气汤。

2. **肺气虚及表虚自汗** 本品能补益肺气，用治肺气虚弱、咳喘日久、气短神疲者，常配伍紫菀、款冬花、杏仁等祛痰止咳平喘之品，以标本兼顾。本品既能补脾肺之气，又能益卫固表以止汗，治脾肺气虚所致卫气不固、表虚自汗者，常与牡蛎、麻黄根等同用，如牡蛎散。若因卫气不固、表虚自汗而易感风邪者，宜与白术、防风同用，如玉屏风散。

3. **气虚水肿、小便不利** 本品既能补脾益气，又兼能利尿消肿，为治气虚水肿之要药。用治脾虚水湿失运之浮肿、小便不利者，常与白术、茯苓、防己等健脾利湿之品配伍，如防己黄芪汤。

4. 气血不足、疮疡难溃或溃久难敛　本品能补益气血，托毒排脓，敛疮生肌。用治疮疡中期，正虚毒盛不能托毒外达，疮形平塌，根盘散漫，难溃难腐者，常与当归、穿山甲、皂角刺等同用，如托里透脓散；用治溃疡后期，气血虚弱，疮口难敛者，常与人参、当归、肉桂等同用，如十全大补汤。

此外，本品能补气以生血，常与当归同用，治疗气虚血亏之面色萎黄、神倦脉虚等证，如当归补血汤；本品能补气以摄血，治脾气虚不能统血所致的崩漏、下血等失血证，常配伍人参、白术等，如归脾汤；本品能补气行血以通痹滞，常配伍祛风湿、活血、通络药治疗气虚血滞、肢体麻木、关节痹痛、半身不遂等，如补阳还五汤；本品能补气生津，用治气虚津亏的消渴证，常与山药、天花粉、葛根等同用，如玉液汤。

【用量用法】9～30g，大剂量30～60g，水煎服。益气补中宜蜜炙用，余多生用。

白　术

【来源】为菊科植物白术的干燥根茎。主产于浙江、湖北、湖南等地。以浙江于潜产者最佳，称为"于术"。生用或土炒、麸炒用。

【性味归经】苦、甘，温。归脾、胃经。

【功效】健脾益气，燥湿利水，止汗，安胎。

【临床应用】

1. 脾气虚弱　本品甘苦性温，主归脾、胃经，为补气健脾的要药，又能燥湿利水以除湿邪，故宜用于脾虚湿滞、食少便溏或泄泻。本品有标本兼顾之效，常与人参、茯苓等同用，如四君子汤。

2. 脾虚痰饮、水肿　本品既益气健脾，又燥湿利水，为治痰饮、水肿的要药。用治脾虚中阳不振、痰饮内停者，常与茯苓、桂枝等同用，如苓桂术甘汤。用治脾虚水肿，常与人参、茯苓、薏苡仁等同用，如参苓白术散。

3. 气虚自汗　本品可补脾益气，又能固表止汗，尤宜用于气虚自汗者，作用与黄芪相似而力稍逊。用治脾肺气虚，卫气不固，表虚自汗，易感风邪者，宜配伍黄芪、防风以固表御邪，如玉屏风散。

4. 脾虚胎动不安　本品能补气健脾，促进水谷运化以养胎，故能安定胎元，治脾虚胎动不安者，常与人参、阿胶等补益气血之品配伍。亦可用治脾虚失运，湿浊中阻，妊娠恶阻及脾虚妊娠水肿等。

【用量用法】6～12g，水煎服。炒用可增强补气健脾止泻作用。

【使用注意】本品性偏温燥，热病伤津及阴虚燥渴者不宜使用。

知识链接

　　白术、苍术来源接近，均为脾胃要药而理脾祛湿。白术为菊科植物白术的根茎，断面有分散的棕黄色油点，性味苦、甘，温，性能缓和为补气药，以补脾益气为主，并能止汗，多用于脾胃虚弱和安胎；苍术为菊科植物茅苍术或北苍术的根茎，断面有多数橙黄色或棕红色油室，性味辛、苦，温，性能燥烈为芳香化湿药，以燥湿运脾为主，且能发汗明目，多用于湿盛实证和夜盲、眼目昏涩。

山　药

【来源】为薯蓣科植物薯蓣的干燥根茎。主产于河南、湖南、江苏等地。习惯认为河南（怀庆府）所产者品质最佳，故有"怀山药"之称。生用或麸炒用。

【性味归经】甘，平。归脾、肺、肾经。

【功效】补脾养胃，生津益肺，补肾涩精。

【临床应用】

1. 脾虚　本品性味甘平，能平补气阴，既能补脾气，又能养脾阴，用治脾气虚证及脾之气阴两虚证。然对气虚重证，其力弱不济，故多入复方使用。用治脾气虚弱、食少、便溏、消瘦乏力，常与人参、茯苓等同用，如参苓白术散。用治脾虚不运、湿浊下注之妇女带下证，常与党参、白术、车前子等同用，如完带汤。

2. 肺肾虚　本品能补肺肾之气阴，还能补土以生金，故治咳喘，不论肺虚所致，还是肺脾两虚、肺肾两虚所伤均可使用。用治肺虚咳喘，宜配伍太子参、南沙参等。用治肺肾气阴两虚之喘咳，常与山茱萸、五味子等同用，如七味都气丸。本品既能补肾，又可固精，用治肾气虚之腰膝酸软、尿频遗尿、滑精早泄及肾虚带下等，如肾气丸。

3. 消渴　本品既补脾、肺、肾三脏之气，又补脾、肺、肾三脏之阴，常配伍黄芪、天花粉、知母等补气养阴、清热生津之品，如玉液汤。

【用量用法】15～30g，水煎服。麸炒可增强补脾止泻作用。

甘　草

【来源】为豆科植物甘草、胀果甘草或光果甘草的干燥根及根茎。主产于内蒙古、新疆、甘肃等地。生用或蜜炙用。

【性味归经】甘，平。归心、肺、脾、胃经。

【功效】补脾益气，清热解毒，祛痰止咳，缓急止痛，调和诸药。

【临床应用】

1. 心气不足之心动悸、脉结代　本品能补益心气，益气复脉，尤适于心气不足所致脉结代、心动悸，若属气血两虚所致者，常与人参、阿胶、生地黄等同用，如炙甘草汤。

2. **脾气虚**　本品味甘，入中焦，补益脾气之力缓和，用治脾气虚证，多入复方使用，常作为人参、白术、黄芪等品的辅助药，如四君子汤。

3. **咳嗽气喘**　本品既能止咳，又兼能祛痰，还略具平喘之功。随证配伍可用治寒热虚实多种咳喘，有痰无痰均宜。用治风寒咳喘，常与麻黄、杏仁同用，如三拗汤。用治风热咳喘，常与桑叶、菊花、杏仁等同用，如桑菊饮。用治肺热咳喘，常与石膏、麻黄、杏仁同用，如麻杏甘石汤。

4. **脘腹、四肢挛急作痛**　本品味甘，善于缓急止痛，宜用于脾虚肝旺的脘腹挛急作痛或阴血不足之四肢挛急作痛，常与白芍同用，如芍药甘草汤。随证配伍可用治血虚、血瘀、寒凝等多种原因所致的脘腹、四肢挛急作痛。如用治中焦阳虚、失于温养之脘腹挛急作痛者，常与桂枝、饴糖等同用，如小建中汤。

5. **热毒疮疡、咽喉肿痛及药物、食物中毒**　本品生用药性微寒，可清解热毒，用于热毒疮疡、咽喉肿痛等多种热毒证。兼能解药毒、食毒，对附子等多种药物所致中毒或河豚等多种食物中毒，有一定解毒作用。

6. **药性峻烈或药性不和**　本品可缓和、调和药性，降低方中某些药（如附子、大黄）的毒烈之性。通过缓急止痛，可缓解方中某些药（如大黄）刺激胃肠引起的腹痛；其甜味浓郁，可矫正方中药物的滋味。

【用量用法】2～10g，水煎服。生用性微寒，可清热解毒；蜜炙药性微温，并可增强补益心脾之气和润肺止咳作用。

【使用注意】不宜与海藻、京大戟、芫花、甘遂同用；本品有助湿壅气之弊，湿盛胀满、水肿者不宜用；大剂量久服可导致水钠潴留，引起浮肿。

第二节　补阳药

补阳药大多甘温或甘热，能补人体之阳气。肾阳为一身之元阳，乃诸阳之本。肾阳之虚得补，则能温煦其他脏腑，从而消除或改善全身的阳虚诸证。本节药物主归肾经，具有温肾助阳的作用，主要用于肾阳虚衰之畏寒肢冷、腰膝酸软、阳痿早泄、宫冷不孕、崩漏不止、带下清稀、尿频遗尿等症。某些药物又具有温肾纳气、温补脾阳等作用，用治肺肾两虚、肾不纳气之虚喘及脾肾阳虚之脘腹冷痛、泄泻等症。

本类药药性大多偏温燥，易助火伤阴，故阴虚火旺者不宜使用。

鹿　茸

【来源】为鹿科动物梅花鹿或马鹿的雄鹿头上尚未骨化密生茸毛的幼角。前者习称"花鹿茸"，主产于吉林、辽宁、河北等地；后者习称"马鹿茸"，主产于吉林、黑龙江、新疆等地。夏秋两季雄鹿长出的新角尚未骨化时，将角锯下或用刀砍下，用时燎去毛，切片后阴干或烘干入药。

【性味归经】甘、咸，温。归肾、肝经。

【功效】 壮肾阳，益精血，强筋骨，调冲任，托疮毒。

【临床应用】

1. 肾阳不足、精血虚衰　本品甘温补阳，甘咸滋肾，禀纯阳之性，具生发之气，能温肾壮阳，补督脉，为益精养血之要药。用治肾阳虚、精血不足之畏寒肢冷、阳痿早泄、宫冷不孕、小便频数、腰膝酸痛、头晕耳鸣、精神疲乏等症，可以单用或配伍人参、黄芪、当归等，如参茸固本丸。

2. 肝肾精血不足，筋骨痿软，小儿五迟　本品入肝、肾经，能补肝肾，益精血，强筋骨，可用治肝肾亏虚，精血不足，筋骨痿软，或小儿发育不良，囟门过期不合，齿迟，行迟等，常与五加皮、熟地黄、山茱萸等同用，如加味地黄丸。

3. 妇女冲任虚寒，带脉不固，崩漏带下　本品甘温，既能补肝肾，益精血，又兼能调冲任，固崩止带，故可用治肝肾亏虚，冲任不固，带脉失约，崩漏不止，白带过多。用治崩漏不止，常与海螵蛸、当归、蒲黄等同用，如鹿茸散；用治带下清稀量多，常与海螵蛸、覆盆子、莲子等同用。

4. 疮疡塌陷，久溃不敛，阴疽内陷　本品补肾阳，益精血，托毒外出，生肌，用治疮疡已成，正虚毒盛，疮顶塌陷，难溃难腐，常与黄芪、当归、肉桂等同用。

【用量用法】 1～2g，研末吞服。或入丸、散。

【使用注意】 服用本品宜从小量开始，缓缓增加，不可骤用大量，以免阳升风动，头晕目赤，或伤阴动血；凡发热者均当忌服。

知识链接

　　鹿茸为尚未骨化密生茸毛的幼角。补肾阳，益精血的力量强，为补肾壮阳的要药，并能强筋骨、调冲任、托疮毒。

　　鹿角为已成长骨化的角。补肾助阳的作用与鹿茸相似而药力薄弱，可以作为鹿茸的代用品，兼能活血散瘀消肿。

　　鹿角胶为鹿角经水煎熬浓缩而成的固体胶。效似鹿茸而温壮肾阳之力较逊，善于益精血、止血，多用于肾阳虚弱、精血不足、虚劳羸瘦及吐血、衄血、崩漏、尿血等属于虚寒者，亦可用于阴疽。

　　鹿角霜为鹿角熬膏后所存残渣。温补之力较弱，且兼涩性，故多用于崩漏带下、尿频失禁及肾阳虚而不耐峻补者；外用能止血敛疮，可用于创伤出血、疮疡久不愈合之证。

淫羊藿

【来源】 为小檗科植物淫羊藿、箭叶淫羊藿或柔毛淫羊藿等的干燥叶。主产于陕西、辽宁、山西等地。生用或以羊脂油炙用。

【性味归经】 辛、甘，温。归肾、肝经。

【功效】补肾壮阳，强筋骨，祛风湿。

【临床应用】

1. 肾阳虚衰之阳痿、不孕、遗尿、尿频　本品味辛甘、性温燥烈，有温肾壮阳、益精起痿之效。用治肾阳虚衰之男子阳痿不育、尿频遗尿，以及女子宫寒不孕等症，可单用本品浸酒服，亦常与鹿茸、肉苁蓉、巴戟天、杜仲等同用。

2. 肝肾不足之筋骨痹痛，风寒湿痹之肢麻挛痛　本品味辛能散，性温散寒，可祛风湿，又入肝肾而强筋骨。用治风湿痹痛、屈伸不利、肢体麻木等，常羌活、威灵仙、川芎等同用。用治风湿痹证日久，累及肝肾，筋骨不健者，常与杜仲、桑寄生、牛膝等补肝肾、强筋骨、祛风湿药同用。

此外，现代用于肾阳虚之喘咳及妇女更年期高血压，有较好疗效。

【用量用法】6～10g，水煎服。

【使用注意】阴虚火旺者不宜服。

肉 苁 蓉

【来源】为列当科植物肉苁蓉或管花肉苁蓉的干燥带鳞叶的肉质茎。主产于内蒙古、甘肃、新疆等地。生用或酒炙用。

【性味归经】甘、咸，温。归肾、大肠经。

【功效】补肾阳，益精血，润肠通便。

【临床应用】

1. 肾阳亏虚、精血不足　本品甘温助阳，质润滋养，能补肾阳，益肾精，暖腰膝，作用从容平和。用治肾阳亏虚、精血不足之阳痿早泄、宫冷不孕、腰膝酸痛、筋骨无力，常与菟丝子、续断、杜仲等同用。

2. 肠燥津枯便秘　本品甘咸质润，入大肠经，能补肾阳，益精血，润燥滑肠，具有平和的润肠通便作用，尤其适宜于老人或病后肠燥便秘而肾阳不足、精亏血虚者，常与当归、牛膝、枳壳等同用，如济川煎。

【用量用法】6～10g，水煎服。

【使用注意】本品能助阳、滑肠，故阴虚火旺及泄泻者不宜服，肠胃实热之大便秘结者亦不宜服。

杜 仲

【来源】为杜仲科植物杜仲的干燥树皮。主产于四川、云南、贵州等地。生用或盐水炒用。

【性味归经】甘，温。归肝、肾经。

【功效】补肝肾，强筋骨，安胎。

【临床应用】

1. 肾虚腰痛及各种腰痛　本品既能补肝肾，又能强筋骨，暖下元，善治肝肾亏虚之腰膝酸痛、下肢痿软等。用治肾虚腰痛脚软，常与核桃仁、补骨脂等同用，如青娥丸；治风湿腰痛冷重，与独活、桑寄生、细辛等同用；治妇女经期腰痛，与当归、川芎、芍药等配伍；治外伤腰痛，可配伍川芎、丹参、桂心等。

2. 肝肾亏虚，胎动不安，胎漏下血，或滑胎 本品补肝肾，调冲任，固经安胎。用治肝肾亏虚，冲任不固，胎动不安，胎漏下血，或滑胎，单用有效，亦可配伍桑寄生、续断、菟丝子等。

此外，本品现代临床用于高血压病，有较好的降血压作用。因其长于补肝肾，故尤宜于高血压病有肝肾不足表现者。

【用量用法】6～10g，水煎服。

【使用注意】炒用破坏其胶质有利于有效成分煎出，故比生用效果好；本品为温补之品，阴虚火旺者慎用。

续　　断

【来源】为川续断科植物川续断的干燥根。主产于四川、湖北、湖南等地。生用、酒炙或盐炙用。

【性味归经】苦、辛，微温。归肝、肾经。

【功效】补益肝肾，强筋骨，续折伤，止崩漏。

【临床应用】

1. 肝肾不足，腰膝酸痛，下肢痿软 本品既能补肝肾，又长于强筋骨，用治肝肾亏虚、腰膝酸痛、下肢痿软诸证，常与杜仲、牛膝等同用，如续断丸。因其甘温助阳，补而能行，辛以散瘀，可散寒活血通痹，亦可用治寒湿痹痛、寒凝血滞而兼肝肾亏虚之腰痛脚弱或挛急疼痛者，常配伍杜仲、牛膝、川乌等。

2. 肝肾不足，崩漏下血，胎动不安 本品可补益肝肾，调理冲任，止血安胎。用治肝肾不足，崩漏下血、胎动不安，常配伍杜仲、桑寄生、阿胶等，如寿胎丸。用治崩漏经多，可与地榆、艾叶、侧柏炭等同用。

3. 跌打损伤，筋伤骨折 本品辛行苦泄温通，能活血通络，消肿止痛，续筋疗伤，又甘温补益，壮骨强筋，为伤科常用药。用治跌打损伤，瘀血肿痛，筋伤骨折，常与乳香、没药、骨碎补等同用。

【用量用法】9～15g，水煎服。外用适量研末敷。崩漏下血宜炒用。

【使用注意】风湿热痹者忌服。

菟丝子

【来源】为旋花科植物南方菟丝子或菟丝子的干燥成熟种子。我国大部分地区均有分布。生用，或盐水炙用。

【性味归经】辛、甘，平。归肾、肝、脾经。

【功效】补益肝肾，固精缩尿，安胎，明目，止泻。

【临床应用】

1. 肾虚腰痛、阳痿遗精、尿频及宫冷不孕 本品既能补肾阳，又能益肾精，并能固精、缩尿、止带，为平补阴阳之品，对肾虚不固之证有标本兼顾之效，用治肾阳不足、肾精亏虚之腰膝酸软，常与杜仲、牛膝、补骨脂等同用。

2. 肝肾不足，目暗不明　本品能补肝肾，益肾精，使精血上注而明目，可用治肝肾不足，目失所养，目暗不明，视力减退，常与熟地黄、枸杞子等同用。

3. 脾肾阳虚，便溏泄泻　本品能温肾补脾而止虚泻，用治脾肾两虚之便溏泄泻，常与人参、砂仁、肉豆蔻等温肾暖脾止泻之品同用。

4. 肝肾不足，胎动不安　本品能补肝肾，固胎元而安胎，用治肝肾亏虚、冲任不固、胎失所养引起的胎动不安，常与续断、桑寄生、阿胶等同用，如寿胎丸。

此外，本品亦可治肾虚消渴。

【用量用法】6～12g，水煎服。

【使用注意】阴虚火旺，大便燥结、小便短赤者不宜服。

补 骨 脂

【来源】为豆科植物补骨脂的干燥成熟果实。主产于陕西、河南、山西等地。生用，炒或盐水炙用。

【性味归经】辛、苦，温。归肾、脾经。

【功效】温肾助阳，纳气平喘，固精缩尿，温脾止泻。

【临床应用】

1. 肾虚阳痿、腰膝冷痛　本品苦辛温燥，入肾经，善温补命门，补肾强腰，壮阳起痿，用治肾阳不足、命门火衰之腰膝冷痛、痿软无力，常与菟丝子、杜仲等同用。

2. 遗精滑精、尿频遗尿　本品兼有涩性，长于温补固涩，善补肾助阳，固精缩尿，有标本兼顾之效，单用有效，亦可与菟丝子、益智仁、鹿角胶、鹿角霜等配伍。

3. 脾肾阳虚泄泻　本品能补肾阳以暖脾止泻，用治脾肾虚寒之五更泄泻，常与肉豆蔻、五味子、吴茱萸配伍，如四神丸。

4. 肾不纳气之虚喘　本品补肾阳而纳气平喘，用治肾阳虚衰，肾不纳气之虚喘，常与人参、肉桂、沉香等同用。

【用量用法】6～10g，水煎服。

【使用注意】本品性质温燥，能伤阴助火，故阴虚火旺及大便秘结者忌服。

益 智 仁

【来源】为姜科植物益智的干燥成熟果实。主产于广东、广西、云南等地。生用或盐水微炒用。用时捣碎。

【性味归经】辛，温。归肾、脾经。

【功效】暖肾固精缩尿，温脾止泻摄唾。

【临床应用】

1. 肾气虚寒之遗精滑精、遗尿尿频　本品补益之中兼有收涩之性，能补能涩，可补肾助阳，善固精缩尿。用治下元虚冷，肾虚遗尿尿频，可配伍乌药、山药等，如缩泉丸。用治肾虚不固之遗精滑精，可与肉苁蓉、龙骨、补骨脂等同用。

2. 脾寒泄泻，腹中冷痛，口多涎唾　本品有温脾止泻摄唾之效。用治脾胃虚寒泄泻，常配补骨脂、肉豆蔻等同用；用治口多涎唾或小儿流涎不禁，可与党参、陈皮、白术等健脾燥湿药同用。

【用量用法】3～10g，水煎服。

蛤　蚧

【来源】为壁虎科动物蛤蚧的干燥体。主产于广西、广东、云南等地。全年均可捕捉。剖开除去内脏，或去血液（不可用水洗），以竹片先从横面撑开，再用长竹一条撑着下腭延至尾末端，用微火焙干，两支合成一对。用时去头（有小毒）、足和鳞片，也有单取其尾，或炒酥研末。

【性味归经】咸，平。归肺、肾经。

【功效】补肺益肾，纳气定喘，助阳益精。

【临床应用】

1. 肺虚咳嗽、肾虚作喘、虚劳喘咳　本品入肺肾二经，既能补肺肾以纳气，又能定喘嗽，为治劳嗽虚喘之要药。用治喘咳日久，肺肾两虚，常与人参、贝母、杏仁等同用，如人参蛤蚧散。

2. 肾虚阳痿　本品质润不燥，补肾助阳兼能益精养血，对肾阳不足、肾精亏虚所致阳痿、早泄精薄，有固本培元之功。单用浸酒服即效，或配伍鹿茸、淫羊藿、巴戟天等。

【用量用法】5～10g，水煎服。每次1～2g，研末服，日服3次。亦可浸酒服，或入丸、散。

【使用注意】风寒或实热咳喘忌服。

第三节　补血药

补血药大多甘温或甘平，质地滋润，主入肝经血分，具有补血的作用，主要用于心肝血虚所致的面色萎黄、唇爪苍白、眩晕耳鸣、心悸怔忡、失眠健忘，或月经量少色淡，甚至经闭、脉细弱等。部分补血药还具有滋阴、润肠、活血等功能，可用于肺燥咳嗽、肠燥便秘、跌打损伤等症。

本类药物滋腻黏滞，易妨碍运化，故湿滞脾胃、脘腹胀满、食少便溏者慎用。

当　归

【来源】为伞形科植物当归的干燥根。主产于甘肃、陕西、四川等地。切片生用，或经酒拌、酒炒用。

【性味归经】甘、辛，温。归肝、心、脾经。

【功效】补血活血，调经止痛，润肠通便。

【临床应用】

1. 血虚诸证　本品甘温质润，功擅补血，为补血要药。若气血两虚，常配伍黄芪、人参补气生血，如当归补血汤、人参养荣汤；若血虚萎黄、心悸失眠，常配伍熟地黄、白芍、川芎，如四物汤。

2. 血虚或兼有瘀滞之月经不调、经闭、痛经　本品补血活血，又能止痛，善于调经，无论血虚或血瘀所致的月经不调、痛经、经闭，皆为常用，是妇科调经要药。常配伍其他补血调经药，如四物汤，既为补血良方，亦为调经主方。若兼气虚者，可配伍人参、黄芪；若兼气滞者可配伍香附、延胡索；若兼血热者，可配伍牡丹皮、赤芍；若血瘀经闭不通者，可配伍桃仁、红花；若血虚寒滞者可配伍阿胶、艾叶等。

3. 血虚或血瘀兼有寒凝之腹痛、跌打损伤、风寒痹痛　本品辛行温通，善补血活血止痛，又能散寒。用治血虚血瘀寒凝之腹痛，常与桂枝、芍药、生姜等同用，如当归生姜羊肉汤、当归建中汤；用治跌打损伤、瘀血作痛，常配乳香、没药、桃仁、红花等同用，如复元活血汤、活络效灵丹。

4. 疮疡痈疽　本品既能活血消肿止痛，又能补血生肌，宜于血虚气弱之疮疡脓成不溃或久溃不敛者。用治疮疡初期、热毒炽盛、红肿热痛，配伍金银花、天花粉等清热解毒、消肿疗疮之品，如仙方活命饮。用治疮疡久溃不敛，常与人参、熟地黄、肉桂等同用，如十全大补汤。

5. 血虚肠燥便秘　本品补血以润肠通便，用治血虚津亏之肠燥便秘，常与肉苁蓉、牛膝、升麻等同用，如济川煎。

【用量用法】　6~12g，水煎服。

【使用注意】　湿盛中满、大便泄泻者忌服。

熟 地 黄

【来源】　为玄参科植物地黄的块根，经加工炮制而成。通常以酒、砂仁、陈皮为辅料经反复蒸晒，至内外色黑油润，质地柔软黏腻。切片用，或炒炭用。

【性味归经】　甘，微温。归肝、肾经。

【功效】　补血滋阴，益精填髓。

【临床应用】

1. 血虚诸证　本品甘而微温，味厚柔润，为补血要药，用治血虚萎黄、眩晕、心悸、失眠及月经不调、崩漏等，常配伍当归、白芍、川芎，如四物汤。

2. 肝肾阴虚　本品质润而善滋肝肾之阴，尤以滋肾益精填髓见长，为治肾阴亏虚之常用药。用治肝肾阴虚，腰膝酸软、遗精盗汗、耳鸣耳聋或虚火内动、骨蒸潮热、手足心热及消渴，常与山药、山茱萸等同用，如六味地黄丸。本品又能益精血，主治精血亏虚，腰膝酸软、须发早白、小儿发育迟缓，常与补益肾精之品配伍，如何首乌、菟丝子等。

此外，熟地黄炭能止血，可用于崩漏等血虚出血证。

【用量用法】　9~15g，水煎服。

【使用注意】本品性质黏腻，有碍消化，凡气滞痰多、脘腹胀痛、食少便溏者忌服。

知识链接

　　秋季采挖的地黄为鲜地黄，将鲜生地徐徐烘焙，至内部变黑，约八成干，捏成团块，习称"生地黄"。生地、熟地均可养阴，但生地黄性凉，偏于清热凉血，多用于血分有热和热病伤津；熟地黄性温，偏于补血滋阴，多用于血虚诸证和肝肾阴虚。当有热而又体虚时，可生熟并用。

白　芍

【来源】为毛茛科植物芍药的干燥根。主产于浙江、安徽、四川等地。生用或酒炒、清炒用。

【性味归经】苦、酸，微寒。归肝、脾经。

【功效】养血调经，敛阴止汗，柔肝止痛，平抑肝阳。

【临床应用】

1. 血虚或阴虚有热的月经不调、崩漏，盗汗、自汗　本品味酸入肝收敛肝阴以养血，性寒能清血中虚热。用治肝血亏虚，面色苍白，眩晕心悸，爪甲不荣，或月经不调，崩中漏下等，而尤以血虚有热或兼肝郁为宜，常与熟地黄、当归等同用，如四物汤。本品能养血敛阴止汗，治阴虚盗汗，常与生地黄、牡蛎等同用。用治营卫不和，表虚自汗者，常与桂枝同用以调和营卫，如桂枝汤。

2. 胸胁、脘腹疼痛，四肢挛急疼痛　本品能养肝阴，调肝气，平肝阳，缓急止痛，为治肝脾失和、肝血亏虚、筋脉失养所致诸痛之常用药。用治血虚肝郁，胁肋疼痛，常与柴胡、枳壳、香附等同用，如逍遥散；用治肝脾失和，腹痛泄泻，常与白术、陈皮等同用，如痛泻要方；用治血虚筋脉失养而致手足挛急作痛，常配伍甘草缓急止痛，即芍药甘草汤。

3. 肝阳上亢之头痛眩晕　本品入肝经能平抑肝阳，又兼清肝热，养血敛阴，用治肝阳上亢，头晕目眩、面红目赤，常与牛膝、赭石等同用，如镇肝息风汤。

【用量用法】6~15g，大剂量15~30g，水煎服。

【使用注意】阳衰虚寒之证不宜用；反藜芦。

知识链接

　　赤芍为毛茛科植物芍药或川赤芍的干燥根。与白芍性状区别：表面棕褐色，粗糙，有纵沟及皱纹，并有须根痕及横向突起的皮孔，质硬而脆，易折断，断面粉性，粉白色或粉红色，皮部窄，木部放射状纹理明显，有的现裂隙。临床应用：赤白二芍均擅长止痛，白芍味以酸为主偏于补，长于养血柔肝止痛，以血虚腹痛、肝阳上亢较为常用；赤芍味以苦为主偏于泻，长于凉血散瘀止痛，以血热妄行、瘀血疼痛较为常用。若属肝郁气滞，跌打损伤，赤白二芍可同时应用。

何首乌

　　【来源】为蓼科植物何首乌的干燥块根。我国大部分地区有出产。秋后茎叶枯萎时或次年未萌芽前掘取其块根。削去两端，洗净，切片，晒干或微烘，称生首乌；若以黑豆煮汁拌蒸，晒后变为黑色，称制首乌。

　　【性味归经】苦、甘、涩，微温。归肝、肾经。

　　【功效】制首乌：补肝肾，益精血，乌须发，强筋骨。生首乌：解毒，消痈，截疟，润肠通便。

　　【临床应用】

　　1. 精血亏虚　本品制用功善养血补肝、固肾益精、强筋骨、乌须发。用治精血亏虚，头晕眼花、须发早白、腰膝酸软、遗精、崩漏，常与当归、枸杞子、菟丝子等同用，如七宝美髯丹。

　　2. 久疟、痈疽、瘰疬、肠燥便秘　本品生用有截疟、解毒散结之功。用治疟疾日久，气血虚弱，可与人参、当归等同用。用治痈疽、瘰疬，可与金银花、夏枯草等同用。本品苦泄甘润，既润燥通便，又兼较弱的补益之功，用治精血亏虚，肠燥便秘，常与肉苁蓉、当归、火麻仁等同用。

　　【用量用法】生何首乌3～6g，制何首乌6～12g，水煎服。

　　【使用注意】大便溏泄及湿痰较重者不宜用。

阿　胶

　　【来源】为马科动物驴的皮，经漂泡去毛后熬制而成的胶块。古时以产于山东省东阿县而得名。现主产于山东、浙江、江苏等地。以原胶块用，或将胶块打碎，用蛤粉或蒲黄炒成阿胶珠用。

　　【性味归经】甘，平。归肺、肝、肾经。

　　【功效】补血滋阴，润燥，止血。

　　【临床应用】

　　1. 血虚证　本品味甘性平，为血肉有情之品，为补血要药，多用治血虚诸证，而尤以治疗因出血而致血虚为佳。单用本品即效,亦常与熟地黄、当归、白芍等同用,如阿胶四物汤。

2. 多种出血证　本品味甘质黏,为止血要药,尤宜于出血兼见阴血亏虚者。用治阴虚血热吐衄,常配伍蒲黄、生地黄等同用;用治肺虚痨嗽咳血,常与人参、五味子、白及等同用,如阿胶散;用治妇人血虚血寒,月经过多、崩漏及妊娠或产后下血,常与熟地黄、当归等同用,如胶艾汤;若脾气虚寒便血或吐血,常与白术、灶心土等同用,如黄土汤。

3. 阴虚证　本品长于滋阴。用治热病伤阴,阴虚火旺,心烦不眠等,常与黄连、白芍等同用,如黄连阿胶汤;用治温热病后期,真阴欲竭,阴虚风动,手足瘛疭,可与龟甲、牡蛎、白芍、麦冬等同用,如大定风珠。本品善滋阴润肺,用治燥邪伤肺,干咳无痰,心烦口渴,鼻燥咽干,常与桑叶、杏仁、麦冬等同用,如清燥救肺汤。

【用量用法】3～9g,入汤剂宜烊化冲服。

【使用注意】本品黏腻,有碍消化,脾胃虚弱者慎用。

第四节　补阴药

补阴药大多药性甘寒质润,具有补阴、滋液、润燥的作用,部分药物兼可清热。主要用于阴液耗损所致的阴虚证,如肺阴虚之干咳少痰、咯血、口燥咽干,胃阴虚之口渴咽干、胃中嘈杂、舌红少苔,肝阴虚之眩晕目涩、少寐多梦及肾阴虚之腰膝酸软、手足心热、潮热盗汗、眩晕耳鸣、遗精等症,故有"甘寒养阴"之说。

本类药物大多甘寒滋腻,凡脾胃虚弱、腹满便溏、痰湿内阻者不宜应用。

北沙参

【来源】为伞形科植物珊瑚菜的干燥根。主产于山东、江苏、福建等地。生用。

【性味归经】甘、微苦,微寒。归肺、胃经。

【功效】养阴清肺,益胃生津。

【临床应用】

1. 肺阴虚　本品甘凉入肺,既擅滋阴润肺,又能清解肺热。用治阴虚肺燥有热之干咳少痰、咳血或咽干音哑等症,常与麦冬、知母、杏仁等同用。用治燥热犯肺,干咳少痰、鼻燥咽干者,常与南沙参、知母等同用。

2. 胃阴虚　本品能益胃阴,生津止渴,兼能清胃热。用治胃阴虚或热伤胃阴,口燥咽干、舌红少津、胃脘隐痛、嘈杂等症,常与麦冬、玉竹、石斛等养阴益胃药同用。

【用量用法】5～12g,水煎服。

【使用注意】不宜与藜芦同用。

南沙参

【来源】为桔梗科植物轮叶沙参或沙参的干燥根。主产于安徽、江苏、浙江等地。

生用。

【性味归经】甘，微寒。归肺、胃经。

【功效】养阴清肺，益胃生津，化痰，益气。

【临床应用】

1. 肺阴虚、肺燥、肺热咳嗽 本品味甘性寒，主入肺经，能补肺阴、润肺燥、清肺热、化痰止咳，为清润之品。用治阴虚劳嗽之干咳无痰、潮热盗汗，燥邪犯肺之干咳少痰或痰黏而少或肺热咳嗽，痰稠难咯诸证，常与北沙参、麦冬、杏仁等同用。其润肺清肺之力均略逊于北沙参。

2. 胃阴虚 本品入胃经能养胃生津，并可清胃热。用治胃阴虚有热之口燥咽干、舌红少津、饥不欲食、胃脘隐痛等症，常与麦冬、生地黄、冰糖等同用，如益胃汤。其养胃阴、清胃热之力亦不及北沙参。

【用量用法】9～15g，水煎服。

【使用注意】不宜与藜芦同用。

知识链接

　　北、南沙参均能养阴清肺，用于肺热燥咳和口干舌燥。北沙参养阴之力强，为养阴清热的要药，凡肺胃阴亏，均可应用；南沙参养阴力弱，化痰力强，主要用于热痰咳嗽。

百　　合

【来源】为百合科植物卷丹、百合或细叶百合的干燥肉质鳞叶。主产于湖南、浙江等地。生用或蜜炙用。

【性味归经】甘，寒。归心、肺经。

【功效】养阴润肺，清心安神。

【临床应用】

1. 肺阴虚之燥热咳嗽，劳嗽咳血 本品味甘补虚，性寒清热，作用平和，善养阴润肺止咳，兼能清肺热。用治阴虚燥咳少痰或痰中带血，常与款冬花同用。用治阴虚劳嗽、干咳少痰、痰中带血、骨蒸盗汗等症，常与生地黄、桔梗、川贝母等同用，如百合固金汤。

2. 虚烦惊悸，失眠多梦 本品寒凉入心经，能养阴清心，宁心安神。用治热病余热未清，虚热上扰，虚烦惊悸，失眠多梦，或心神不安之精神恍惚不定，失眠心悸，常与生地黄、知母等同用，如百合地黄汤、百合知母汤。

此外，本品还能养胃阴、清胃热，亦可用治胃阴虚有热之胃脘疼痛。

【用量用法】6～12g，水煎服。蜜炙可增强润肺作用。

【使用注意】风寒痰嗽及中寒便滑者忌服。

麦 冬

【来源】 为百合科植物麦冬的干燥块根。主产于四川、浙江、江苏等地。生用。

【性味归经】 甘、微苦，微寒。归心、肺、胃经。

【功效】 养阴润肺，益胃生津，清心除烦。

【临床应用】

1. 肺阴虚 本品味甘入肺，善养肺阴，清肺热。用治阴虚肺燥有热的干咳少痰、咽干口燥、咳血咽痛等症，常与阿胶、石膏、桑叶等同用，如清燥救肺汤。用治阴虚劳嗽、咯血者，多与天冬配伍，如二冬膏。

2. 胃阴虚 本品甘寒入胃，味甘柔润，功善滋养胃阴，生津止渴，兼清胃热。用治燥热伤胃，胃阴亏虚之口干舌燥，常与生地黄、玉竹、沙参等同用，如益胃汤；用治胃阴虚兼见呕恶者，可配伍半夏、粳米等以和胃降逆，如麦门冬汤。

3. 心阴虚 本品入心经，既滋阴养心，又清心除烦。用治心阴虚之虚烦不眠、梦遗健忘、舌红少苔等症，常与生地黄、酸枣仁、柏子仁等同用，如天王补心丹；用治邪热入营，身热夜甚、心烦不眠者，常与生地黄、玄参、金银花等同用，如清营汤。

此外，本品亦能润肠通便，与养阴润燥药同用，治肠燥便秘。

【用量用法】 6～12g，水煎服。

【使用注意】 凡脾胃虚寒泄泻，胃有痰饮湿浊及暴感风寒咳嗽者均忌服麦冬。

天 冬

【来源】 为百合科植物天冬的干燥块根。主产于贵州、四川、广西等地。生用。

【性味归经】 甘、苦，寒。归肺、肾经。

【功效】 养阴润燥，清肺生津。

【临床应用】

1. 肺阴虚燥咳，劳嗽咳血 本品甘润苦寒之性较强，既养肺阴，润肺燥，又清肺热。其清润之力甚于麦冬。用治阴虚燥热咳嗽、燥邪伤肺咳嗽及阴虚劳嗽，常与麦冬、沙参、川贝母等同用。又可入肾，善滋肺肾之阴，兼清金降火，亦用治肺肾阴虚之咳嗽咯血。

2. 肾阴不足，内热消渴 本品能滋肾阴，降虚火。用治肾阴亏虚，眩晕耳鸣，腰膝酸痛，常与熟地黄、枸杞子、牛膝等同用；用治热病伤阴口渴、舌红少苔，常与麦冬、生地黄等养阴生津之品同用。

此外，本品柔润多汁，滋阴清热，亦可用于治疗热伤津液的肠燥便秘。

【用量用法】 6～12g，水煎服。

【使用注意】 本品甘寒滋腻之性较强，脾虚泄泻、痰湿内盛者忌用。

石 斛

【来源】 为兰科植物金钗石斛、鼓槌石斛或流苏石斛的栽培品及其同属近似种的新鲜或干燥茎。主产于四川、贵州、云南等地。生用。鲜者可栽于砂石内，以备随时取用。

【性味归经】甘，微寒。归胃、肾经。

【功效】滋阴清热，益胃生津。

【临床应用】

1. 胃阴虚及热病伤津　本品长于滋养胃阴，生津止渴，兼能清胃热，为治胃阴虚证之要药。用治胃热阴虚之口燥咽干、舌红少津、口舌生疮等症，常与麦冬、玉竹等同用；用治热病伤津，烦渴之证，常与天花粉、麦冬等同用。

2. 肾阴虚　本品既滋肾阴，又退虚热，可降虚火。用治肾阴亏虚，目暗不明者，常与枸杞子、熟地黄、菟丝子等同用，如石斛夜光丸；经配伍尚可用治肾阴亏虚，筋骨痿软及肾虚火旺，骨蒸劳热等证。

此外，本品尚有养肝明目、强筋健骨之功，治肝肾亏虚，视物昏花，以及肾虚腰膝无力等。

【用量用法】6～12g，鲜用15～30g，水煎服。

【使用注意】热病早期阴未伤者，湿温病未化燥者，脾胃虚寒者，均禁服。

玉　竹

【来源】为百合科植物玉竹的干燥根茎。主产于湖南、河南、江苏等地。生用。

【性味归经】甘，微寒。归肺、胃经。

【功效】养阴润燥，生津止渴。

【临床应用】

1. 肺阴虚　本品甘寒入肺，长于滋润肺阴，略能清肺热。善治燥邪伤肺咳嗽及阴虚劳嗽等证。用治阴虚燥咳少痰、口燥咽干、咳血，常与沙参、麦冬、桑叶等同用，如沙参麦冬汤。治阴虚劳嗽，久咳不止，多与生地黄、知母、川贝母等同用。

2. 胃阴虚　本品味甘质润，能养胃阴，清胃热，功能滋阴清热、生津止渴。用治热伤胃阴，口干舌燥，饥不欲食，常与麦冬、沙参等同用，如益胃汤。用治胃热津伤之消渴证，常与石膏、知母、麦冬、天花粉等同用。

此外，本品滋阴而不恋邪，用治阴虚之体外感风热。

【用量用法】6～12g，水煎服。

【使用注意】痰湿气滞者，脾虚便溏者，阴病内寒者，均禁服。

黄　精

【来源】为百合科植物黄精、滇黄精或多花黄精的干燥根茎。黄精主产于河北、内蒙古、陕西；滇黄精主产于云南、贵州、广西；多花黄精主产于贵州、湖南、云南等地。生用或酒炙用。

【性味归经】甘，平。归脾、肺、肾经。

【功效】补气养阴，健脾，润肺，益肾。

【临床应用】

1. 阴虚肺燥，干咳少痰及肺肾阴虚的劳嗽久咳 本品甘平，功能润肺燥，滋肾阴又兼益气，为治阴虚劳嗽之良药。常与沙参、川贝母、熟地黄等同用。

2. 脾胃虚弱 本品既补脾胃之气，又养脾胃之阴，为治脾胃虚弱之良药。用治脾胃气虚之面色萎黄、倦怠乏力、食欲不振等症，可与党参、茯苓、白术等补气健脾药同用。用治脾胃阴伤津亏所致口干食少、饮食无味、舌红少苔者，多与玉竹、麦冬、石斛等同用。

3. 肾精亏虚证，消渴 本品能补肾益精，用治肾精亏虚，头晕耳鸣、腰膝酸软、须发早白等，可单用本品熬膏服，亦可与枸杞子、何首乌等同用。治阴虚消渴，大量单用有效，或与滋阴清热之品，如生地黄、麦冬、石斛、天花粉等同用。

【用量用法】9～15g，水煎服。

【使用注意】凡脾虚有湿，咳嗽痰多及中寒泄泻者均忌用黄精。

枸杞子

【来源】为茄科植物宁夏枸杞的干燥成熟果实。主产于宁夏、甘肃、新疆等地。生用。

【性味归经】甘，平。归肝、肾经。

【功效】滋补肝肾，益精明目。

【临床应用】

肝肾阴虚 本品为平补肝肾精血之品，功能补肝肾，益精血，明目，止渴。用治肝肾亏虚、精血不足所致的视力减退、内障目昏、头晕目眩、腰膝酸软、遗精滑泄、耳聋、牙齿松动、须发早白、失眠多梦、潮热盗汗、消渴等。可单用或与补肝肾、益精补血之品同用。

【用量用法】6～12g，水煎服。

【使用注意】外邪实热，脾虚有湿及泄泻者忌服。

龟 甲

【来源】为龟科动物乌龟的腹甲及背甲。主产于浙江、湖北、湖南等地。全年均可捕捉。杀死，或用沸水烫死，剥取甲壳，除去残肉，晒干，以砂炒后醋淬用。

【性味归经】咸，甘，微寒。归肾、肝、心经。

【功效】滋阴潜阳，益肾强骨，养血补心，固经止崩。

【临床应用】

1. 阴虚阳亢，阴虚内热，虚风内动 本品甘寒质重，入肝、肾经，既滋补肝肾之阴，又镇潜上越之浮阳。用治肝肾阴虚、肝阳上亢之头目眩晕、面红目赤、急躁易怒，常与天冬、白芍、牡蛎等同用，如镇肝息风汤。用治阴虚内热，骨蒸潮热，盗汗遗精者，常与熟地黄、知母、黄柏等同用，如大补阴丸；用治阴虚液亏，虚风内动，以致筋脉失养，神倦瘛疭者，宜配伍阿胶、鳖甲、生地黄等，如大定风珠。

2. 肾虚骨痿，囟门不合 本品功善滋补肝肾，强筋健骨，用治肝肾不足，筋骨不健，腰膝痿弱、步履乏力，或小儿行迟、囟门不合等症，常与熟地黄、知母、黄柏等同用，如虎潜丸。

3. 阴血亏虚，惊悸，失眠健忘 本品入心、肾经，养血补心，安神定志。用治阴血不足、心神失养之惊悸、失眠、健忘等症，常与石菖蒲、远志、龙骨等同用，如孔圣枕中丹。

4. 阴虚血热，冲任不固之崩漏、月经过多 本品滋养肝肾，固冲任，兼能止血，用治阴虚血热、冲任不固之崩漏、月经过多，可与白芍、黄芩、椿皮等同用，如固经丸。

【用量用法】9～24g，水煎服。宜打碎先煎。

【使用注意】脾胃虚寒、内有寒湿及孕妇禁服。

<h2 style="text-align:center">鳖 甲</h2>

【来源】为鳖科动物鳖的背甲。主产于湖北、湖南、安徽等地。全年均可捕捉，杀死后置沸水中烫至背甲上硬皮能剥落时取出，除去残肉，晒干，以砂炒后醋淬用。

【性味归经】咸，微寒。归肝、肾经。

【功效】滋阴潜阳，退热除蒸，软坚散结。

【临床应用】

1. 肝肾阴虚 本品咸寒质重入肝，为血肉有情之品，能滋养肝肾之阴而潜阳息风，用治肝肾阴虚所致阴虚内热、阴虚风动、阴虚阳亢诸证。用治阴虚骨蒸盗汗、唇红颧赤者，常与秦艽、知母、胡黄连等同用，如清骨散。用治温病后期，阴液耗伤，邪伏阴分，夜热早凉，热退无汗者，常与牡丹皮、生地黄、青蒿等同用，如青蒿鳖甲汤；用治阴虚液亏，筋脉失养之虚风内动，手足蠕动，甚则瘛疭者，常与阿胶、生地黄、麦冬等同用，如大定风珠。

2. 癥瘕积聚 本品味咸，长于软坚散结。用治癥瘕积聚，常与牡丹皮、桃仁、土鳖虫等同用，如鳖甲煎丸。

【用量用法】9～24g，水煎服。宜打碎先煎。

【使用注意】虚而无热者忌用。

表 19-1 其他补虚药简表

药名	性味归经	功效	主治	用量用法
太子参	甘，微苦，平。归脾、肺经	补气生津,生津润肺	脾肺气阴两虚证	9～30g,水煎服
白扁豆	甘,微温。归脾、胃经	补脾和中,化湿	脾气虚证;暑湿吐泻	9～15g,水煎服。炒用健脾止泻作用增强
大枣	甘,温。归脾、胃、心经	补中益气,养血安神,缓和药性	脾虚证;脏躁及失眠证	6～15g,或3～12枚,擘破煎服

药名	性味归经	功效	主治	用量用法
蜂蜜	甘,平。归肺、脾、大肠经	补中缓急,润燥,解毒	中虚脘痛;肺虚燥咳,肠燥便秘;乌头类药毒	15~30g,水煎服或冲服。制丸剂、膏剂或栓剂等,随方适量。外敷亦适量
刺五加	辛、微苦,温。归脾、肺、心、肾经	健脾益气,补肾安神	脾肺气虚证;脾肾阳虚证;心脾两虚证	9~27g,水煎服
巴戟天	辛、甘,微温。归肾、肝经	补肾阳,强筋骨,祛风湿	肾阳虚之阳痿宫冷、小便频数;风湿腰膝疼痛及肾虚腰膝酸软	3~15g,水煎服
锁阳	甘,温。归肝、肾、大肠经	补肾阳,益精血,润肠通便	肾阳虚衰之阳痿,不孕,腰膝酸软;精血亏虚之肠燥便秘	5~10g,水煎服
仙茅	辛,热。有毒。归肾、肝、脾经	温肾壮阳,祛寒除湿	肾阳不足,命门火衰,腰膝冷痛,筋骨无力	3~10g,水煎服
冬虫夏草	甘,平。归肾、肺经	补肾壮阳,益肺平喘,止血化痰	阳痿遗精,腰膝酸痛,久咳虚喘,劳嗽痰血	3~9g,水煎服。或入丸、散
核桃仁	甘,温。归肾、肺、大肠经	补肾温肺,润肠通便	肾阳虚衰,腰痛脚弱,小便频数;肺肾两虚喘咳;肠燥便秘	6~9g,水煎服
海马	甘、咸,温。归肝、肾经	补肾壮阳,消肿散结	阳痿,遗精遗尿,肾虚作喘,癥瘕积聚,跌打损伤	3~9g,研末服
紫河车	甘、咸,温。归肺、肝、肾经	补肾益精,益气养血	阳痿遗精,腰酸耳鸣;气血不足诸证;肺肾两虚之咳喘	2~3g,研末服。亦入丸、散。或鲜品,每次半个至1个,水煮服食
沙苑子	甘,温。归肝、肾经	补肾固精,养肝明目	肾虚腰痛,阳痿遗精,遗尿尿频,白带过多;目暗不明,头昏目花	9~15g,水煎服
龙眼肉	甘,温。归心、脾经	补益心脾,养血安神	心脾虚损、气血不足的心悸、失眠、健忘等	9~15g,水煎服。大剂量30~60g
桑椹	甘、酸,寒。归心、肝、肾经	滋阴补血,生津润燥	肝肾阴虚证,津伤口渴,消渴,肠燥便秘	9~15g,水煎服
墨旱莲	甘、酸,寒。归肝、肾经	滋补肝肾,凉血止血	肝肾阴虚证,阴虚血热出血证	6~12g,水煎服
女贞子	甘、苦,凉。归肝、肾经	滋补肝肾,乌须明目	肝肾阴虚证	6~12g,水煎服

同步训练

一、单项选择题

1. 治疗气虚欲脱证，宜选用的药物是（　　）
   A. 太子参　　　　　　　　B. 人参　　　　　　　　C. 党参
   D. 北沙参　　　　　　　　E. 西洋参

2. 治疗气阴两伤证，宜选用的药物是（　　）
   A. 人参　　　　　　　　　B. 党参　　　　　　　　C. 西洋参
   D. 太子参　　　　　　　　E. 玄参

3. 既补气，又补血的药物是（　　）
   A. 人参　　　　　　　　　B. 西洋参　　　　　　　C. 太子参
   D. 党参　　　　　　　　　E. 制首乌

4. 治疗心气亏虚、心悸、健忘者，宜选用的药物是（　　）
   A. 人参　　　　　　　　　B. 西洋参　　　　　　　C. 太子参
   D. 党参　　　　　　　　　E. 制首乌

5. 治疗卫气不固、表虚自汗，宜选用（　　）
   A. 西洋参　　　　　　　　B. 太子参　　　　　　　C. 党参
   D. 白芍　　　　　　　　　E. 黄芪

6. 具有燥湿与利尿功效的补气药是（　　）
   A. 人参　　　　　　　　　B. 白术　　　　　　　　C. 黄芪
   D. 扁豆　　　　　　　　　E. 党参

7. 治疗暑湿泄泻，宜选用的药物是（　　）
   A. 太子参　　　　　　　　B. 山药　　　　　　　　C. 扁豆
   D. 黄芪　　　　　　　　　E. 党参

8. 以下药物中，具有养血安神功效的是（　　）
   A. 大枣　　　　　　　　　B. 人参　　　　　　　　C. 党参
   D. 太子参　　　　　　　　E. 黄芪

9. 治疗血虚脏躁，较常选用的药物是（　　）
   A. 大枣　　　　　　　　　B. 山药　　　　　　　　C. 蜂蜜
   D. 白扁豆　　　　　　　　E. 党参

10. 具有润肠通便功效的药物是（　　）
    A. 党参　　　　　　　　　B. 山药　　　　　　　　C. 太子参
    D. 甘草　　　　　　　　　E. 蜂蜜

11. 主要用于肺、胃阴虚证的药物是（　　）
    A. 北沙参　　　　　　　　B. 百合　　　　　　　　C. 石斛
    D. 墨旱莲　　　　　　　　E. 女贞子

12. 治疗阴虚有热，心烦，失眠者，宜选用（　　）
    A. 南沙参　　　　　　　　B. 北沙参　　　　　　　C. 石斛
    D. 百合　　　　　　　　　E. 大枣

13. 治疗肾阴亏虚，骨蒸潮热，口渴者，宜选用的药物是（　　）

    A. 天冬　　　　　　　　B. 麦冬　　　　　　　　C. 百合

    D. 南沙参　　　　　　　E. 北沙参

14. 既补气，又补阴的药物是（　　）

    A. 玉竹　　　　　　　　B. 黄精　　　　　　　　C. 麦冬

    D. 天冬　　　　　　　　E. 百合

15. 具有滋阴补血功效的药物是（　　）

    A. 桑椹　　　　　　　　B. 天冬　　　　　　　　C. 南沙参

    D. 黄精　　　　　　　　E. 玉竹

16. 以下药中，长于退热除蒸的药物是（　　）

    A. 鳖甲　　　　　　　　B. 龟甲　　　　　　　　C. 女贞子

    D. 枸杞子　　　　　　　E. 黄精

17. 能补肾阳，托疮毒的药物是（　　）

    A. 当归　　　　　　　　B. 黄芪　　　　　　　　C. 鹿茸

    D. 升麻　　　　　　　　E. 穿山甲

18. 能补肾益精，安胎的药物是（　　）

    A. 枸杞子　　　　　　　B. 桑椹　　　　　　　　C. 菟丝子

    D. 沙苑子　　　　　　　E. 五味子

19. 能固精、缩尿，止泻、平喘的药物是（　　）

    A. 益智仁　　　　　　　B. 菟丝子　　　　　　　C. 沙苑子

    D. 补骨脂　　　　　　　E. 韭菜子

20. 白芍缓急止痛宜配伍（　　）

    A. 甘草　　　　　　　　B. 大枣　　　　　　　　C. 当归

    D. 熟地　　　　　　　　E. 龙眼肉

二、问答题

1. 简述补虚药的含义、作用、适应证、分类及使用注意事项。

2. 比较人参与党参、白术与苍术、杜仲与续断、赤芍与白芍的异同点。

3. 分别论述下列药物的功效及主要应用：

    人参、黄芪、鹿茸、杜仲、当归、白芍、北沙参、鳖甲。

4. 杜仲、黄芩、砂仁、白术均能安胎，临床如何区别应用？

第二十章　安神药

 知识要点

1. 安神药的基本概念、功效、临床应用及使用注意事项。
2. 常用安神药的功效与临床应用。

凡以安定神志为主要作用，用治心神不安病证的药物，称为安神药。

安神药多入心、肝二经。多以矿石、化石或植物的种子入药，矿石、化石类药物，质重沉降，故多有重镇安神作用。主要用于心火亢盛、痰热扰心等引起的烦躁不安、心悸、失眠、惊痫、癫狂等症，及阴血不足、心脾两虚、心肾不交等所致的虚烦不安、心悸、怔忡、失眠、健忘等症。

根据药性和应用特点的不同，安神药可分为重镇安神药和养心安神药两类。心神不宁病证可由多种原因引起，临床亦有多种证型，故在运用安神药时须根据不同的病因病机和证候选取适宜的药物，并作相应的配伍。如心火亢盛者，当配伍清心降火药；因于痰热扰心者，当配伍化痰、清热药；肝阳上亢者，当配伍平肝潜阳药；因于气滞血瘀者，当配伍活血化瘀药；血虚阴亏者，当配伍补血、养阴药物及养心安神药；心脾两虚者，当配伍补气、养血药物。至于惊风及癫狂痫等，多以化痰开窍或平肝息风药为主，本类药多作辅助之品。矿石类安神药，如做丸、散服，易伤脾胃，故不宜长期服用，并须酌情配伍养胃健脾之品；入煎剂服，应打碎先煎、久煎；部分药物具有毒性，更须慎用，以防中毒。

第一节　重镇安神药

重镇安神药多为矿石、化石类药物，具有质重沉降之性，重则能镇，重可去怯，故有重镇安神、平惊定志、平肝潜阳等作用。主要用于心火炽盛、痰火扰心、惊吓等引起的心神不宁、心悸失眠及惊痫、癫狂、肝阳上亢等。

朱　砂

【来源】为硫化物类矿物辰砂族辰砂，主含硫化汞（HgS）。主产于贵州、湖南、四川等地。采挖后用磁铁吸净含铁的杂质，再用水淘去杂石和泥沙，水飞法研成极细粉末，晾干或40℃以下干燥。

【性味归经】甘，微寒。有毒。归心经。

【功效】清心镇惊，安神，明目，解毒。

【临床应用】

1. 烦躁不安、惊悸不眠及惊风、癫痫　本品秉寒降之性，既可重镇安神，又能清心火，故最宜心火亢旺、心神不宁之证，每与黄连、莲子心等清心除烦之品同用。兼心血虚者，可配伍当归、生地黄等补血之品，共奏清心养血安神之功，如朱砂安神丸。将本品纳入猪心中炖服，可用治心虚惊悸、遗精等。取本品重镇安神之功，也可用治惊风及癫狂痫证。治高热神昏、惊厥，常与麝香、牛黄、冰片等配伍，如安宫牛黄丸。治小儿急惊风，常与牛黄、全蝎等同用。用治癫痫，常配伍磁石、神曲，如磁朱丸。

2. 疮痈肿毒、咽喉肿痛、口舌生疮及毒蛇咬伤　本品性寒，内服、外用均有较强的清热解毒作用。治疗疮疡肿毒者，常与雄黄、大戟等配伍，如太乙紫金锭；用治咽喉肿痛、口舌生疮者，配伍冰片、硼砂等，如冰硼散。

【用量用法】每次0.1～0.5g，入丸散或研末冲服。一般不入煎剂。外用适量。

【使用注意】内服不可过量或长期持续服用，以防汞中毒。忌火煅，火煅则析出水银，有剧毒。孕妇及肝肾功能不良者慎用。

> ### 知识链接
>
> 朱砂主含硫化汞，有解毒防腐作用，外用可抑制或杀灭皮肤真菌和寄生虫。长期服用朱砂制剂可引起以神经衰弱综合征为主的慢性汞中毒、肝肾功能损害、性功能减退等。

磁　石

【来源】为等轴晶系氧化物类矿物尖晶石族磁铁矿的矿石，主含四氧化三铁。主产于江苏、山东、辽宁等地。采挖后除去杂石，选择吸铁能力强者（习称"活磁石"或"灵磁石"）入药。击碎生用或取净磁石煅至红透，醋淬，研成粗粉用。

【性味归经】咸，寒。归肝、心、肾经。

【功效】镇惊安神，平肝潜阳，聪耳明目，纳气平喘。

【临床应用】

1. 心神不宁、烦躁失眠、惊悸癫痫　本品质重性降，入心经，有镇惊安神之功。其味咸入肾，又有益肾之效。常用于肾虚肝旺、肝火上扰心神所致之心神不宁、失眠、惊悸及癫痫等。常与朱砂、神曲配伍，如磁朱丸。

2. 肝阳上亢、头痛眩晕　本品入肝肾二经，既能平肝潜阳，又能益肾阴而敛浮阳，常与石决明、白芍、生地黄等同用治疗阳亢眩晕之证。

3. 肝肾亏虚，耳鸣、耳聋、目暗　本品能养肾益精、聪耳明目，治肝肾不足，视物昏花，可用磁朱丸与养肝补肾明目之品如女贞子、枸杞子等同用。治肾虚耳鸣、耳聋等，多配伍熟地黄、山茱萸等补肾之品，如耳聋左慈丸。

4. 肾虚作喘　本品既能养肾，又可纳气，常与五味子、胡桃肉、赭石等同用，治肾不纳气之虚喘。

【用量用法】9～30g，水煎服。打碎先煎。入丸散，每次1～3g。本品很少生用，多煅后用。

【使用注意】因碍消化，如入丸散，不可多服。脾胃虚弱者慎用。

龙　骨

【来源】为古代多种大型哺乳动物，如三趾马、犀类、鹿类、牛类、象类等的骨骼化石或象类门齿的化石。主产于山西、内蒙古、河南等地。生用或煅用。

【性味归经】甘、涩，平。归心、肝、肾经。

【功效】镇惊安神，平肝潜阳，收敛固涩。

【临床应用】

1. 神志不安、心悸失眠、惊痫癫狂　本品有良好的镇惊安神作用，可用治各种神志不安病证，常与朱砂、远志、酸枣仁等同用。若治惊痫抽搐、癫狂发作者，常配伍牛黄、胆南星、礞石等化痰、止痉之品。

2. 眩晕　本品能平肝而潜敛浮阳，常与牡蛎、赭石、白芍等同用，治疗阴虚阳亢之头晕目眩、烦躁易怒等症，如镇肝息风汤。

3. 滑脱诸证　本品收敛固涩之功颇佳，尤善涩精。常用于遗精、带下、虚汗、崩漏等正虚滑脱之证。治肾虚遗精、滑精，常与牡蛎、沙苑子、芡实等配伍，如金锁固精丸。治带下赤白及月经过多，可与牡蛎、海螵蛸、山药等同用。治虚汗，每与五味子、牡蛎等配伍。

此外，煅龙骨外用，有吸湿敛疮之功，可用于湿疹痒疮及疮疡溃后经久不愈，常与枯矾同用。

【用量用法】15～30g，水煎服。先煎。外用适量。收敛固涩煅用，其他生用。

> **知识链接**
>
> 龙骨主含钙盐，尚含铁、钾、钠、氯等。其所含钙盐被吸收后，有促进血液凝固、降低血管通透性及抑制骨骼肌兴奋等作用。

第二节　养心安神药

养心安神药多为植物种子、种仁类药物，具有甘润滋养之性，故有滋养心肝、养阴补血、交通心肾等作用。主要用于阴血不足、心脾两虚、心肾不交等导致的心悸怔忡、虚烦不寐、健忘多梦等症。

酸枣仁

【来源】为鼠李科植物酸枣的干燥成熟种子。主产于河北、陕西、山西等地。生用或炒用，用时打碎。

【性味归经】甘、酸，平。归肝、胆、心经。

【功效】养心补肝，宁心安神，敛汗，生津。

【临床应用】

1. 失眠、心悸 本品补养心肝阴血，宁心安神作用较强，是养心安神要药。主要用于心肝血虚引起的心烦、不眠，对兼有心悸不安、虚汗的患者尤宜。常与当归、白芍、何首乌、龙眼肉等同用。若肝虚有热之虚烦不眠，常与知母、茯苓等同用，如酸枣仁汤；若心肾不足、阴虚阳亢所致虚烦不眠、心悸、健忘，可与玄参、生地黄、柏子仁等同用，如天王补心丹。

2. 体虚多汗、津伤口渴 本品味酸，有收敛止汗、生津之功，常用于体虚自汗、盗汗，兼心神不宁者尤宜。每与五味子、山茱萸、黄芪等同用。

【用量用法】10~15g，水煎服。研末吞服，每次1.5~3g。

远 志

【来源】为远志科植物远志或卵叶远志的干燥根。主产于河北、山西、陕西等地。生用或炙用。

【性味归经】苦、辛，温。归心、肾、肺经。

【功效】安神益智，交通心神，祛痰，消肿。

【临床应用】

1. 心神不安、失眠、健忘、惊悸 本品主入心、肾，为交通心肾、安定神志之佳品。治失眠健忘，常与人参、石菖蒲配伍。治惊悸，常与朱砂、龙齿等同用，如远志丸。

2. 咳嗽痰多及痰阻心窍之神志恍惚、惊痫发狂 本品苦温性燥，入肺经，有较强的祛痰作用。用治咳嗽痰多、难咯出者，常与杏仁、桔梗、甘草、贝母、瓜蒌等同用；用治痰阻心窍之精神错乱、惊风发狂、癫痫抽搐等，常与半夏、天麻、石菖蒲、郁金、白矾等同用。

3. 痈疽肿毒 本品苦泄温通，能疏通气血之壅滞而消散痈肿。可治一切痈疽，不问寒热虚实，单用为末黄酒送服或外用调敷即效。

【用量用法】3~10g，水煎服。外用适量。一般生用。以甘草水制后，能减去燥性、缓和药性。蜜炙后，能增强其化痰止咳作用并可缓和药性，减少对胃的刺激。

【使用注意】剂量过大易致呕吐。胃炎及溃疡者慎用。

表 20 - 1 其他安神药简表

药名	性味归经	功效	主治	用量用法
琥珀	甘，平。归心、肝、膀胱经	镇惊安神，活血散瘀，利尿通淋	心神不宁，惊悸失眠，惊风癫痫；血滞经闭、癥瘕；淋证、癃闭	研末冲服，每次 1.5～3g
柏子仁	甘，平。归心、肾、大肠经	养心安神，润肠通便	心悸失眠；肠燥便秘	3～10g，水煎服
合欢皮	甘，平。归心、肝、肺经	安神解郁，活血消肿	忿怒忧郁、烦躁不眠；血瘀肿痛，痈肿疮毒	6～12g，水煎服
首乌藤	甘，平。归心、肝经	养心安神，祛风通络	虚烦不眠、多梦，血虚身痛，风湿痹痛	9～15g，水煎服

同步训练

一、单项选择题

1. 朱砂内服的用量是（　　）
   A. 15～30g　　　B. 10～15g　　　C. 1～3g　　　D. 1.5～3g　　　E. 0.1～0.5g

2. 龙骨入煎剂应（　　）
   A. 先煎　　　B. 后下　　　C. 另煎　　　D. 包煎　　　E. 冲服

3. 治疗心悸失眠，健忘多梦，体虚多汗者，宜用（　　）
   A. 朱砂　　　B. 酸枣仁　　　C. 柏子仁　　　D. 合欢皮　　　E. 远志

4. 既能安神，又能理气、活血止痛的药物是（　　）
   A. 酸枣仁　　　B. 柏子仁　　　C. 龙骨　　　D. 甘草　　　E. 远志

5. 治疗痰阻心窍所致的癫痫抽搐、惊风发狂者，宜选用（　　）
   A. 朱砂　　　B. 磁石　　　C. 龙骨　　　D. 远志　　　E. 琥珀

6. 酸枣仁的性味是（　　）
   A. 甘、平　　　B. 甘、酸，平　　　C. 甘、涩，平　　　D. 甘、辛，平　　　E. 甘、苦，平

二、问答题

1. 试述安神药含义、分类及适应证。
2. 比较龙骨与磁石的功用异同点。
3. 简述朱砂、龙骨、磁石的功效和用量用法。
4. 人参、远志、酸枣仁、朱砂四药均能安神，其机理有何不同？

第二十一章　平肝息风药

 知识要点

1. 平肝息风药的基本概念、功效、临床应用和使用注意事项。
2. 常用平肝息风药的功效与临床应用。
3. 一般平肝息风药的功效与临床应用。

凡具有平降肝阳、止息肝风作用的药物，称为平肝息风药。可分为平肝潜阳药、息风止痉药两类。

本类药物有平肝、息风、清肝等功效，分别用治肝阳上亢证、肝风内动证及肝火上炎证。适用于肝阳上亢、头目眩晕，以及肝风内动、惊痫抽搐等。

临床使用平肝息风药，应根据辨证施治的原则给予不同的配伍。如因热引起者，与清热泻火药同用；因风痰引起者，与化痰药同用；因阴虚引起者，与滋阴药同用；因血虚引起者，与养血药同用。本类药物性能各有不同，应区别使用。如其中有些药物药性寒凉，脾虚慢惊病患，则非所宜；而另有一些药物又偏温燥，血虚伤阴者又宜慎用。

平肝息风药中矿石类、介贝类质坚沉重，用量应大，生用时宜先煎。钩藤有效成分易被高热破坏，入汤剂则应后下。羚羊角为贵重物品，一般入丸散服用。全蝎、蜈蚣为有毒之品，用量不宜过大。

第一节　平肝潜阳药

"平"和"潜"都有下降之义，本类药来源多为贝壳、矿石，质重沉降，能使过分上升的肝经阳气下降，主要用治肝肾阴虚，肝阳上亢之头晕目眩，头痛，耳鸣等症。本类药性寒清肝，亦用治肝火上攻之面红、口苦、目赤肿痛、烦躁易怒、头痛头昏等症。

石　决　明

【来源】本品为鲍科动物杂色鲍（光底石决明）、皱纹盘鲍（毛底石决明）、羊鲍、澳洲鲍、耳鲍或白鲍的贝壳。主产于广东、海南、山东、福建、辽宁等沿海地区。生用或煅用、水飞。

【性味归经】咸，寒。归肝经。

【功效】平肝潜阳，清肝明目。

【临床应用】

1. 肝阳上亢，头晕目眩　本品咸寒清热，质重潜阳，专入肝经，平肝作用较强，又兼有滋养肝阴之功，为凉肝、镇肝之要药。治肝肾阴虚，肝阳上亢之眩晕，尤为适宜，常与白芍、生地黄、牡蛎等同用。

2. 目赤，翳障，视物昏花　本品为明目要药，治疗肝火上炎，目赤肿痛，可单用；治疗风热目赤、翳膜遮睛及肝虚血少、目涩昏暗、雀盲眼花等目疾，可与黄连、龙胆草、夜明砂、夏枯草、菊花、桑叶等配伍。

此外，煅石决明还有收敛、制酸、止痛、止血等作用。可用于胃酸过多之胃脘痛；如研末外敷，可用于外伤出血。

【用量用法】6～20g，水煎服。应打碎先煎。

【使用注意】本品咸寒易伤脾胃，故脾胃虚寒，食少便溏者慎用。

牡 蛎

【来源】本品为牡蛎科动物长牡蛎、大连湾牡蛎或近江牡蛎的贝壳。生用或煅用，用时打碎。

【性味归经】咸，微寒。归肝、胆、肾经。

【功效】重镇安神，潜阳补阴，软坚散结，收敛固涩。

【临床应用】

1. 心神不安，惊悸失眠　本品质重能镇，有安神之功，用治心神不安，心悸失眠，常与龙骨等安神药相须为用，亦可配伍朱砂、琥珀、酸枣仁等药。

2. 肝阳上亢，头晕目眩　本品入肝经，能平肝潜阳，常与龙骨、龟甲、白芍等潜阳、益阴药物同用。

3. 痰核，瘰疬，瘿瘤，癥瘕痞块　本品味咸，能软坚散结，用治痰火郁结之痰核，瘰疬、瘿瘤，常与化痰散结药浙贝母、玄参等药配伍；治气滞血瘀之癥瘕痞块，可与鳖甲、丹参、莪术同用。

4. 滑脱诸证　本品煅后有与煅龙骨相似的收敛固涩作用，通过不同配伍，可治疗自汗、盗汗、遗精、尿频、遗尿、崩漏、带下等滑脱之证。治虚汗除内服外，亦可用煅牡蛎粉扑撒汗处。

此外，煅牡蛎有制酸止痛作用，可治胃痛泛酸，与乌贼骨、浙贝母共为细末，内服奏效。

【用量用法】9～30g，水煎服。宜打碎先煎。

代 赭 石

【来源】本品为氧化物类矿物刚玉族赤铁矿。主含三氧化二铁（Fe_2O_3）。主产于山西、河北、河南、山东等地。生用或煅用。

【性味归经】苦，寒。归肝、心、肺、胃经。

【功效】平肝潜阳，重镇降逆，凉血止血。

【临床应用】

1. 肝阳上亢　本品为矿石类药物，质重沉降，潜降肝阳作用较强，且善清肝火，治肝阳上亢、头目眩晕、目胀耳鸣等，常为方中主药，临床可配伍怀牛膝、生龙骨、生牡蛎、生白芍等药。

2. 呕吐，呃逆，嗳气，喘息　本品善降肺胃之逆气，用治胃气上逆之呕吐、呃逆、嗳气不止等症，及肺气上逆之哮喘有声，卧睡不得等，常与旋覆花、半夏、生姜等同用。

3. 血热出血　本品苦寒沉降，入心肝血分，治气火上逆，迫血妄行之吐血、衄血，可单用本品研末，米醋调服；治血热崩漏下血，可醋汤调服。

【用量用法】9～30g，水煎服。宜打碎先煎。

【使用注意】孕妇慎用。因含微量砷，故不宜长期服用。

第二节　息风止痉药

本类药多来源于动物，以平息肝风、制止痉挛为主要功效，主要用治肝风内动之眩晕欲仆，项强肢颤，痉挛抽搐等症。有的兼有平肝潜阳之功，可用治肝阳上亢之证。

羚羊角

【来源】本品为牛科动物赛加羚羊的角。主产于新疆、青海、甘肃等地。全年均可捕捉，以秋季猎取最佳。猎取后锯取其角，晒干。镑片或粉碎成细粉。

【性味归经】咸，寒。归肝、心经。

【功效】平肝息风，清肝明目，清热解毒。

【临床应用】

1. 肝风内动，惊痫抽搐　本品主入肝经，咸寒质重，能清泄肝热，平肝息风，为治惊痫抽搐之要药，尤宜于热极生风所致者。常与钩藤、白芍、菊花、桑叶、生地等同用。

2. 肝阳上亢，头目眩晕　本品味咸质重主降，有平肝潜阳之功，治肝阳上亢之头晕目眩，可与钩藤、石决明、龟甲、生地、菊花等同用。

3. 肝火上炎，目赤头痛　本品入肝经，有较强的泻火明目作用，治肝火上炎，目赤肿痛，常与决明子、黄芩、龙胆草、车前子等同用。

4. 温热病壮热神昏，热毒发斑　本品入心肝二经，能清热凉血散血，泻火解毒，用治温热病壮热神昏，热毒发斑，常与水牛角、石膏等清热药同用。

此外，本品尚有解热，镇痛之效，可用于风湿热痹，肺热咳喘，百日咳等。

【用量用法】1～3g，水煎服。宜单煎2小时以上。磨汁或研粉服，每次0.3～0.6g。

【使用注意】本品性寒，脾虚慢惊者忌用。

钩　藤

【来源】本品为茜草科植物钩藤、大叶钩藤、毛钩藤、华钩藤或无柄果钩藤的干燥带钩茎枝。主产于长江以南至福建、广东、广西等地。秋冬两季采收，去叶，切段。生用。

【性味归经】甘，凉。归肝、心包经。

【功效】清热平肝，息风定惊。

【临床应用】

1. 头痛，眩晕　本品性凉，主入肝经，能清肝火，平肝阳，用治肝火上攻或肝阳上亢之头痛，眩晕。属肝火者，常与夏枯草、龙胆草、黄芩等药配伍；属肝阳者，常与天麻、石决明、怀牛膝、杜仲等同用。

2. 肝风内动，惊痫抽搐　本品既能清肝，又能息风，主要用治热极生风之证。与蝉蜕、薄荷同用，可治小儿惊啼、夜啼，有凉肝止惊之效。

此外，本品具有轻清疏泄之性，能清热透邪，故又可用于外感风热，头痛目赤及斑疹透发不畅之证。

【用量用法】3～12g，水煎服。入煎剂宜后下。

天　麻

【来源】本品为兰科植物天麻的干燥块茎。主产于四川、云南、贵州等地。采挖后洗净，蒸透，低温干燥，切片。

【性味归经】甘，平。归肝经。

【功效】息风止痉，平肝潜阳，祛风通络。

【临床应用】

1. 肝风内动，惊痫抽搐　本品味甘质润，药性平和，主入肝经，为治肝风内动之要药。对肝风内动，惊痫抽搐，不论寒热虚实，皆可配伍应用。

2. 眩晕，头痛　本品具有良好的平抑肝阳作用，为治肝阳上亢眩晕头痛之要药，单用有效，或与钩藤、石决明、牛膝等同用。

3. 肢体麻木，手足不遂，风湿痹痛　本品能祛外风，通经络，止疼痛，用治中风之肢体麻木，手足不遂，可配伍牛膝、杜仲、附子泡酒服；治风湿痹痛，多与祛风湿药秦艽、杜仲、桑枝等同用。

【用量用法】3～10g，水煎服。研末冲服，每次1～1.5g。

牛　黄

【来源】本品为牛科动物牛的干燥胆结石，称天然牛黄。宰牛时，如发现有牛黄，即滤去胆汁，将牛黄取出，除去外部薄膜，阴干。由牛胆汁或猪胆汁经提取加工而成的称人工牛黄。研极细粉末。

【性味归经】苦，凉。归心、肝经。

【功效】化痰开窍，息风止痉，清热解毒。

【临床应用】

1. 热病神昏　本品性凉，主入心经，能清心祛痰，醒神开窍，治温热病热入心包或中风、惊风、癫痫等痰热阻闭心窍所致的神昏谵语，高热烦躁，口噤舌謇，痰涎壅塞等，常与麝香、黄连等同用。

2. 惊风，癫痫　本品能清心，凉肝，息风止痉，治小儿急惊风之高热神昏，痉挛抽搐等症，可单用或与其他清热息风药配伍；治痰蒙清窍之癫痫发作，常与化痰开窍药同用。

3. 热毒疮痈　本品为清热解毒之良药，治火毒郁结所致的口舌生疮、咽喉肿痛、牙痛及其他热毒痈肿，常以本品为主药，既可内服，又能外用。

【用量用法】每次 0.15～0.35g，入丸散剂。外用适量，研末敷患处。

【使用注意】非实热证不宜用，孕妇慎用。

地　　龙

【来源】本品为钜蚓科动物参环毛蚓、通俗环毛蚓、威廉环毛蚓或栉盲环毛蚓的干燥体。前一种习称"广地龙"，主产于广东、广西、福建等地；后三种习称"沪地龙"，主产于上海一带。捕捉后及时剖开腹部，除去内脏，洗净，晒干。生用。

【性味归经】咸，寒。归肝、脾、膀胱经。

【功效】清热定惊，通络，平喘，利尿。

【临床应用】

1. 高热惊痫，癫狂　本品性寒，既能息风止痉，又擅于清热定惊，故适用于热极生风所致的神昏谵语、痉挛抽搐及小儿惊风，或癫痫、癫狂等症，多与钩藤、牛黄、白僵蚕、全蝎等息风止痉药同用。

2. 痹证　本品为虫类，长于通络止痛，性寒能清热，尤适用于关节红肿疼痛、屈伸不利之热痹，常与防己、秦艽、忍冬藤、桑枝等同用。

3. 半身不遂　本品善于通经络，常配伍活血药、补气药如黄芪、当归、川芎，可用治中风后气虚血滞，经络不利，半身不遂，口眼㖞斜等。

4. 肺热哮喘　本品性寒降泄，能清肺平喘，可单用研末内服。或与麻黄、杏仁、黄芩、葶苈子等同用。

5. 小便不利，尿闭不通　本品咸寒入肾，能清热结而利小便。用于热结膀胱，小便不通，可单用，或与车前子、川木通等同用。

【用量用法】5～10g，水煎服。研末吞服，每次 1～2g。

全　　蝎

【来源】本品为钳蝎科动物东亚钳蝎的干燥体。主产于河南、山东、湖北、安徽等地。捕捉后，浸入清水中，待其吐出泥土，置沸水或沸盐水中，煮至全身僵硬，捞出，于通风处，阴干。

【性味归经】 辛，平。有毒。归肝经。

【功效】 息风止痉，攻毒散结，通络止痛。

【临床应用】

1. 痉挛抽搐　本品主入肝经，有良好的息风止痉之效，为治痉挛抽搐之要药。治小儿急惊风或破伤风之痉挛抽搐、角弓反张，及中风口眼㖞斜等症，可单用研粉冲服，或配伍蜈蚣、僵蚕等息风止痉药。

2. 疮疡肿毒，瘰疬痰核　本品以毒攻毒，内服、外用，均有良效。

3. 风湿顽痹　本品善于通络止痛，对风寒湿痹，久治不愈，筋脉拘挛，甚则关节变形之顽痹，作用颇佳，常与川乌、白花蛇、没药等同用。

4. 顽固性偏正头痛　本品能搜风通络止痛，用治偏正头痛，单味研末吞服即有效。

【用量用法】 3～6g，水煎服。研末吞服，每次0.6～1g。外用适量。

【使用注意】 本品有毒，用量不宜过大。孕妇慎用。

知识链接

全蝎用量过大可致头痛、头昏、血压升高、心慌、心悸、烦躁不安；严重者血压突然下降、呼吸困难、发绀、昏迷，最后多因呼吸麻痹而死亡。若过敏者可出现全身性红色皮疹及风团，可伴发热等；此外，还可引起蛋白尿、神经中毒，表现为面部咬肌强直性痉挛，以及全身剥脱性皮炎等。

僵　　蚕

【来源】 本品为蚕蛾科昆虫家蚕4～5龄的幼虫感染（或人工接种）白僵菌而致死的干燥体。主产于浙江、江苏、四川等养蚕区，将感染白僵菌病死的蚕干燥，生用或炒用。

【性味归经】 咸、辛，平。归肝、肺、胃经。

【功效】 祛风定惊，化痰散结。

【临床应用】

1. 惊痫抽搐　本品咸辛平，入肝、肺二经，既能息风止痉，又能化痰定惊，故对惊风、癫痫而夹痰热者尤为适宜。治高热抽搐，可与钩藤、蝉蜕、菊花同用；治惊风，可与全蝎、天麻、朱砂、牛黄、胆南星等同用；治破伤风，可与全蝎、蜈蚣、钩藤等同用。

2. 风热头痛，目赤，咽痛，风疹瘙痒　本品有疏散肝风、祛风止痛、止痒之功。常配伍发散风热药治肝经风热之头痛目赤，风热上攻之咽喉肿痛、声音嘶哑，及风疹瘙痒等。

3. 痰核，瘰疬　本品味咸，能软坚散结，又可化痰，用治痰核，瘰疬，可单用为末冲服，或与浙贝母、夏枯草、连翘、黄芩等同用。

亦可用治乳腺炎、流行性腮腺炎、疔疮痈肿等。

【用量用法】5～10g，水煎服。研末吞服，每次1～1.5g；散风热宜生用，其他多制用。

表21-1 其他平肝息风药简表

药名	性味归经	功效	主治	用量用法
珍珠	甘、咸，寒。归肝、心经	安神定惊，明目消翳，解毒生肌	惊悸失眠，惊风癫痫，目生云翳，疮疡不敛	内服0.1～0.3g，多入丸散。外用适量
罗布麻叶	甘、苦，凉。归肝经	平肝安神，清热利水	肝阳眩晕，心悸失眠，浮肿尿少，高血压，神经衰弱，肾炎水肿	6～12g，水煎服
蜈蚣	辛，温，有毒。归肝经	息风止痉，攻毒散结，通络止痛	小儿惊风，抽搐痉挛，中风口㖞，半身不遂，疮疡，毒蛇咬伤，破伤风，风湿顽痹	3～5g，水煎服；研末冲服每次0.6～1g
蛇蜕	甘、咸，平。归肝经	祛风定惊，解毒退翳	小儿惊风，抽搐痉挛，皮肤瘙痒，喉痹，疔肿，翳障	2～3g，水煎服；研末冲服每次0.3～0.6g

同步训练

一、单项选择题

1. 既能平肝潜阳，又能聪耳明目的药物是（　　）
   A. 生牡蛎　　　B. 代赭石　　　C. 石决明　　　D. 磁石

2. 治肝阳上亢及目疾之要药是（　　）
   A. 生牡蛎　　　B. 代赭石　　　C. 石决明　　　D. 磁石

3. 治疗"肝风内动"无论寒热虚实皆宜选用的中药是（　　）
   A. 白僵蚕　　　B. 天麻　　　C. 石决明　　　C. 钩藤

4. 下列哪项不是牛黄的功效（　　）
   A. 泻下攻积　　　B. 息风止痉　　　C. 清热解毒　　　D. 化痰开窍

5. 钩藤在用法上应注意（　　）
   A. 先煎　　　B. 后下　　　C. 另煎　　　C. 包煎

二、问答题

1. 平肝息风药分为哪几类？各有何适应证？

2. 比较龙骨与牡蛎之异同。

3. 地龙、全蝎、僵蚕各有何功效？

第二十二章 固涩药

 知识要点

1. 固涩药的基本概念、功效、临床应用和使用注意事项。
2. 常用固涩药的功效与临床应用。

凡具有收敛固涩作用，可以治疗各种滑脱证的药物称为固涩药，又称收涩药。

本类药物味多酸涩，分别具有固表止汗、敛肺止咳、涩肠止泻、固精缩尿、收敛止血、止带等作用。主要用于久病体虚，正气不固，脏腑功能衰退所致的自汗、盗汗、久咳虚喘、久泻、久痢、遗精、遗尿、尿频、崩带不止等滑脱证。

应用本类药时，须与相应的补益药配伍，以标本兼顾。因滑脱病证的根本原因是正气虚弱，当以收涩药治标，补益药治本。收涩药性涩敛邪，故凡表邪未解，湿热内蕴所致之泻痢、带下、血热出血，以及郁热未清者，均不宜用，以免"闭门留寇"之弊。

五 味 子

【来源】本品为木兰科植物五味子或华中五味子的干燥成熟果实。前者习称"北五味子"，主产于辽宁、吉林；后者习称"南五味子"，主产于西南及长江流域以南各省。晒干。生用或经醋、蜜制用。

【性味归经】酸、甘，温。归肺、心、肾经。

【功效】收敛固涩，益气生津，补肾宁心。

【临床应用】

1. 久咳虚喘，自汗，盗汗，遗精，久泻　本品味酸收敛，甘温而润，上敛肺气，下滋肾阴，为治疗久咳虚喘之要药，用治肺肾两虚所致的咳喘、滑脱等。治咳喘，常配伍山茱萸、熟地、山药等，如都气丸；治自汗、盗汗，常配伍麻黄根、牡蛎等；治遗精、滑精，常配伍桑螵蛸、附子、龙骨等；治久泻，常配伍吴茱萸、补骨脂、肉豆蔻等。

2. 津伤口渴，消渴　本品甘以益气，酸能生津，具有益气生津止渴之功，用治津伤口渴，常与人参、麦冬配伍，如生脉散；治消渴，常与山药、知母、黄芪、天花粉同用。

3. 心悸，失眠，多梦　本品既能补益心肾，又能宁心安神。用治阴血亏损，心神失养，或心肾不交之虚烦心悸，失眠多梦，常配伍麦冬、丹参、生地、酸枣仁等，如天王补心丹。

【用量用法】3~6g，水煎服。研末服，1~3g。

【使用注意】凡表邪未解，内有实热，咳嗽初起，麻疹初期，均不宜使用。

知识链接

　　五味子对神经系统各级中枢均有兴奋作用，对大脑皮层的兴奋和抑制过程均有影响，使之趋于平衡。对呼吸系统有兴奋作用，有镇咳和祛痰作用。能降低血压。能利胆，降低血清转氨酶，对肝细胞有保护作用。有与人参相似的适应原样作用，能增强机体对非特异性刺激的防御能力。能增加细胞免疫功能，使脑、肝、脾脏SOD活性明显增强，故具有提高免疫、抗氧化、抗衰老作用。

乌　梅

【来源】本品为蔷薇科植物梅的近成熟果实加工而成。主产于浙江、福建、云南等地。去核生用或炒炭用。

【性味归经】酸、涩，平。归肝、脾、肺、大肠经。

【功效】敛肺止咳，涩肠止泻，安蛔止痛，生津止渴。

【临床应用】

1. 肺虚久咳　本品味酸而涩，入肺经，善敛肺气，止咳嗽，用治咳嗽日久，耗伤肺气肺阴者，常配伍罂粟壳、杏仁等。

2. 久泻，久痢　本品酸涩入大肠经，有良好的涩肠止泻止痢作用，用治久泻久痢，常配伍诃子、罂粟壳等。

3. 蛔厥腹痛，呕吐　蛔得酸则静，本品极酸，有安蛔止痛，和胃止呕之功，治蛔虫引起的腹痛，呕吐，四肢厥冷之蛔厥证，常配伍细辛、川椒、黄连、附子等，如乌梅丸。

4. 消渴病　本品味酸性平，能生津液，止烦渴，用治虚热消渴，可单用煎服，或与天花粉、麦冬、人参等配伍。

此外，本品炒炭后，涩重于酸，收敛力强，能固冲止漏，可用于崩漏不止，便血等；外敷能消疮毒，可治胬肉外突，头疮等。

【用量用法】6~12g，大剂量可用至30g，水煎服。外用适量，捣烂或炒炭研末外敷。止泻止血宜炒炭用。

【使用注意】外有表邪或内有实热积滞者均不宜服。

肉豆蔻

【来源】本品为肉豆蔻科植物肉豆蔻的成熟种仁。主产于马来西亚、印度尼西亚、斯里兰卡，我国广东、广西、云南亦有栽培。除去皮壳后，干燥，煨制去油用。

【性味归经】辛，温。归脾、胃、大肠经。

【功效】涩肠止泻，温中行气。

【临床应用】

1. 虚泻，冷痢　本品辛温而涩，入中焦，能暖脾胃，固大肠，止泻痢，为治疗脾胃虚寒之久泻久痢及脾肾阳虚，五更泄泻之要药。用治脾胃虚寒之久泻久痢，常配伍肉桂、干姜、党参、白术、诃子等；用治脾肾阳虚之五更泻者，常配补骨脂、五味子、吴茱萸等。

2. 胃寒胀痛，食少呕吐　本品辛香温燥，能温中理脾、行气止痛，用治胃寒气滞，脘腹胀痛，食少呕吐，常配伍木香、干姜、半夏等。

【用量用法】3～10g，水煎服。入丸、散剂，每次0.5～1g。内服止泻须煨熟去油用。

【使用注意】湿热泻痢者忌用。

莲　子

【来源】本品为睡莲科植物莲的成熟种子。主产于湖南、福建、江苏、浙江及南方各地池沼湖塘中。秋季采收，晒干。生用。

【性味归经】甘、涩，平。归脾、肾、心经。

【功效】固精止带，补脾止泻，益肾养心。

【临床应用】

1. 肾虚遗精，带下　本品味甘而涩，能补肾固精，用治肾虚遗精，常配伍沙苑子、芡实、龙骨等。本品又能补脾益肾，固涩止带，常配伍茯苓、白术、山药、山茱萸等。

2. 脾虚泄泻　本品甘可补脾，涩能止泻，用治脾虚泻泄，常与党参、白术、茯苓等配伍，如参苓白术散。

3. 心悸，失眠　本品甘平，入心肾经，能养心血，益肾气，交通心肾，用治心肾不交之心悸、失眠，常配伍酸枣仁、茯神、远志等。

【用量用法】6～15g，水煎服。去心打碎用。

知识链接

　　莲须为莲花中的雄蕊。味甘、涩，性平。功能固肾涩精。主治遗精、滑精、带下、尿频。煎服，3～5g。

　　莲房为莲的成熟花托。味苦、涩，性温。功能止血化瘀。主治崩漏、尿血、痔疮出血、产后瘀阻、恶露不尽。炒炭用。煎服，5～10g。

　　莲子心为莲子中的干燥幼叶及胚根。味苦，性寒。功能清心安神，交通心肾，涩精止血。主治热入心包，神昏谵语；心肾不交，失眠遗精；血热吐血。煎服，2～5g。

　　荷叶为莲的叶片。味苦，性平。功能清暑利湿，升阳止血。主治暑热病证、脾虚泄泻和多种出血证。煎服，3～10g。

　　荷梗为莲的叶柄及花柄。味苦，性平。功能通气宽胸，和胃安胎。主治外感暑湿、胸闷不畅、妊娠呕吐、胎动不安。煎服，10～15g。

山茱萸

【来源】本品为山茱萸科植物山茱萸的干燥成熟果肉。主产于浙江、安徽、河南、陕西、山西等地。秋末冬初采收。用文火烘焙或置沸水中略烫，挤出果核，晒干或烘干用。

【性味归经】酸、涩，微温。归肝、肾经。

【功效】补益肝肾，收敛固涩。

【临床应用】

1. 肝肾亏虚　本品酸微温质润，其性温质润，既能益精，又可助阳，为平补阴阳之要药。治肝肾阴虚，腰膝酸软，头晕耳鸣，及命门火衰，腰膝冷痛，小便不利，阳痿，常配伍山药、熟地等，如六味地黄丸。

2. 遗精，遗尿，尿频　本品能补肾益精，固精缩尿，为固精止遗之要药，治遗精滑精，常配伍熟地、山药等；治遗尿、尿频，常配伍覆盆子、桑螵蛸等。

3. 崩漏、月经过多　本品入于下焦，能补肝肾，固冲任，治妇女肝肾亏虚，冲任不固之崩漏、月经过多，常配伍熟地黄、当归、白芍药、黄芪等。

4. 大汗不止，体虚欲脱　本品酸涩收敛，能固汗止脱，用治大汗不止，体虚欲脱者，常配伍人参、附子、龙骨等。

【用量用法】6～12g，水煎服。急救固脱20～30g。

【使用注意】素有湿热而致小便淋涩者，不宜应用。

知识链接

山茱萸注射液能强心、升压，并能抑制血小板聚集，抗血栓形成。

桑螵蛸

【来源】本品为螳螂科昆虫大刀螂、小刀螂或巨斧螳螂的卵鞘。全国大部分地区均产。深秋至次春采收。置沸水浸杀其卵，或蒸透晒干用。

【性味归经】甘、咸，平。归肝、肾经。

【功效】固精缩尿，补肾助阳。

【临床应用】

1. 遗精，遗尿，尿频，白浊　本品味甘能补，咸以入肾，能补肾气，固精关，缩小便，用治肾虚遗尿、遗精，常配伍龙骨、五味子、制附子等；治小儿遗尿，可单用为末，米汤送服；治遗尿，尿频，白浊，常配伍远志、龙骨、石菖蒲等。

2. 肾虚阳痿　本品有补肾助阳之功，用治肾虚阳痿，常与鹿茸、肉苁蓉、菟丝子等同用。

【用量用法】5～10g，水煎服。

【使用注意】阴虚多火，膀胱有热而小便频数者忌用。

金 樱 子

【来源】本品为蔷薇科植物金樱子的成熟果实。主产于广东、四川、云南、湖北、贵州等地。9～10月采收，去刺及核，晒干用。

【性味归经】酸、甘、涩，平。归肾、膀胱、大肠经。

【功效】固精缩尿止带，涩肠止泻。

【临床应用】

1. 遗精，遗尿，尿频，带下　本品味酸而涩，入肾经，功专固敛，用治肾虚不固诸证，可单用或与芡实、菟丝子、补骨脂等同用。

2. 久泻久痢　本品入大肠，能涩肠止泻，用治脾虚久泻、久痢，可单用浓煎服，或配伍党参、白术、芡实、五味子等。

【用量用法】6～12g，水煎服。

知识链接

金樱子所含鞣质具有收敛、止泻作用。煎液对金黄色葡萄球菌、大肠杆菌、绿脓杆菌、破伤风杆菌、钩端螺旋体及流感病毒均有抑制作用；金樱子煎剂具有抗动脉粥样硬化作用。

表 22 - 1　其他收涩药简表

药名	性味归经	功效	主治	用量用法
麻黄根	甘、涩，平。归心、肺经	固表止汗	自汗，盗汗	3～9g，水煎服
诃子	苦、酸、涩，平。归肺、大肠经	收敛止泻，止咳，利咽开音	久泻久痢，久咳，失音	3～10g，水煎服
赤石脂	甘、酸、涩，温。归大肠、胃经	涩肠止泻，收敛止血，敛疮生肌	久泻久痢，崩漏，便血，疮疡久溃不敛	9～12g，水煎服。外用适量
禹余粮	甘、涩，微寒。归胃、大肠经	涩肠止泻，止血，止带	久泻久痢，崩漏，带下	9～15g，水煎服
鸡冠花	甘、涩，凉。归肝、大肠经	收敛止带，止血，止痢	带下，崩漏，便血痔血，久泻久痢，湿热泻痢	6～12g，水煎服
银杏叶	甘、苦、涩，平。归心、肺经	敛肺平喘，活血止痛	肺虚咳喘，胸闷心痛	9～12g，水煎服
海螵蛸	咸、涩，温。归肝、肾经	固精止带，收敛止血，制酸止痛，收湿敛疮	遗精，带下，崩漏、吐血、便血及外伤出血，胃痛吐酸，湿疮，湿疹，溃疡不敛	5～10g，水煎服；散剂酌减。外用适量
浮小麦	甘，凉。归心经。	敛汗，益气，除热。	骨蒸劳热，自汗，盗汗	15～30g；水煎服

同步训练

一、单项选择题

1. 麻黄根的功效是（　　）
　　A. 收敛止汗　　　　B. 固表止汗　　　　C. 敛阴止汗　　　　D. 益气止汗

2. 浮小麦除能止汗外，又能（　　）
　　A. 酸收敛阴　　　　B. 益气除热　　　　C. 清热解毒　　　　D. 凉血退蒸

3. 五味子的功效是（　　）
　　A. 敛汗止血　　　　B. 敛肺滋肾　　　　C. 利咽开音　　　　D. 温中行气

4. 既敛肺止咳，又生津止渴的药物是（　　）
　　A. 白果　　　　　　B. 玉竹　　　　　　C. 乌梅　　　　　　D. 诃子

5. 五倍子入药部分为（　　）
　　A. 卵鞘　　　　　　B. 虫瘿　　　　　　C. 孢子　　　　　　D. 果实

6. 功能敛肺降火、敛汗止血的药物是（　　）
　　A. 五倍子　　　　　B. 诃子　　　　　　C. 白芍　　　　　　D. 五味子

7. 白豆蔻、肉豆蔻均有的功效是（　　）
　　A. 涩肠止泻　　　　B. 化湿醒脾　　　　C. 温中行气　　　　D. 止泻安胎

8. 既补益肝肾，又收敛固涩的药物是（　　）
　　A. 女贞子　　　　　B. 山茱萸　　　　　C. 旱莲草　　　　　D. 桑椹

9. 治大汗不止、体虚欲脱的药物是（　　）
　　A. 麻黄根　　　　　B. 浮小麦　　　　　C. 山茱萸　　　　　D. 白芍药

10. 桑螵蛸入药部位是（　　）
　　A. 根茎　　　　　　B. 卵鞘　　　　　　C. 种子　　　　　　D. 花粉

二、问答题

固涩药的功效、临床应用和使用注意事项有哪些？

第二十三章　开窍药

 知识要点

1. 开窍药的基本概念、功效、临床应用和使用注意事项。
2. 常用开窍药的功效与临床应用。

凡具有辛香走窜之性，以开窍醒神为主要作用，治疗闭证神昏的药物，称为开窍药，又名芳香开窍药。本类药味辛气芳香，善于走窜，皆入心经，具有通关开窍、启闭回苏、醒脑复神的作用。部分开窍药以其辛香行散之性，尚兼活血、行气、止痛、辟秽、解毒等功效。

开窍药主治温病热陷心包、痰浊蒙蔽清窍之神昏谵语，以及惊风、癫痫、中风等卒然昏厥、痉挛抽搐等。又可用治湿浊中阻，胸脘冷痛满闷；血瘀、气滞疼痛，经闭、癥瘕、目赤咽肿、痈疽疔疮等。

神志昏迷有虚实之异，虚证即脱证，脱证治当补虚固脱，忌用开窍药。开窍药辛香走窜，为救急、治标之品，且能耗伤正气，故只宜暂服，不可久用；因本类药物性质辛香，其有效成分易于挥发，内服多不宜入煎剂，只入丸剂、散剂服用。

麝　香

【来源】本品为鹿科动物林麝、马麝或原麝成熟雄体香囊中的干燥分泌物。主产于四川、西藏、青海等地。本品应贮藏于密闭、避光的容器中。

【性味归经】辛，温。归心、脾经。

【功效】开窍醒神，消肿止痛，活血通经，催产。

【临床应用】

1. 闭证，神昏　本品辛温，气极香，性走窜，有很强的开窍通闭功效，用于各种原因所致之闭证神昏，无论寒闭、热闭，用之皆效。用治温病热入心包、高热神昏，中风痰厥，癫痫等，常配伍牛黄、犀角、冰片等，如安宫牛黄丸；用于寒闭，常配伍苏合香、安息香、沉香等，如苏合香丸。

2. 疮疡肿毒，瘰疬，痰核，咽喉肿痛　本品辛香行散，能活血散结，消肿止痛，内服、外用均有效，常配伍雄黄、乳香、没药等。治咽喉肿痛，可配伍牛黄、蟾酥、珍珠等。

3. 血瘀经闭，癥瘕，心腹暴痛，跌打损伤，风寒湿痹　本品辛香，开通走窜，能活血通经止痛。用治血瘀经闭，癥瘕，常配伍桃仁、红花、丹参等；治寒凝血瘀，心腹暴痛，常配伍木香、桃仁等；麝香又为伤科要药，治跌打肿痛、瘀血肿痛、骨折扭挫，不论内服、外用均有良效，常配伍乳香、苏木等；用治风寒湿痹，可配伍独活、威灵仙、桑寄生等。

4. 难产，死胎，胞衣不下　本品活血通经，辛香走窜，力达胞宫，有催生下胎之效，常配伍肉桂、天花粉等，治疗胎死腹中或胞衣不下。

【用量用法】每次 0.03～0.1g，多入丸、散用。外用适量。

【使用注意】孕妇忌用。

冰　片

【来源】本品为龙脑香科植物龙脑香树脂加工品，或龙脑香树的树干、树枝切碎，经蒸馏冷却而得的结晶，称"龙脑冰片"，亦称"梅片"。龙脑香主产于东南亚地区，我国台湾有引种。须贮于阴凉处，密闭。研粉用。

【性味归经】辛、苦，微寒。归心、脾，肺经。

【功效】开窍醒神，清热止痛。

【临床应用】

1. 闭证神昏　本品味辛气香，能开窍醒神，性偏寒凉，为凉开之品，用治热入心包之神昏，常配伍麝香、犀角、牛黄等。若治寒邪、痰浊内闭之神昏，可配伍苏合香、安息香、沉香等。

2. 疮疡，目赤肿痛，喉痹口疮　本品苦寒，能清热泻火解毒，用治各种疮疡，口疮，咽喉肿痛，常配伍硼砂、玄明粉、朱砂等。若治目赤肿痛，单用点眼即有效。治疗咽喉肿痛、口舌生疮，可直接用于患处。

此外，本品用治冠心病心绞痛及齿痛，有一定疗效。

【用量用法】每次 0.15～0.3g，入丸散。外用适量，不宜入煎剂。

【使用注意】孕妇慎用。

表 23－1　其他开窍药简表

药名	性味归经	功效	主治	用量用法
安息香	辛、苦，平。归心、脾经	开窍醒神，行气活血止痛	中风痰厥，气郁暴厥，中恶昏迷，小儿惊风；心腹疼痛，产后血晕	0.6～1.5g，入丸散
苏合香	辛，温。归心、脾经	开窍醒神，辟秽，止痛	寒闭神昏，胸腹冷痛满闷	0.3～1g，入丸散
石菖蒲	辛、苦，温。归心、胃经	开窍醒神，化湿开胃宁神益智	痰蒙清窍，神志昏迷；湿阻中焦，脘腹痞满；噤口下痢，健忘，失眠，耳鸣，耳聋	3～10g，水煎服

同步训练

一、单项选择题

1. 辛香走窜之性甚烈，为醒神回苏要药的是（　　）

    A. 麝香　　　　　　　　B. 冰片　　　　　C. 安息香　　　　　D. 石菖蒲

2. 冰片的功效是（　　）

    A. 开窍辟秽，行气止痛　　B. 开窍醒神，清热止痛

    C. 开窍辟秽，止痛　　　　D. 开窍辟秽，化湿和胃

二、问答题

说出开窍药的功效、临床应用和和使用注意事项。

第二十四章 驱虫药

 知识要点

1. 驱虫药的基本概念、功效、临床应用和使用注意事项。
2. 常用驱虫药的功效与临床应用。

凡以驱除或杀灭人体内寄生虫为主要功效的药物,称为驱虫药。

本类药物入脾、胃、大肠经,能杀灭或麻痹肠道寄生虫,促使其排出体外。主要用于蛔虫病、蛲虫病、绦虫病、钩虫病、姜片虫等多种肠道寄生虫病,症见不思饮食或多食善饥,嗜食异物,绕脐腹痛,时发时止,胃中嘈杂,呕吐清水,肛门瘙痒等;日久见面色萎黄,肌肉消瘦,腹部膨大等;病情较轻的无明显证候,只在检查大便时才发现。亦可用于血吸虫、阴道滴虫等机体其他部位寄生虫。某些驱虫药兼有消积、行气、行水、润肠、止痒等作用,用治食积、小儿疳积、气滞、水肿、便秘、疥癣瘙痒等。

使用本类药时应根据寄生虫的种类及病人的情况选择适宜药物并作配伍;驱虫药多伤正气,部分药有毒,应控制剂量;驱虫药一般应空腹服用,效佳;发热或腹痛剧烈时不宜用驱虫药;多与泻下药同用,利于虫体排除。

使 君 子

【来源】本品为使君子科植物使君子的干燥成熟果实。主产于广东、广西、云南、四川等地。9~10月果皮变紫黑时采收,晒干。去壳,取种仁生用或炒香用。

【性味归经】甘,温。有毒。归脾、胃经。

【功效】杀虫,消积。

【临床应用】

1. 蛔虫病、蛲虫病 本品味甘气香,入脾胃,既能驱杀蛔虫,又能滑利通肠,为驱蛔要药,尤宜于小儿蛔虫、蛲虫病,单用本品炒香嚼服或研末冲服,重者可配伍苦楝皮、槟榔等。

2. 小儿疳积 本品甘温,既能驱虫,又能健脾消疳,治疗小儿疳积之面色萎黄,形体消瘦,不思饮食或多食善饥,腹部胀大,腹痛有虫,常配伍槟榔、神曲、麦芽等。

【用量用法】9~12g,水煎服。捣碎,取仁炒香嚼服,6~9g。小儿每岁每日1~1.5粒,1日总量不超过20粒。空腹服用,每日1次,连服3天。

【使用注意】本品有毒，大剂量服用可致呃逆、眩晕、呕吐、腹泻等反应；若与热茶同服，亦能引起呃逆、腹泻，故服用时忌饮茶。

苦 楝 皮

【来源】本品为楝科植物楝或川楝的干燥树皮及根皮。全国大部分地区均产，主产于四川、湖北、贵州、河南等地。四时可采，但以春、秋两季为宜。剥取根皮或干皮，刮去栓皮，洗净。鲜用或切片生用。

【性味归经】苦，寒。有毒。归肝、脾、胃经。

【功效】杀虫，疗癣。

【临床应用】

1. 蛔、蛲虫病 本品苦寒有毒，有较强的杀虫作用，可治多种肠道寄生虫病，治蛔虫病，单用或与使君子、槟榔、大黄等同用。治蛲虫病，与百部、乌梅同煎灌肠。

2. 疥癣、湿疮 本品清热燥湿，杀虫止痒。单用研末，用醋或猪脂调涂患处，可治疥疮、头癣、湿疮、湿疹瘙痒等。

【用量用法】3～6g，水煎服。外用适量。

【使用注意】本品有毒，不宜过量或持续久服；肝炎、肾炎患者慎服。

槟 榔

【来源】本品为棕榈科植物槟榔的干燥成熟种子。主产于热带和亚热带地区。秋初采收成熟果实，用水蒸后干燥，取出种子，晒干。切片或捣碎用。

【性味归经】苦、辛，温。归胃、大肠经。

【功效】杀虫，消积行气，利水，截疟。

【临床应用】

1. 肠道寄生虫病 本品驱虫谱广，对绦虫、蛔虫、钩虫、蛲虫、姜片虫等肠道寄生虫都有驱杀作用，兼有泻下之功，既能驱杀虫体，又利于虫体排出，用治绦虫病效果最佳，可单用或与南瓜子、使君子、苦楝皮等同用。

2. 食积气滞，泻痢 本品辛散苦泄，入胃肠经，善行胃肠之气，消积导滞，兼缓泻通便，治食积气滞，常配伍木香、青皮、大黄等；治湿热泻痢，常与木香、芍药、黄连等同用，如芍药汤。

3. 水肿，脚气肿痛 本品既能利水，又能行气，气行则助水运，常配伍商陆、泽泻、木通等治水肿实证；配伍木瓜、吴茱萸、陈皮等治寒湿脚气肿痛。

4. 疟疾 本品截疟，常配常山、草果等。

【用量用法】3～10g，水煎服。驱绦虫、姜片虫30～60g。驱虫生用，消食导滞炒焦用。

【使用注意】脾虚便秘或气虚下陷者忌用；孕妇慎用。

同步训练

一、单项选择题

1. 具有杀虫、消积、行气、利水作用的药是（　　）

　　A. 苦楝皮　　　　B. 贯众　　　　C. 榧子　　　　D. 槟榔

2. 驱杀绦虫，首选（　　）

　　A. 槟榔　　　　　B. 使君子　　　C. 苦楝皮　　　D. 雷丸

3. 在驱虫药中长于治小儿疳疾的药物是（　　）

　　A. 贯众　　　　　B. 使君子　　　C. 苦楝皮　　　D. 雷丸

4. 驱虫药宜在（　　）

　　A. 饭前服　　　　B. 饭后服　　　C. 空腹服　　　D. 睡前服

二、问答题

槟榔、苦楝皮、使君子都可驱虫，说明各药的驱虫特点，还有何功用？

第二十五章 外用药

 知识要点

1. 外用药的基本概念、功效、临床应用和使用注意事项。
2. 常用外用药的功效与临床应用。

凡以在体表使用为主要给药途径的药物，称为外用药。

本类药分别具有解毒疗疮，杀虫止痒等功效，主要用于疮痈疔毒，疥癣，湿疹等中医外科病证。外用因病因药而异，如研末外撒，或煎汤洗渍及热敷、浴泡、含漱，或用油脂及水调敷，或制成软膏涂抹，或做成药捻、栓剂等。

现代药理研究证明，本类药物大都具有杀菌消炎作用，可杀灭细菌、真菌、疥虫、螨虫、滴虫等，且在局部外用后能形成薄膜以保护创面，减轻炎症反应与刺激；部分药物有收敛作用，能凝固表面蛋白质，收缩局部血管，减少充血与渗出，促进伤口愈合。

本类药物多具有不同程度的毒性，无论外用或内服，均应严格掌握剂量及用法，不可过量或持续使用，以防发生毒副反应。制剂时应严格遵守炮制和制剂法度，以减低毒性而确保用药安全。

雄 黄

【来源】本品为硫化物类矿物雄黄族雄黄，主含二硫化二砷（As_2S_2）。主产于湖南、湖北、贵州、甘肃、四川等地。随时可采，采挖后除去杂质。研成细粉或水飞，生用。切忌火煅。

【性味归经】辛，温。有毒。归肝、胃、大肠经。

【功效】解毒，杀虫。

【临床应用】

痈肿疔疮，湿疹疥癣，蛇虫咬伤 本品温燥有毒，外用或内服均可以毒攻毒而解毒杀虫疗疮。治痈肿疔毒、毒蛇咬伤，轻者单用本品香油调涂患处；重者内外兼施，可与五灵脂共为细末，酒调灌服；或配伍乳香、没药、麝香为丸，陈酒送服，治痈疽肿毒，均有良效。

【用量用法】外用适量，研末敷，香油调搽或烟熏。内服 0.05～0.1g，入丸、散用。

【使用注意】外用不宜大面积涂擦及长期持续使用；内服宜慎，不可久服。孕妇禁用。

知识链接

> 雄黄含砷而有较大毒性，不可多服久服，外用也应注意以免经皮肤黏膜吸收积蓄中毒。雄黄煅烧后易生成毒性更大的三氧化二砷（As_2O_3），故内服一般入丸、散剂而不入汤剂，切忌火煅，雄黄见火即燃，生成砒霜，有大毒。

硫　黄

【来源】本品为自然元素类矿物硫族自然硫。主产于山东、河南等地。生用；或与豆腐同煮，至豆腐显黑绿色时取出，漂净，阴干后用。

【性味归经】酸，温。有毒。归肾、大肠经。

【功效】外用解毒杀虫疗疮，内服补火助阳通便。

【临床应用】

1. 疥癣，湿疹，阴疽疮疡　本品性温而燥，有解毒杀虫，燥湿止痒诸功效，尤为治疗疥疮的要药。治疥可单用硫黄细粉，香油调涂患处。若与轻粉、斑蝥、冰片为末，同香油、面粉为膏，涂敷患处，可治顽癣瘙痒。

2. 内服治阳痿，虚喘冷哮，虚寒便秘　本品入肾经，大补命门火而助元阳，可配伍补阳药用治肾阳衰微，下元虚冷诸证。

【用量用法】外用适量，研末敷或加油调敷患处。内服 1.5～3g，炮制后入丸、散服。

【使用注意】阴虚火旺及孕妇忌服。畏朴硝。本品有毒，不可多服、久服。

蛇床子

【来源】为伞形科植物蛇床的干燥成熟果实。全国各地均产，以河北、山东、浙江、江苏、四川等地产量较大。夏、秋二季果实成熟时采收，除去杂质，晒干。生用。

【性味归经】辛、苦，温。有小毒。归肾经。

【功效】外用杀虫止痒，燥湿；内服温肾壮阳。

【临床应用】

1. 阴部湿痒，湿疹，疥癣　本品辛温苦燥，有杀虫止痒，祛风燥湿之效，为皮肤及妇科病常用药，常配伍苦参、黄柏、白矾等，且多外用。

2. 带下，湿痹　本品性温能助阳散寒，辛苦又能燥湿祛风，用治带下，湿痹腰痛，常配伍山药、杜仲、牛膝等。

3. 阳痿，不孕　本品能温肾壮阳，治肾虚阳痿，不孕，常配伍当归、枸杞、淫羊藿、肉苁蓉等。

【用量用法】外用适量；内服 3～10g

【使用注意】孕妇及月经期忌服。

表 26-1　其他外用药简表

药名	性味归经	功效	主治	用量用法
大蒜	辛，温。归脾、肺、胃经	外用解毒杀虫，消肿；内服止痢	疔疮、疥癣，痢疾	外用适量；内服 5～10g
土荆皮	辛，温，有毒。归脾、肺经	外用杀虫，止痒，疗癣	多种癣证，湿疹	外用适量，不可内服
红粉（升药）	辛，热，有大毒。归肺、脾经	拔毒，去腐	疮疡溃后，脓出不畅，腐肉不去，新肉难生	外用适量，不可内服
轻粉	辛，寒，有毒。归大肠、小肠经	外用攻毒杀虫，敛疮；内服逐水通便	疮疡，疥癣，湿疹，梅毒；水肿，二便不利	外用适量；内服每次 0.1～0.2g，服后漱口防中毒
炉甘石	甘，平。归肝、胃经	解毒明目退翳，收湿止痒敛疮	目赤翳障，眼睑溃烂；溃疡不敛，湿疮，湿疹	外用适量
蟾酥	辛，温，有毒。归心经	外用解毒，止痛，内服开窍醒神	痈疽疔疮，瘰疬，咽喉肿痛，牙痛；痧胀腹痛，神昏吐泻	外用适量；内服 0.015～0.03g，入丸散
白矾	酸、涩，寒。归肺、脾、肝、大肠经	外用解毒杀虫，燥湿止痒；内服止血，止泻，化痰	湿疮瘙痒，疮疡疥癣，出血，泻痢，痰厥癫狂痫证	外用适量；内服 0.6～1.5g

同步训练

一、单项选择题

1. 可用于下元虚冷，便秘的药是（　　　）

    A. 桃仁　　　　B. 硫黄　　　　C. 芒硝　　　　D. 玄参

2. 外用既有显著的解毒功能，又有止痒燥湿作用的药是（　　　）

    A. 硫黄　　　　B. 轻粉　　　　C. 芒硝　　　　D. 雄黄

3. 既能解毒明目退翳，又能收涩止泪止痒的药是（　　　）

    A. 砒石　　　　B. 滑石　　　　C. 炉甘石　　　　D. 朱砂

二、问答题

1. 说出外用药的功效及使用注意事项。

2. 比较硫黄和雄黄在功能和主治上的异同点。

第四篇　方剂与中成药

第二十六章　方剂基本知识

知识要点

1. 方剂的组方原则和变化规律。
2. 方剂的常用剂型及其特点。

第一节　方剂的组成原则

　　方剂是由药物组成的，是在辨证立法的基础上选择合适的药物组合成方。药物的功用各有所长，也各有所偏，通过合理的配伍，增强或改变其原有的功用，调其偏性，制其毒性，消除或减缓其对人体的不利因素，使各具特性的药物发挥综合作用，所谓"药有个性之专长，方有合群之妙用"，即是此意。所以说，方剂是运用药物治病的进一步发展与提高。历代医家在长期医疗实践中积累了丰富的经验，总结出比较完整的方剂理论。

一、方剂的组方原则

　　组方原则最早见于《内经》。如《素问·至真要大论》说："主病之谓君，佐君之谓臣，应臣之谓使。"金代·张元素明确说："力大者为君。"（《本草纲目》） 清代·吴仪洛进一步解释说："主病者，对证之要药也，故谓之君，君者，味数少而分两重，赖之以为主也。佐君之谓臣，味数稍多，分两稍轻，所以匡君之不迨也。应臣者谓之使，数可出入，而分两更轻，所以备通行向导之使也。此则君臣佐使之义也。"根据历代医家的论述，现归纳分析如下。

1. 君药 是针对主病或主证起主要治疗作用的药物。其药力居方中之首，用量较作为臣、佐药应用时要大。在一个方剂中，君药是首要的，是不可缺少的药物。

2. 臣药 有两种意义，一是辅助君药加强治疗主病或主证的药物。二是针对兼病或兼证起治疗作用的药物。它的药力小于君药。

3. 佐药 有三种意义，一是佐助药，即协助君、臣药以加强治疗作用，或直接治疗次要的兼证。二是佐制药，即用以消除或减缓君、臣药的毒性与烈性。三是反佐药，即根据病情需要，用与君药性味相反而又能在治疗中起相成作用的药物。佐药的药力小于臣药，一般用量较轻。

4. 使药 有两种意义，一是引经药，即能引方中药以达病所的药物。二是调和药，即具有调和诸药作用的药物。使药的药力较小，用量亦轻。

综上所述，除君药外，臣、佐、使都各具两种以上涵义。在每一首方剂中不一定每种意义的臣、佐、使药都具备，也不一定每味药只任一职。如病情比较单纯，用一二味药即可奏效，或君、臣药无毒烈之性，便不须加用佐药。主病药物能至病所，则不必再加引经的使药。在组方体例上，君药一般是一味。若病情比较复杂，亦可用至二味或三味，但君药不宜过多，以免药力分散，或影响药效。臣药可多于君药，佐药常常多于臣药，而使药则一二味足矣。总之，一首方剂的药味多少，以及臣、佐、使是否齐备，全视病情与治法的需要，并与所选药物的功用、药性密切相关。

二、方剂的组成变化

方剂的组成既有严格的原则性，又有极大的灵活性。临证组方时在其原则理论指导下，要结合具体的病情、体质、年龄、性别与季节、气候以及生活习惯等，组成一个恰到好处的方剂。在选用成方时，要根据病人的具体情况，予以灵活化裁，加减运用，做到"师其法而不泥其方"。但药物加减，用量多寡，剂型变更都会使其功用发生不同变化，这一点必须引起重视。

1. 药味加减变化 方剂是由药物组成的，药物是决定方剂功用的主要因素。因此，方剂中药物的加减，必然使方剂的功效发生变化。药物加减变化有两种情况，一种是佐使药的加减变化，因为佐使药于方中药力较小，不至于方剂功用发生本质变化，所以这种加减变化是在主治病证不变的情况下对某些药物适当的加减，以治疗病变过程中的次要症状。另一种是臣药的加减，这种加减改变了方剂的配伍关系，会使方剂的功效发生大的变化。

2. 药量加减变化 药量是标识药力的，方剂的药物组成虽然相同，但因其剂量配伍不同，其配伍关系也会因剂量发生变化而变化，功用、主治也因之而变。方剂中的用量是很重要的，不要认为只要方中药物选得适宜，就可以达到预期目的，若用量失当则药亦无功。所以方剂必须有量，无量则是"有药无方"，无量就不能说明其确切的功效。

3. 剂型更换变化　方剂的剂型各有特点，同一方剂，尽管用药、用量完全相同，但剂型不同，其功用也不尽相同。但这种差异只是药力大小与峻缓的区别，在主治病情上有轻重缓急之分而已。

从以上三种变化形式可以看出，方剂的药味加减，剂量增减，剂型更换都会对其功用产生不同的影响，特别是主要药物的变易与剂量的增减，会改变方中君、臣药的配伍关系，从而改变方剂作用部位和药物性能，因而其功用与主治则迥然有别。总之，研究和应用方剂，既要注意其组成的原则性，又要注意其组成的灵活性，只有将二者有机地结合在一起，才能真正使方剂起到治疗作用，达到预期治疗目的。

第二节　方剂的剂型

方剂组成以后，根据病情与药物特点制成一定的型态，称为剂型。方剂的剂型历史悠久，有着丰富的理论和宝贵的实践经验。早在《黄帝内经》中就有汤、丸、散、膏、酒、丹等剂型，历代医家又有很多发展，明代《本草纲目》所载剂型已有 40 余种。新中国成立以来，随着制药工业的发展，又研制了许多剂型如片剂、冲剂、注射剂等。现将常用剂型的主要特点及制备方法简要介绍如下。

1. 汤剂　古称汤液，是将药物饮片加水或酒浸泡后，再煎煮一定时间，去渣取汁，制成的汤液剂型。主要供内服，如麻黄汤，小青龙汤等。外用的多作洗浴、熏蒸及含漱。汤剂的特点是吸收快，能迅速发挥药效，特别是能根据具体病情的变化而随证加减，适用于病证较重或病情不稳定的患者。李杲说："汤者荡也，去大病用之。"汤剂的不足之处是服用量大，某些药的有效成分不易煎出或易挥发散失，不适用于大生产，亦不便于携带。

2. 散剂　是将药物粉碎，混合均匀，制成粉末状制剂。分为内服和外用两类，内服散剂一般是研制成细粉，以温开水送服，量小者亦可直接吞服，如七厘散等。亦有制成粗末，以水煎取汁服的，称为煮散，如银翘散等。散剂的特点是制作简便，吸收较快，节省药材，便于服用与携带。李杲说："散者散也，去急病用之。"外用散剂一般作为外敷，掺撒疮面或患病部位，如金黄散、生肌散。亦有作点眼、吹喉等，如八宝眼药，冰硼散等。外用时应研成极细粉末，以防刺激疮面。散剂的不足之处是临证缺乏灵活性。

3. 丸剂　是将药物研制成细粉或取药材提取物，加适宜的黏合剂制成球形的固体剂型。丸剂与汤剂相比，吸收较慢，药效持久，节省药材，便于携带与服用。李杲说："丸者缓也，舒缓而治之也。"适用于慢性、虚弱性疾病，如六味地黄丸等。但也有一些丸剂药性比较峻急，此则多为含芳香类药物与毒性药物，不易作汤剂煎服，如安宫牛黄丸、舟车丸等。常用的丸剂有蜜丸、水丸、糊丸、浓缩丸等。

4. 膏剂　是将药物用水或植物油煎熬去渣而制成的剂型。有内服和外用两种，内服膏剂有流浸膏、浸膏、煎膏三种；外用膏剂分软膏、硬膏两种，其中流浸膏与浸膏多数用作调配其他制剂使用，如合剂，糖浆剂，冲剂，片剂等。

5. **酒剂**　又称药酒。是将药物用白酒或黄酒浸泡，或加温隔水炖煮，去渣取液供内服或外用。酒有活血通络，易于发散和助长药效的特性，故适用于祛风通络和补益剂中使用，如风湿药酒、参茸药酒、五加皮酒等。外用酒剂尚可祛风活血，止痛消肿。

6. **丹剂**　有内服和外用两种，内服丹剂没有固定剂型，每以药品贵重或药效显著而名之曰丹，如至宝丹，活络丹等。外用丹剂亦称丹药，是以某些矿物类药经高温烧炼制成的不同结晶形状的制品。常研粉涂撒疮面，治疗疮疡痈疽，亦可制成药条、药线和外用膏剂应用。

7. **茶剂**　是将药物经粉碎加工而制成的粗末状制品，或加入适宜黏合剂制成的方块状制剂。用时以沸水泡汁或煎汁，不定时饮用。大多用于治疗感冒、食积、腹泻，近年来又有许多健身、减肥的新产品，如午时茶、刺五加茶等。

8. **露剂**　亦称药露，多用新鲜含有挥发油成分的药物，用蒸馏法制成的芳香气味的澄明水溶液。一般作为饮料及清凉解暑剂，常用的有金银花露、青蒿露等。

9. **锭剂**　是将药物研制成粉，或加适当的黏合剂制成固定形态的固定剂型，有纺锤形、圆柱形、条形等。可供外用与内服，研末调服或磨汁服，外用则磨汁涂患处，常用的有紫金锭、万应锭、蟾酥锭等。

10. **条剂**　亦称药捻，是将药物细粉用桑皮纸蘸药后搓捻成细条，或将桑皮纸捻成细条再蘸药粉而成。用时插入疮口或瘘管内，能化腐拔毒，生肌收口，常用的有红升丹药条等。

11. **线剂**　亦称药线，是将丝线或棉线置药液中浸煮，经干燥制成的外用制剂。用于治疗瘘管、痔疮或赘生物，通过所含药物的轻度腐蚀作用和药线的紧扎作用，使其引流通畅或萎缩、脱落。

12. **搽剂**　是将药物与适宜溶媒制成的专供揉搽皮肤表面或涂于敷料贴用的溶液型、乳状液或混悬液制剂。有保护皮肤和镇痛及抗刺激作用。常用的有松节油搽剂、樟脑搽剂等。

13. **栓剂**　古称坐药或塞药，是将药物细粉与基质混合制成的一定形态固体制剂。用于腔道并在其间融化或溶解而释放药物，有杀虫止痒、滑润、收敛等作用。

14. **冲剂（颗粒剂）**　是将药材提取物加适量赋形剂或部分药物细粉制成的干燥颗粒或块状制剂，用时以开水冲服。冲剂具有作用迅速，味道可口，体积较小，服用方便等特点，深受患者欢迎。常用的有感冒退热冲剂、银翘解毒颗粒等。

15. **片剂**　是将药物细粉或药材提取物与辅料混合压制而成的片状制剂。片剂用量准确，体积小。味很苦或具恶臭的药物压片后再包糖衣，使之易于服用。如需在肠道吸收的药物，则又可包肠溶衣，使之在肠道中崩解。此外，尚有口含片、泡腾片等。

16. **糖浆剂**　是将药物煎煮去渣取汁浓缩后，加入适量蔗糖溶解制成的浓蔗糖水溶液。糖浆剂具有味甜量小，服用方便，吸收较快等特点，尤其适用于儿童服用，如止咳糖浆、桂皮糖浆等。

17. **口服液**　是将药物用水或其他溶剂提取，经精制而成的内服液体制剂。该制剂集汤剂、糖浆剂、注射剂的制剂特色，具有剂量较小，吸收较快，服用方便，口感适宜的优点。近年来，方剂的剂型发展很快，尤其是保健与滋补性口服液日益增多，如人参蜂王浆口服液、杞菊地黄口服液等。

18. 注射剂 亦称针剂，是将药物经过提取、精制、配制等步骤而制成的灭菌溶液、无菌混悬液或供配制成液体的无菌粉末，供皮下、肌肉、静脉注射的一种制剂。具有剂量准确，药效迅速，适于急救，不受消化系统影响的特点，对于神志昏迷，难于口服用药的病人尤为适宜，如生脉注射液、四逆注射液等。

以上诸多剂型，各有特点，临证应根据具体病情与方剂特点酌情选用。此外，尚有胶囊剂、灸剂、熨剂、灌肠剂、气雾剂等，临床中都在广泛应用，而且还不断研制新剂型，以提高药效与便于临床使用。

同步训练

一、单项选择题

1. 方剂组成原则中，反佐药的含义是（   ）
   A. 配合君、臣药以加强治疗作用的药物
   B. 直接治疗次要症状的药物
   C. 用以消除或减弱君、臣药毒性的药物
   D. 病重邪甚时配用的与君药性味相反而又能在治疗中起相成作用的药物
   E. 用以制约君、臣药峻烈之性的药物

2. 方剂中使药的作用是（   ）
   A. 配合君药以加强治疗作用
   B. 引方中诸药以达病所
   C. 用以消除或减弱君、臣药毒性
   D. 与君药性味相反在治疗中起反佐作用
   E. 制约君、臣药峻烈之性

3. 下列哪一项不是口服液的特点（   ）
   A. 吸收较快　　　　　B. 吸收较慢　　　　　C. 服用方便
   D. 口感适宜　　　　　E. 剂量较小

二、问答题

1. 方剂是由哪几部分组成的？各起何作用？
2. 试述汤剂的特点。

第二十七章　常用方剂与中成药

 知识要点

1. 常用方剂的组成、功效、主治和临床应用。
2. 中成药的功效、主治和应用。

第一节　解表剂

一、概述

凡以解表药为主组成，具有发汗、解肌、宣肺、透疹等作用，用以治疗表证的方剂，统称解表剂。属"八法"中的"汗法"。由于病邪有寒热之别，体质有强弱之分，故解表剂有辛温解表剂、辛凉解表剂和扶正解表剂三类。

二、常用方剂

（一）辛温解表剂

麻黄汤　（《伤寒论》）

【组成】麻黄去节，三两（9g）　桂枝去皮，二两（6g）　杏仁去皮尖，七十个（12g）　甘草炙，一两（3g）

【用法】水煎服。

【功效】发汗解表，宣肺平喘。

【主治】外感风寒表实证。恶寒发热，头身疼痛，无汗而喘，舌苔薄白，脉浮紧。

【临床应用】现代常用于感冒、流行性感冒、急性支气管炎、支气管哮喘、类风湿关节炎等属风寒表实证者。

【注意事项】凡体虚外感、表虚自汗、产妇、失血病人禁用。

桂枝汤　（《伤寒论》）

【组成】桂枝三两（9g）　芍药三两（9g）　甘草炙，二两（6g）　生姜切，三两（9g）　大

枣擘,十二枚（3枚）

【用法】水煎服。

【功用】解肌发表，调和营卫。

【主治】外感风寒表虚证。恶风发热，汗出头痛，鼻鸣干呕，苔白，脉浮缓或浮弱。

【临床应用】常用于感冒、流行性感冒、汗出异常、荨麻疹、产后低热及妊娠恶阻等属阴阳营卫不和者。

【注意事项】表实无汗，或表寒里热，不汗出而烦躁者，温病初起，中焦湿热者均不宜使用。

小青龙汤　　《伤寒论》

【组成】麻黄去节，三两（9g）　芍药三两（9g）　细辛三两（3g）　干姜三两（6g）　炙甘草三两（6g）　桂枝去皮，三两（9g）　五味子半升（9g）　半夏半升（9g）

【用法】水煎服。

【功效】解表散寒，温肺化饮。

【主治】外寒内饮证。恶寒发热，头身疼痛，无汗，喘咳，痰涎清稀而量多，胸痞，或干呕，或痰饮喘咳，不得平卧，或身体疼重，头面四肢浮肿，舌苔白滑，脉浮。

【临床应用】常用于慢性气管炎、肺气肿、支气管哮喘等属外寒内饮证者。

【注意事项】因本方多温燥之品，故阴虚干咳无痰或痰热证者，不宜使用。

九味羌活汤　　录自《此事难知》

【组成】羌活　防风　苍术（各9g）　细辛（3g）　川芎　白芷　生地黄　黄芩　甘草（各6g）　（原著本方无用量）

【用法】水煎服。若急汗热服，以羹粥投之。

【功效】发汗祛湿，兼清里热。

【主治】外感风寒湿邪，兼有里热。恶寒发热，无汗，头痛项强，肢体酸楚疼痛，口苦微渴，舌苔白或微黄，脉浮。

【临床应用】常用于感冒、流行性感冒、风湿性关节炎等属外感风寒湿邪，兼有里热证候者。

【注意事项】本方为辛温燥烈之剂，故风热表证及阴虚内热者不宜使用。

（二）辛凉解表剂

银翘散　　《温病条辨》

【组成】连翘一两（30g）　银花一两（30g）　苦桔梗六钱（18g）　薄荷六钱（18g）　竹叶四钱（12g）　生甘草五钱（15g）　荆芥穗四钱（12g）　淡豆豉五钱（15g）　牛蒡子六钱（18g）

【用法】作细散，每服 6~9g，白水送下；作汤剂，加芦根 18g，水煎服。

【功效】辛凉透表，清热解毒。

【主治】温病初起。发热，微恶风寒，无汗或有汗不畅，头痛口渴，咳嗽咽痛，舌尖红，苔薄白或薄黄，脉浮数。

【临床应用】常用于感冒、流行性感冒、急性扁桃体炎、流行性脑炎、腮腺炎，以及麻疹、风疹、疮疡初起属卫分风热证候者。

【注意事项】风寒感冒、正虚感冒者忌用。

桑菊饮 （《温病条辨》）

【组成】桑叶二钱五分 (7.5g)　菊花一钱 (3g)　杏仁二钱 (6g)　连翘一钱五分 (5g)　薄荷八分 (2.5g)　桔梗二钱 (6g)　甘草生，八分 (2.5g)　苇根二钱 (6g)

【用法】水煎服。

【功效】疏风清热，宣肺止咳。

【主治】风温初起，表热轻证。咳嗽，身热不甚，口微渴，脉浮数。

【临床应用】常用于感冒、急性支气管炎、上呼吸道感染、肺炎、结膜炎等属风热犯肺或肝经风热者。

【注意事项】本方药味均系清轻之品，不宜久煎。风寒咳嗽者忌用。

麻杏甘石汤 （《伤寒论》）

【组成】麻黄去节，四两 (9g)　杏仁去皮尖，五十个 (9g)　甘草炙，二两 (6g)　石膏碎、绵裹，半斤 (18g)

【用法】水煎服。

【功效】辛凉疏表，清肺平喘。

【主治】外感风邪，邪热壅肺证。身热不解，咳逆气急，甚则鼻煽，口渴，有汗或无汗，舌苔薄白或黄，脉浮而数。

【临床应用】常用于急性气管炎、肺炎、百日咳等病属表证未解，邪热壅肺者。

【注意事项】风寒实喘者忌用。虚喘者忌用。

（三）扶正解表剂

败毒散 （《太平惠民和剂局方》）

【组成】柴胡洗，去芦　前胡　川芎　枳壳　羌活　独活　茯苓　桔梗炒　人参各一两 (各6g)　甘草半两 (3g)

【用法】上为末，每服二钱 (6g)；作汤剂，水煎服。

【功效】散寒祛湿，益气解表。

【主治】气虚外感风寒湿邪证。憎寒壮热，头项强痛，肢体酸痛，无汗，鼻塞声重，咳嗽有痰，胸膈痞满，舌淡苔白，脉浮而按之无力。

【临床应用】 常用于感冒、流行性感冒、痢疾等属外感风寒湿邪兼气虚者。

【注意事项】 方中药物多为辛温香燥之品，外感风热及阴虚外感者，均忌用。若时疫、湿温、湿热蕴结肠中而成之痢疾，切不可用。

三、中成药表解

方剂名称	功效	主治
感冒清热颗粒	疏散风寒，解表清热	风寒感冒之头痛发热，咳嗽咽干
正柴胡饮颗粒	发散风寒，解热止痛	风寒初起
荆防颗粒	发汗解表，散风祛湿	风寒感冒之咳嗽白痰
九味羌活丸	疏风解表，散寒除湿	外感风寒夹湿
银翘解毒丸（片）	疏风解表，清热解毒	风热感冒
感冒退热颗粒	清热解毒，疏风解表	外感风热，热毒壅盛
羚羊感冒片	清热解表	流行性感冒
桑菊感冒片	疏风清热，宣肺止咳	风热感冒初起
防风通圣丸	解表通里，清热解毒	外感内热，表里俱实
双黄连口服液	清热解毒，疏风解表	外感风热所致发热、咳嗽、咽喉肿痛
银黄口服液	清热疏风，利咽解毒	风热外感
清热解毒颗粒	清热解毒，泻火养阴	风热感冒
抗病毒口服液	清热祛湿，凉血解毒	风热感冒，温病发热
暑热感冒颗粒	祛暑解表，清热生津	感冒属暑热证
清暑解毒颗粒	清暑解毒，生津止渴	防治痱热疖，用于夏季暑热，高温作业
人丹	健胃祛暑	恶心呕吐，晕船，中暑
甘露消毒丸	利湿化浊，清热解毒	湿温时疫，邪在气分
小儿退热口服液	疏风解表，解毒利咽	风热感冒
金银花露	清热解毒	暑热感冒，口渴，痱毒
儿童清肺口服液	清肺解表，化痰止嗽	风寒外束，肺经痰热
小儿止咳糖浆	润肺清热，止嗽化痰	风热感冒，咳嗽

第二节　清热剂

一、概述

凡以清热药为主组成，具有清热、泻火、凉血、解毒等作用，用以治疗里热证的方剂，统称清热剂，属于"八法"中的"清法"。本类方剂主治里热证，但里热证的临床表现有在气、在血之分；有实热、虚热之异；有脏腑偏胜之殊。因此，方剂有清气分热、清营凉血、清热解毒、清热祛暑、清脏腑热、清虚热之分。

二、常用方剂

（一）清气分热剂

白虎汤　（《伤寒论》）

【组成】知母六两 (18g)　　石膏碎，一斤 (50g)　　甘草炙，二两 (6g)　　粳米六合 (9g)

【用法】水煎，米熟汤成，温服。

【功效】清热生津。

【主治】气分热盛证。壮热面赤，烦渴引饮，汗出恶热，脉洪大有力。

【临床应用】常用于感染性疾病，如大叶性肺炎、流行性乙型脑炎、流行性出血热、牙龈炎，以及小儿夏季热、糖尿病、风湿性关节炎等属气分热盛者。

【注意事项】无汗脉浮，表未解而阴气盛者，虽渴不可用本方。

（二）清营凉血剂

清营汤　（《温病条辨》）

【组成】水牛角三钱 (30g)　　生地黄五钱 (15g)　　玄参三钱 (9g)　　竹叶心一钱 (3g)　麦冬三钱 (9g)　　丹参二钱 (6g)　　黄连一钱五分 (5g)　　金银花三钱 (9g)　　连翘二钱 (6g)

【用法】水煎服，水牛角镑片先煎，余药后下。

【功效】清营解毒，透热养阴。

【主治】热入营分证。身热夜甚，神烦少寐，时有谵语，目常喜开或喜闭，口渴或不渴，斑疹隐隐，脉细数，舌绛而干。

【临床应用】常用于乙型脑炎、流行性脑脊髓膜炎、败血症、肠伤寒或其他热性病证属热入营分者。

【注意事项】舌苔白滑有湿者，忌用本方。

犀角地黄汤　（《外台秘要》）

【组成】水牛角一两 (30g)　生地黄八两 (24g)　　芍药三两 (12g)　　牡丹皮二两 (9g)

【用法】水煎服，水牛角镑片先煎，余药后下。

【功效】清热解毒，凉血散瘀。

【主治】①热入血分证。身热谵语，斑色紫黑，舌绛起刺，脉细数；或喜忘如狂，漱水不欲咽，大便色黑易解等。②热伤血络证。吐血、衄血、便血、尿血等，舌红绛，脉数。

【临床应用】常用于重症肝炎、肝昏迷、弥漫性血管内凝血、尿毒症、过敏性紫癜、急性白血病、败血症等属血分热盛者。

【注意事项】阳虚失血，脾胃虚弱者忌用。

（三）清热解毒剂

黄连解毒汤 （《外台秘要》）

【组成】黄连三两（9g） 黄芩 黄柏各二两（各6g） 栀子擘，十四枚（9g）

【用法】水煎服。

【功效】泻火解毒。

【主治】三焦火毒证。大热烦躁，口燥咽干，错语不眠；或热病吐血、衄血；或热甚发斑，或身热下利，或湿热黄疸；或痈疡疔毒，小便黄赤，舌红苔黄，脉数有力。

【临床应用】常用于败血症、痢疾、肺炎、泌尿系感染、流行性脑脊髓膜炎、乙型脑炎以及感染性炎症等属热毒为患者。

【注意事项】不可多服或久服。非火毒炽盛，或津液受损严重者均不宜使用。

普济消毒饮 （《东垣试效方》）

【组成】黄芩 黄连各半两（各15g） 人参三钱（9g） 橘红 玄参 生甘草 连翘 板蓝根 鼠黏子 马勃各一钱（各3g） 僵蚕炒，七分（2g） 升麻七分（2g） 柴胡二钱（6g） 桔梗二钱（6g）

【用法】水煎服。

【功效】清热解毒，疏风散邪。

【主治】大头瘟。恶寒发热，头面红肿焮痛，目不能开，咽喉不利，舌燥口渴，舌红苔白兼黄，脉浮数有力。

【临床应用】常用于丹毒、腮腺炎、急性扁桃体炎、淋巴结炎伴淋巴管回流障碍等属风热邪毒为患者。

【注意事项】素体阳虚或脾虚便溏者慎用。

（四）清脏腑热剂

导赤散 （《小儿药证直诀》）

【组成】生地黄 木通 生甘草梢各等分（各6g） 竹叶一钱（3g）

【用法】上药为末，每服三钱（9g）；作汤剂，水煎服。

【功效】清心利水养阴。

【主治】心经火热证。心胸烦热，口渴面赤，意欲饮冷，以及口舌生疮；或心热下移于小肠，小便赤涩刺痛，舌红，脉数。

【临床应用】常用于口腔炎、鹅口疮、小儿夜啼等属心经有热者；亦可加减治疗急性泌尿系感染属下焦湿热者。

【注意事项】方中木通苦寒，生地阴柔寒凉，故脾胃虚弱者慎用。

龙胆泻肝汤　（《医方集解》）

【组成】 酒炒龙胆草（6g）　柴胡（6g）　木通（6g）　生甘草（6g）　酒炒生地黄（9g）　炒黄芩（9g）　泽泻（12g）　酒炒栀子（9g）　车前子（9g）　酒炒当归（3g）（原著本方无用量）

【用法】 水煎服。

【功效】 清泻肝胆实火，清利肝经湿热。

【主治】 ①肝胆实火上炎证。头痛目赤，胁痛，口苦，耳聋，耳肿，舌红苔黄，脉弦数有力。②肝经湿热下注证。阴肿，阴痒，筋痿，阴汗，小便淋浊，或妇女带下黄臭，舌红苔黄腻，脉弦数有力。

【临床应用】 常用于顽固性偏头痛、头部湿疹、高血压、急性结膜炎、虹膜睫状体炎、外耳道疖肿、鼻炎、急性黄疸型肝炎、急性胆囊炎，以及急性肾盂肾炎、急性膀胱炎、尿道炎、外阴炎、睾丸炎、急性盆腔炎、带状疱疹等病属肝经实火、湿热者。

【注意事项】 本方药物多为苦寒之性，内服易伤脾胃，故对脾胃虚寒和阴虚阳亢之证，或多服、久服皆非所宜。

泻白散　（《小儿药证直诀》）

【组成】 地骨皮　桑白皮炒，各一两（各30g）　甘草炙，一钱（3g）

【用法】 水煎服。

【功效】 清泻肺热，止咳平喘。

【主治】 肺热喘咳证。气喘咳嗽，皮肤蒸热，日晡尤甚，舌红苔黄，脉细数。

【临床应用】 常用于小儿麻疹初期、肺炎或支气管炎等属肺中伏火郁热者。

【注意事项】 风寒咳嗽或肺虚喘咳者不宜使用。

清胃散　（《脾胃论》）

【组成】 生地黄　当归身各三分（各6g）　黄连六分（9g），夏季倍之　牡丹皮半钱（6g）　升麻一钱（6g）

【用法】 水煎服。

【功效】 清胃凉血。

【主治】 胃火牙痛。牙痛牵引头疼，面颊发热，其齿喜冷恶热，或牙宣出血，或牙龈红肿溃烂，或唇舌腮颊肿痛，口气热臭，口干舌燥，舌红苔黄，脉滑数。

【临床应用】 常用于口腔炎、牙周炎、三叉神经痛等属胃火上攻者。

【注意事项】 牙痛属风寒及肾虚、虚火上炎者不宜使用。

芍药汤　（《素问病机气宜保命集》）

【组成】 芍药一两（30g）　当归半两（15g）　黄芩半两（15g）　黄连半两（15g）　槟榔　木香　甘草炒，各二钱（各6g）　大黄三钱（9g）　官桂二钱半（5g）

【用法】水煎服。

【功效】清热燥湿，调气和血。

【主治】湿热痢疾。腹痛，便脓血，赤白相间，里急后重，肛门灼热，小便短赤，舌苔黄腻，脉弦数。

【临床应用】常用于细菌性痢疾、阿米巴痢疾、过敏性结肠炎、急性肠炎等属湿热为患者。

【注意事项】痢疾初起有表证者忌用。

（五）清虚热剂

青蒿鳖甲汤 （《温病条辨》）

【组成】青蒿二钱 (6g)　　鳖甲五钱 (15g)　　细生地四钱 (12g)　　知母二钱 (6g)　　丹皮三钱 (9g)

【用法】水煎服。

【功效】养阴透热。

【主治】温病后期，邪伏阴分证。夜热早凉，热退无汗，舌红苔少，脉细数。

【临床应用】常用于无名热、各种传染病恢复期低热、肾结核等属阴虚内热，低热不退者。

【注意事项】方中青蒿不耐高温，煎煮时间不宜太长，或用沸水泡服。阴虚欲抽搐者，不宜用本方。

（六）清热祛暑剂

清暑益气汤 （《温热经纬》）

【组成】西洋参 (5g)　　石斛　荷梗　粳米 (各15g)　　麦冬 (9g)　　竹叶　知母 (各6g)　　黄连　甘草 (各3g)　　西瓜翠衣 (30g)　　（原著本方无剂量）

【用法】水煎服。

【功效】清暑益气，养阴生津。

【主治】暑热气津两伤证。身热汗多，口渴心烦，小便短赤，体倦少气，精神不振，舌淡苔少，脉虚数。

【临床应用】常用于小儿夏季热属气津不足者。

【注意事项】本方剂有滋腻之品，故暑病夹湿者不宜使用。

三、中成药表解

方剂名称	功效	主治
牛黄解毒片	清热泻火	火热内盛，咽喉肿痛，牙龈肿痛，口舌生疮
黄连上清丸	散风清热，泻火止痛	风热上攻，肺胃热盛
牛黄上清丸	清热泻火，散风止痛	热毒内盛，风火上攻
清胃黄连片	清胃泻火，解毒消肿	肺胃火盛，口舌生疮，齿龈、咽喉肿痛
双黄连口服液	疏风解表，清热解毒	风热感冒
板蓝根颗粒	清热解毒，凉血利咽	肺胃热盛，扁桃体炎，腮腺炎
银黄片	清热疏风，利咽解毒	外感风热，肺胃热盛
抗病毒颗粒	清热解毒	病毒性感冒
茵栀黄口服液	清热解毒，利湿退黄	湿热毒邪内蕴，肝炎
利胆片	清热止痛	胆道疾病，胃腹疼痛
茵陈五苓丸	清湿热，利小便	肝胆湿热，脾肺郁结，湿热黄疸
复方黄连素片	清热燥湿，行气止痛，止痢止泻	大肠湿热，痢疾

第三节　祛湿剂

一、概述

凡以祛湿药物为主组成，具有化湿利水、通淋泄浊等作用，用以治疗水湿病证的一类方剂，统称为祛湿剂。属于"八法"中的"消法"。

二、常用方剂

藿香正气散　（《太平惠民和剂局方》）

【组成】藿香三两（9g）　半夏曲　白术　陈皮　厚朴姜炙　苦桔梗各二两（各6g）　大腹皮　白芷　紫苏　茯苓去皮，各一两（各3g）　炙甘草二两半（6g）

【用法】散剂，每服6g，生姜、大枣煎汤送服。或作汤剂，加生姜3片，大枣1枚，水煎服。

【功效】解表化湿，理气和中。

【主治】外感风寒，内伤湿滞证。霍乱吐泻，恶寒发热，头痛，胸膈满闷，脘腹疼痛，舌苔白腻，以及山岚瘴疟等。

【临床应用】常用于急性胃肠炎或四时感冒属湿滞脾胃，外感风寒者。

【注意事项】阴虚火旺，虚寒者禁用。

平胃散　(《简要济众方》)

【组成】苍术去黑皮，炒黄，四两 (120g)　厚朴去粗皮，涂生姜汁，炙令香熟，三两 (90g)　陈皮焙干，二两 (60g)　甘草炙黄，一两 (30g)

【用法】散剂，每次6g，入生姜2片、干枣2枚，水煎空腹热服。作汤剂，加生姜2片，大枣2枚，水煎服。

【功效】燥湿运脾，行气和胃。

【主治】湿滞脾胃证。脘腹胀满，不思饮食，口淡无味，呕吐恶心，嗳气吞酸，肢体沉重，怠惰嗜卧，常多自利，舌苔白腻而厚，脉缓。

【临床应用】常用于慢性胃炎、消化道功能紊乱、胃及十二指肠溃疡等属湿滞脾胃者。

【注意事项】脾虚无湿或阴虚之人，症见舌红少苔，口苦而渴，或脉数者禁用。

茵陈蒿汤　(《伤寒论》)

【组成】茵陈六两 (18g)　栀子十四枚 (12g)　大黄去皮，二两 (6g)

【用法】水煎服。

【功效】清热利湿退黄。

【主治】湿热黄疸。一身面目俱黄，黄色鲜明，发热，无汗或但头汗出，口渴欲饮，腹微满，小便短赤，舌苔黄腻，脉沉数。

【临床应用】常用于急性黄疸性肝炎、胆囊炎、胆石症、钩端螺旋体病等所引起的黄疸，证属湿热内蕴者。

【注意事项】阴黄，湿重于热者，不适用本方。孕妇慎用。

八正散　(《太平惠民和剂局方》)

【组成】车前子　瞿麦　萹蓄　滑石　栀子仁　炙甘草　木通　煨大黄面裹煨，去面，切，焙，各一斤 (各9g)

【用法】散剂，每服6～10g，灯心草煎汤送服；作汤剂，加灯心草，水煎服。

【功效】清热泻火，利水通淋。

【主治】湿热淋证。尿频尿急，溺时涩痛，淋沥不畅，尿色浑赤，甚则癃闭不通，小腹急满，口燥咽干，舌苔黄腻，脉滑数。

【临床应用】常用于膀胱炎、尿道炎、急性前列腺炎、泌尿系结石、肾盂肾炎、术后或产后尿潴留等属湿热下注者。

【注意事项】孕妇及虚寒病者忌用。本方多服会引起虚弱的症状，如头晕、心跳、四肢无力，胃口欠佳。

五苓散　(《伤寒论》)

【组成】猪苓去皮，十八铢 (9g)　茯苓十八铢 (9g)　白术十八铢 (9g)　泽泻一两六铢

(15g)　桂枝去皮，半两（6g）

【用法】散剂，每次6g，温水送服。作汤剂，水煎服。

【功效】利水渗湿，温阳化气。

【主治】①蓄水证。小便不利，头痛微热，烦渴引饮，甚则水入即吐，舌苔白，脉浮。②水湿内停。水肿，泄泻，小便不利及霍乱等。③痰饮。脐下动悸，吐涎沫而头眩；或短气而咳。

【临床应用】常用于急慢性肾炎、水肿、肝硬化腹水、心源性水肿、急性肠炎、尿潴留、脑积水等属水湿内停者。

【注意事项】入汤剂不宜久煎。湿热者忌用，且本方不宜常服。

苓桂术甘汤　（《金匮要略》）

【组成】茯苓四两（12g）　桂枝三两（9g）　白术三两（9g）　甘草炙，二两（6g）

【用法】水煎服。

【功效】温阳化饮，健脾利湿。

【主治】痰饮。胸胁支满，目眩心悸，或短气而咳，舌苔白滑，脉弦滑。

【临床应用】常用于慢性支气管炎、支气管哮喘、心源性水肿、慢性肾小球肾炎、梅尼尔症、神经官能症等属水饮停于中焦者。

【注意事项】本方药性偏温，对阴虚，津液不足者，用之宜慎。

真武汤　（《伤寒论》）

【组成】茯苓三两（9g）　芍药三两（9g）　生姜切，三两（9g）　炮附子去皮，破八片，一枚（9g）　白术二两（6g）

【用法】水煎服。

【功效】温阳利水。

【主治】阳虚水泛证。小便不利，四肢沉重疼痛，腹痛下利，或肢体浮肿，或心下悸，头眩，身瞤，振振欲擗地，苔白不渴，脉沉。

【临床应用】常用于慢性肾炎、心源性水肿、甲状腺功能减退、慢性支气管炎、慢性肠炎、肠结核等属脾肾阳虚，水湿内停者。

【注意事项】孕妇忌服。

萆薢分清饮　（《杨氏家藏方》）

【组成】益智仁　川萆薢　石菖蒲　乌药各等分（各9g）

【用法】加食盐少许，水煎服。

【功效】温肾利湿，分清化浊。

【主治】虚寒白浊。小便频数，浑浊不清，白如米泔，凝如膏糊，舌淡苔白，脉沉。

【临床应用】常用于乳糜尿、慢性前列腺炎、慢性肾盂肾炎、慢性肾炎、慢性盆腔炎等属下焦虚寒，湿浊不化者。

【注意事项】对于湿热白浊，非本方所宜。

三、中成药表解

方剂名称	功效	主治
排石颗粒	清热利水，通淋排石	下焦湿热，石淋
草薢分清丸	分清化浊，温肾利湿	肾气不化，清浊不分
石淋通片	清热利尿，通淋排石	湿热下注，淋沥涩痛，尿路结石，肾盂肾炎
痹克颗粒	清热除湿，活血止痛	痹病湿热痹阻，瘀血阻络之关节疼痛
八正合剂	清热，利尿，通淋	湿热下注，小便短赤、淋沥涩痛
复方金钱草颗粒	清热祛湿，利尿排石，消炎止痛	湿热下注，泌尿系结石，尿路感染
肠胃舒胶囊	清热燥湿，理气止痛，止痢止血	湿热蕴结，食少纳呆，脘腹疼痛
藿香正气水	解表化湿，理气和中	胸膈痞闷、脘腹胀痛、呕吐泄泻
大黄利胆胶囊	清热利湿，解毒退黄	肝胆湿热之胁痛、口苦、食欲不振
肠炎宁片	清热利湿，行气	大肠湿热之泄泻
白带丸	清热，除湿，止带	湿热下注之带下证
经带宁胶囊	清热解毒，除湿止带，调经止痛	热毒瘀滞之经期腹痛，带下量多
三金片	清热解毒，利湿通淋，益肾	下焦湿热之小便短赤、淋沥涩痛
千金止带丸	健脾补肾，调经止带	脾肾两虚之带下证

第四节 治 燥 剂

一、概述

凡以轻宣辛散或甘凉滋润的药物为主组成，具有轻宣外燥或滋阴润燥等作用，用以治疗燥证的方剂，统称治燥剂。

二、常用方剂

杏苏散 《温病条辨》

【组成】苏叶 (9g)　杏仁 (9g)　半夏 (9g)　茯苓 (9g)　橘皮 (6g)　前胡 (9g)　苦桔梗 (6g)　枳壳 (6g)　甘草 (3g)　生姜 (3片)　大枣去核 (3枚)　（原著本方无用量）

【用法】水煎服。

【功效】轻宣凉燥，理肺化痰。

【主治】外感凉燥证。恶寒无汗，头微痛，咳嗽痰稀，鼻塞咽干，苔白，脉弦。

【临床应用】常用于治疗流感、慢性支气管炎、肺气肿等属外感凉燥或风寒咳嗽轻证者。

【注意事项】咳嗽痰稠有热者不宜使用本方。

清燥救肺汤　（《医门法律》）

【组成】经霜桑叶三钱（9g）　煅石膏二钱五分（7.5g）　人参七分（2g）　真阿胶八分（2.5g）　麦冬一钱二分（3.5g）　炒杏仁七分（2g）　蜜炙枇杷叶一片（3g）　胡麻仁炒，研，一钱（3g）　甘草一钱（3g）

【用法】水煎温服。

【功效】清燥润肺。

【主治】温燥伤肺证。头痛身热，干咳无痰，气逆而喘，咽喉干燥，口渴鼻燥，胸膈满闷，舌干少苔，脉虚大而数。

【临床应用】常用于治疗肺炎、支气管哮喘、急慢性支气管炎、肺气肿、肺癌等属燥热壅肺，气阴两伤者。

【注意事项】肺胃虚寒者忌服。

麦门冬汤　（《金匮要略》）

【组成】麦门冬七升（42g）　半夏一升（6g）　人参三两（9g）　甘草二两（6g）　粳米三合（6g）　大枣十二枚（4枚）

【用法】水煎服。

【功效】润肺益胃，降逆下气。

【主治】肺痿。咳唾涎沫，短气喘促，咽喉干燥，舌干红少苔，脉虚数。

【临床应用】常用于慢性支气管炎、支气管扩张、慢性咽喉炎、矽肺、肺结核等属肺胃阴虚，气火上逆者；或消化性溃疡、慢性萎缩性胃炎属胃阴不足，气逆呕吐者。

【注意事项】肺痿属于虚寒者不宜用。

三、中成药表解

方剂名称	功效	主治
清燥润肺合剂	清燥润肺	燥气伤肺，干咳无痰，气逆而喘
枇杷叶糖浆	清肺润燥，止咳化痰	肺热燥咳，痰少咽干
复方鲜石斛颗粒	滋阴养胃，生津止渴	胃阴不足所致口干咽燥、饥不欲食、烦渴
川贝清肺糖浆	清肺润燥，止咳化痰	干咳，咽干咽痛
川贝梨糖浆	养阴润肺	肺热燥咳，阴虚久咳
雪梨膏	清肺热，润燥止咳	干咳，久咳
止咳梨糖浆	润肺，化痰，止咳	肺燥咳嗽，干咳痰少，咯痰不爽
养阴清肺合剂	养阴润肺，清热利咽	咽喉干燥疼痛，干咳、少痰或无痰
秋燥感冒颗粒	清燥退热，润肺止咳	感冒病秋燥证

第五节 温里剂

一、概述

凡是以温热药为主组成，具有温里助阳、散寒通脉作用，用以治疗里寒证的方剂，统称为温里剂。属"八法"中的"温法"。因里寒证有脏腑经络之别，病情有缓急轻重之分，故温里剂分为温中祛寒剂、回阳救逆剂和温经散寒剂三类。

二、常用方剂

（一）温中祛寒剂

理中丸 （《伤寒论》）

【组成】人参　干姜　甘草炙　白术各三两 （各9g）

【用法】丸剂，每次1丸，每日2～3次；作汤剂，水煎服。

【功效】温中散寒，补气健脾。

【主治】脾胃虚寒证。脘腹疼痛，喜温欲按，手足不温，不欲饮食，自利不渴，或呕吐，舌淡苔白，脉沉迟或细。或小儿慢惊，或病后喜唾，或阳虚失血，以及胸痹等由中焦虚寒所致者。

【临床应用】常用于急慢性肠炎、消化性溃疡、胃下垂、慢性结肠炎属于脾胃虚寒者。

【注意事项】孕妇慎用。泄泻时腹部热胀痛者忌服。

小建中汤 （《伤寒论》）

【组成】桂枝三两 （9g）　　芍药六两 （18g）　　炙甘草二两 （6g）　　大枣擘，十二枚 （6枚）
生姜三两 （9g）　　饴糖一升 （30g）

【用法】水煎取汁，兑入饴糖，文火加热溶化，分2次温服。

【功效】温中补虚，和里缓急。

【主治】虚劳里急证。腹中时痛，喜温欲按，或心悸而烦，或兼见四肢酸痛，手足烦热，咽干口燥，舌淡苔白，脉弦细而缓。

【临床应用】常用于消化性溃疡、慢性肝炎、神经衰弱、再生障碍性贫血、功能性发热等属中虚阴阳不和者。

【注意事项】呕吐或中满者不宜使用；阴虚火旺之胃脘疼痛忌用。

（二）回阳救逆剂

四逆汤　（《伤寒论》）

【组成】附子生用，去皮，破八片，一枚（15g）　干姜一两半（6g）　甘草炙，二两（6g）

【用法】先煎附子30～60分钟，再加余药，取汁温服。

【功效】回阳救逆。

【主治】少阴病。四肢厥逆，恶寒蜷卧，神衰欲寐，腹痛下利，呕吐不渴，舌苔白滑，脉微细；或太阳病误汗亡阳。

【临床应用】常用于心肌梗死、心力衰竭、急慢性胃肠炎吐泻过多或某些急证大汗出等出现休克，属亡阳虚脱证者的急救。

【注意事项】若四肢厥逆因于阳气内郁，不能外达四肢者，此乃四逆散证，非本方所宜。

（三）温经散寒剂

当归四逆汤　（《伤寒论》）

【组成】当归三两（9g）　桂枝三两（9g）　芍药三两（9g）　细辛三两（3g）　炙甘草二两（6g）　通草二两（6g）　大枣擘，二十五枚（8枚）

【用法】水煎服，每日2次。

【功效】温经散寒，养血通脉。

【主治】血虚寒厥证。手足厥寒，口不渴，或腰、股、胫、足疼痛，舌淡苔白，脉沉细或细而欲绝。

【临床应用】常用于雷诺病、无脉症、末梢循环障碍、血栓闭塞性脉管炎、肩周炎、坐骨神经痛、风湿性关节炎、冻疮、痛经等属血虚寒凝者。

【注意事项】少阴寒厥证不宜用。

阳和汤　（《外科证治全生集》）

【组成】熟地一两（30g）　肉桂一钱，去皮，研粉（3g）　麻黄五分（2g）　鹿角胶三钱（9g）　白芥子二钱（6g）　姜炭五分（2g）　生甘草一钱（3g）

【用法】水煎服。

【功效】温阳补血，化痰通络。

【主治】阴疽。漫肿无头，皮色不变，酸痛无热，口中不渴，舌淡苔白，脉沉细或细迟。

【临床应用】现代常用于骨结核、淋巴结核、腹膜结核、慢性骨髓炎、骨膜炎、慢性淋巴结炎、类风湿性关节炎、血栓闭塞性脉管炎、坐骨神经炎、肌肉深部脓疡等属血虚寒凝。血虚寒盛所致的慢性气管炎、慢性支气管哮喘、妇女痛经等亦可加减应用。

【注意事项】只适用于阴证，阳证忌用。疮疡红肿热痛及阴虚有热者，或疽已溃破，不宜用本方。

三、中成药表解

方剂名称	功效	主治
附子理中丸	温中健脾	脾胃虚寒，脘腹冷痛，呕吐泄泻，手足不温
香砂养胃丸	温中和胃	不思饮食，呕吐酸水，胃脘满闷，四肢倦怠
良附丸	温胃理气	寒凝气滞，脘痛吐酸，胸腹胀满
温胃舒胶囊	温胃养胃，行气止痛，助阳暖中	脾胃虚寒所致的胃痛
小建中颗粒	温中补虚，缓急止痛	脾胃虚寒，脘腹疼痛，喜温喜按，嘈杂吞酸
桂附理中丸	补肾助阳，温中健脾	肾阳衰弱，脾胃虚寒，脘腹冷痛
黄芪健中丸	补气散寒，健胃和中	脾胃虚寒所致的恶寒腹痛，身体虚弱
虚寒胃痛颗粒	益气健脾，温胃止痛	脾虚胃弱所致的胃痛
参芪健胃冲剂	温中健脾，理气和胃	脾胃虚寒之胃脘胀痛，痞闷不适

第六节 泻下剂

一、概述

凡以泻下药为主组成，具有通便、泻热、攻积、逐水等作用，用以治疗里实证的方剂，称为泻下剂。属"八法"中的"下法"。泻下剂为里实证而设，由于里实证的病因不同，证候表现有热结、寒结、燥结、水结的区别，同时人体体质有虚实的差异，因此立法处方亦随之不同。根据泻下剂的不同作用，方剂又有寒下、温下、润下和逐水之分。

二、常用方剂

（一）寒下剂

大承气汤 （《伤寒论》）

【组成】大黄四两,酒洗（12g） 厚朴半斤,去皮,炙（24g） 枳实炙,五枚（12g） 芒硝三合（9g）

【用法】水煎，大黄后下，芒硝溶服。大便得通，即停服。

【功效】峻下热结。

【主治】①阳明腑实证。大便不通，频转矢气，脘腹痞满，腹痛拒按，日晡潮热，神昏谵语，手足濈然汗出，舌苔黄燥起刺或焦黑燥裂，脉沉实有力。②热结旁流，下利清水，色纯清，其气臭秽，脐腹疼痛，按之坚硬有块，口舌干燥，脉滑数。

【临床应用】常用于急性单纯性肠梗阻、细菌性痢疾、急性胆囊炎、急性胰腺炎，以及某些热性疾病过程中出现高热、谵语、神昏、惊厥、发狂而见大便不通、苔黄脉实等属里热积滞实证者。

【注意事项】本方中病即止，不可久服。

大黄牡丹汤 *（《金匮要略》）*

【组成】大黄四两（12g）　牡丹皮一两（3g）　桃仁五十个（9g）　冬瓜仁半升（30g）芒硝三合（9g）

【用法】水煎，芒硝溶服。

【功效】泻热破瘀，散结消肿。

【主治】肠痈初起。右下腹疼痛拒按，甚则局部肿痞，小便自调，或右足屈而不伸，伸则痛甚，或时时发热，自汗恶寒，舌苔薄腻而黄，脉滑数。

【临床应用】常用于急性单纯性阑尾炎、肠梗阻、盆腔炎等属湿热蕴蒸、血瘀气滞者。

【注意事项】若体虚不堪攻下者，忌用本方。

（二）温下剂

温脾汤 *（《备急千金要方》）*

【组成】大黄五两（15g）　当归　干姜各三两（各9g）　附子　人参　芒硝各二两（各6g）甘草二两（6g）

【用法】大黄后下，水煎服。

【功效】攻下寒积，温补脾阳。

【主治】阳虚寒积证。便秘腹痛，脐下绞结，绕脐不止，手足欠温，苔白不渴，脉沉弦而迟。

【临床应用】多用于急性单纯性肠梗阻或不完全梗阻等属寒积内停证者；亦可用于慢性结肠炎、尿毒症等属脾阳不足、寒积内结者。

【注意事项】热结或阴虚便秘者忌用本方。

（三）润下剂

麻子仁丸 *（《伤寒论》）*

【组成】麻子仁二升（20g）　芍药半斤（9g）　枳实炙，半斤（9g）　大黄去皮，一斤（12g）厚朴炙，去皮，半斤（9g）　杏仁去皮尖，蒸，别作脂，一升（10g）

【用法】上药为末，炼蜜为丸，每次9g，每日1~2次，温开水送服。作汤剂，水煎服，大黄后下。

【功效】润肠泻热，行气通便。

【主治】脾约证。肠胃燥热，脾津不足，大便秘结，小便频数。

【临床应用】常用于习惯性便秘、老人与产后便秘、痔疮术后便秘等属胃热肠燥者。

【注意事项】津亏血少之便秘，不宜久服。孕妇慎用。

（四）逐水剂

十枣汤 （《伤寒论》）

【组成】芫花　甘遂　大戟各等分　大枣肥者擘，十枚

【用法】水煎，空腹服，下利后，糜粥自养。

【功效】攻逐水饮。

【主治】悬饮。咳唾胸胁引痛，心下痞硬，干呕短气，头痛目眩，或胸背掣痛不得息，舌苔滑，脉沉弦；或水肿，一身悉肿，尤以下半身为重，腹胀喘满，二便不利。

【临床应用】常用于渗出性胸膜炎、肝硬化腹水、肾性水肿，以及晚期血吸虫病所致的腹水等属于水饮壅盛、形气俱实者。

【注意事项】本方作用峻猛，只可暂用，不宜久服。年老体弱者慎用，孕妇忌服。

三、中成药表解

方剂名称	功效	主治
复方芦荟胶囊	调肝益肾，清热润肠，宁心安神	心肝火盛，大便秘结
当归龙荟丸	泻火通便	肝胆火旺之便秘
复方牛黄清胃丸	清热通便	胃火所致大便秘结，口舌生疮
新清宁胶囊	泻火通便，清热解毒	实热内蕴之便秘
清宁丸	清热泻火，消肿通便	火毒内蕴，咽喉肿痛，口舌生疮
一清胶囊	清热泻火解毒，化瘀凉血止血	火毒血热之目赤口疮、咽喉牙龈肿痛、大便秘结
麻仁滋脾丸	润肠通便	年老久病虚弱，阴虚津亏
通便灵胶囊	润肠通便	阴虚便秘

第七节　消食剂

一、概述

凡以消食化积药物为主组成，具有消食健脾，化积除痞等作用，用以治疗饮食停滞的方剂，统称消食剂。属于"八法"中的"消法"。

二、常用方剂

保和丸 　（《丹溪心法》）

【组成】山楂六两（18g）　神曲二两（6g）　半夏　茯苓各三两（各9g）　陈皮　连翘　莱菔子各一两（各3g）

【用法】口服。一次1~2丸，一日2次；小儿酌减。

【功效】消食和胃。

【主治】食积。脘腹痞满胀痛，嗳腐吞酸，恶食呕吐，或大便泄泻，苔厚腻，脉滑。

【临床应用】常用于急慢性胃肠炎、消化不良、婴儿腹泻等属食积内停者。

【注意事项】孕妇不宜使用。

枳实导滞丸 　（《内外伤辨惑论》）

【组成】大黄一两（9g）　枳实炒　神曲炒，各五钱（各9g）　茯苓　黄芩　黄连　白术各三钱（各6g）　泽泻二钱（6g）

【用法】每日2次，每次9g，空腹时用温水送下。作汤剂，水煎服。

【功效】消导化积，清热祛湿。

【主治】湿热食积。脘腹胀痛，下利泄泻，或大便秘结，小便短赤，舌苔黄腻，脉沉有力。

【临床应用】常用于胃肠功能紊乱、慢性痢疾等属湿热积滞者。

【注意事项】泄泻无积滞者，不可妄投；孕妇不宜使用。

健脾丸 　（《证治准绳》）

【组成】白术炒，二两半（15g）　木香另研　黄连酒炒　甘草各七钱半（各6g）　白茯苓去皮，二两（10g）　人参一两五钱（9g）　神曲炒　陈皮　砂仁　麦芽炒　山楂　山药　肉豆蔻面裹纸包槌去油，以上各一两（各6g）

【用法】口服，每次9g，日服2次。作汤剂，水煎服。

【功效】健脾和胃，消食止泻。

【主治】脾虚停食证。食少难消，脘腹痞闷，大便溏薄，苔腻微黄，脉虚弱。

【临床应用】常用于慢性胃肠炎、消化不良等，属脾虚食滞者。

【注意事项】急性肠炎腹泻不宜使用。

> **知识链接**
>
> 　　健脾丸中含四君子汤及山药等益气健脾之品居多，故补大于消，且食消脾自健，故方名"健脾"。

三、中成药表解

方剂名称	功效	主治
香砂枳术丸	健脾开胃，行气消痞	脾虚气滞，胃脘胀满
山楂丸	健脾助消化	食积内停所致的消化不良、脘腹胀闷
健胃消食片	健胃消食	脾胃虚弱之食积
槟榔四消丸	消食导滞，行气泻水	食积痰饮，消化不良，脘腹胀满
复方鸡内金片	健脾开胃，消食化积	食积胀满，饮食停滞，呕吐泄泻
烂积丸	消积，化滞，驱虫	食滞积聚，胸满，痞闷，腹胀坚硬
小儿健胃消食片	消食化滞，健胃和脾	脾胃不和之食积
健儿消食口服液	健脾益胃，理气消食	脾虚食积
小儿化食口服液	消食化滞，泻火通便	胃热停食，脘腹胀满，大便干结
肥儿宝颗粒	利湿消积，驱虫助食，健脾益气	小儿疳积，暑热腹泻
健儿口服液	健脾开胃，促进消化，增强食欲	脾虚胃弱之少食、多汗

第八节 和 解 剂

一、概述

凡是采用调和的方法，具有和解少阳、调和肝脾、调和寒热、表里双解等作用，治疗伤寒邪在少阳、肝脾不和、寒热错杂，以及表里同病的方剂，统称和解剂。属于"八法"中的"和法"。

二、常用方剂

小柴胡汤 （《伤寒论》）

【组成】柴胡半斤（24g）　黄芩三两（9g）　人参三两（9g）　甘草炙，三两（9g）　半夏洗，半升（9g）　生姜切片，三两（9g）　大枣擘，十二枚（4枚）

【用法】水煎服。

【功效】和解少阳。

【主治】①伤寒少阳证。往来寒热，胸胁苦满，默默不欲饮食，心烦喜呕，口苦，咽干，目眩，脉弦者。②妇人热入血室，经水适断，寒热发作有时；以及疟疾、黄疸等病见少阳证者。

【临床应用】常用于治疗感冒、流行性感冒、慢性肝炎、肝硬化、胆囊炎、胆结石、胰腺炎、胸膜炎、乳腺炎、产褥热、睾丸炎、胆汁反流性胃炎等属邪踞少阳，或胆胃不和者。

【注意事项】阴虚血少者慎用。

四逆散 （《伤寒论》）

【组成】炙甘草 枳实破，水渍，炙干 柴胡 芍药各十分（各6g）

【用法】散剂，泡或炖，取汤服。作汤剂，水煎服。

【功效】透邪解郁，疏肝理脾。

【主治】①阳郁厥逆证。手足不温，或腹痛，或泻痢下重，脉弦。②肝脾不和证。胁肋胀闷，脘腹疼痛，脉弦等。

【临床应用】常用于慢性肝炎、胆囊炎、胆石症、胆道蛔虫症、肋间神经痛、急性乳腺炎、胃溃疡、胃炎、附件炎、输卵管阻塞等属于肝胆气郁，肝脾不和者；亦可用于雷诺病、经前期紧张综合征、多发性神经炎等见有手足不温属于阳气内郁者。

【注意事项】肝血虚者不宜用。阳虚寒厥者禁用。

逍遥散 （《太平惠民和剂局方》）

【组成】甘草微炙赤，半两（4.5g） 当归去苗，锉，微炒 茯苓去皮，白者 芍药 白术 柴胡去苗，各一两（各9g）

【用法】散剂，每服6g，加生姜、薄荷少许，煎汤送服；作汤剂，加入生姜3片、薄荷6g，水煎服。

【功效】疏肝解郁，养血健脾。

【主治】肝郁血虚脾弱证。两胁作痛，头痛目眩，口燥咽干，神疲食少，或往来寒热，或月经不调，乳房胀痛，脉弦而虚。

【临床应用】常用于慢性肝炎、胆囊炎、胸膜炎、胰腺炎、胃肠神经官能症、消化性溃疡、慢性胃炎、经前期紧张综合征、痛经、月经不调、乳腺小叶增生、更年期综合征等属肝郁脾弱血虚者。

【注意事项】阴虚阳亢者慎用。

半夏泻心汤 （《伤寒论》）

【组成】半夏洗，半升（12g） 黄芩 干姜 人参各三两（各9g） 黄连一两（3g） 大枣擘，十二枚（4枚） 甘草炙，三两（9g）

【用法】水煎服。

【功效】寒热平调，散结除痞。

【主治】寒热互结之痞证。心下痞，但满而不痛，或呕吐，肠鸣下利，苔腻而微黄。

【临床应用】常用于急慢性胃肠炎、慢性结肠炎、慢性肝炎、早期肝硬化、胆囊炎、细菌性痢疾、口腔溃疡、妊娠恶阻等属脾胃虚弱，寒热（或湿热）互结者。

【注意事项】食积与痰浊内结之痞满者，忌用。

葛根黄芩黄连汤　《伤寒论》

【组成】葛根半斤 (15g)　　炙甘草二两 (6g)　　黄芩三两 (9g)　　黄连三两 (9g)

【用法】水煎服。先煮葛根，纳入余药。

【功效】表里双解，清热止利。

【主治】表证未解，邪热入里。身热下利，胸脘烦热，口中作渴，喘而汗出，舌红苔黄，脉数或促。

【临床应用】常用于胃肠型感冒、肠伤寒、急性肠炎、痢疾属表热未解，里热甚者。

【注意事项】若虚寒下利者忌用。

痛泻要方　《丹溪心法》

【组成】炒白术三两 (9g)　　炒白芍二两 (6g)　　炒陈皮一两半 (4.5g)　　防风一两 (3g)

【用法】水煎服。

【功效】补脾柔肝，祛湿止泻。

【主治】脾虚肝旺之痛泻。肠鸣腹痛，大便泄泻，泻必腹痛，泻后痛缓（或泻后仍腹痛），舌苔薄白，脉两关不调，左弦而右缓者。

【临床应用】现代常用于急性肠炎、慢性结肠炎、小儿泄泻、慢性泄泻、肠道易激综合征等属肝旺脾虚者。

【注意事项】阳明湿热之腹痛泄泻忌用；热毒之腹痛泄泻忌用。

三、中成药表解

方剂名称	功效	主治
小柴胡颗粒	解表散热，疏肝和胃	外感病邪犯少阳，寒热往来
逍遥丸	疏肝健脾，养血调经	肝气不舒，胸胁胀痛，头晕目眩，月经不调
加味逍遥丸	疏肝清热，健脾养血	两胁胀痛，心烦易怒，倦怠食少，月经不调
柴胡疏肝丸	疏肝理气，消胀止痛	肝气不舒，胸胁痞闷，食滞不清
护肝片	疏肝理气，健脾消食	慢性肝炎及早期肝硬化
左金丸	泻火，疏肝，和胃，止痛	肝火犯胃，脘胁疼痛，口苦嘈杂，呕吐酸水
香附丸	疏肝健脾，养血调经	肝郁脾虚，月经不调
丹栀逍遥丸	疏肝解郁，清热调经	肝郁化火，胸胁胀痛，月经不调
舒肝和胃口服液	疏肝解郁，和胃止痛	两胁胀满，食欲不振，胃脘疼痛，大便不调
肝复乐片	健脾理气，化瘀软坚，清热解毒	胁肋疼痛，食少纳呆，脘腹胀满

第九节　祛痰剂

一、概述

凡以祛痰药为主组成，具有消除痰饮作用，用以治疗各种痰病的方剂，统称为祛痰剂。痰病极为复杂，病因很多，包括寒痰、热痰、湿痰、燥痰、风痰。因此，祛痰剂分燥湿化痰剂、清热化痰剂、润燥化痰剂、温化寒痰剂和化痰息风剂。

二、常用方剂

（一）燥湿化痰剂

二陈汤　（《太平惠民和剂局方》）

【组成】半夏汤洗七次　橘红各五两（各15g）　　白茯苓三两（9g）　　甘草炙，一两半（4.5g）

【用法】水煎服。

【功效】燥湿化痰，理气和中。

【主治】湿痰咳嗽。痰多色白易咯，或呕吐恶心，或头眩心悸，或中脘不快，或发为寒热，或因食生冷，脾胃不和，舌苔白润，脉滑。

【临床应用】常用于慢性支气管炎、肺气肿、慢性胃炎、妊娠呕吐、神经性呕吐、耳源性眩晕等属湿痰或湿阻气机者。

【注意事项】本方性燥，故燥痰者慎用；吐血、消渴、阴虚、血虚者忌用。

> **知识链接**
>
> 二陈汤中半夏、橘红以陈久者良，故方以"二陈"为名。

温胆汤　（《三因极一病证方论》）

【组成】陈皮三两（9g）　　清半夏　竹茹　麸炒枳实各二两（各6g）　　白茯苓一两半（4.5g）炙甘草一两（3g）　　生姜5片　大枣擘，1枚

【用法】水煎服。

【功效】理气化痰，清胆和胃。

【主治】胆胃不和，痰热内扰证。胆怯易惊，虚烦不宁，失眠多梦，呕吐呃逆，癫痫，苔腻微黄，脉弦滑。

【临床应用】常用于神经官能症、急慢性胃炎、慢性支气管炎、梅尼埃病、妊娠呕吐、脑血管意外、癫痫、精神分裂症等属痰热内扰、胆胃不和者。

【注意事项】阴虚燥痰者忌用。

（二）清热化痰剂

清气化痰丸 （《医方考》）

【组成】陈皮去白　杏仁去皮尖　枳实麸炒　黄芩酒炒　瓜蒌仁去油　茯苓各一两（各6g）胆南星　制半夏各一两半（各9g）

【用法】丸剂，每次6g，每日3次，温开水送服。作汤剂，加生姜3片，水煎服。

【功效】清热化痰，理气止咳。

【主治】痰热咳嗽。痰稠色黄，咯之不爽，胸膈痞满，甚则气急呕恶，舌质红，苔黄腻，脉滑数。

【临床应用】常用于肺炎、支气管炎等属痰热者。

【注意事项】寒痰，湿痰者忌用。

（三）润燥化痰剂

贝母瓜蒌散 （《医学心悟》）

【组成】贝母一钱五分（9g）　瓜蒌一钱（6g）　花粉　茯苓　橘红　桔梗各八分（各5g）

【用法】水煎服。

【功效】润肺清热，理气化痰。

【主治】燥痰咳嗽。咳嗽呛急，咯痰不爽，涩而难出，咽喉干燥哽痛，苔白而干。

【临床应用】可用于肺结核、肺炎等属燥痰证者。

【注意事项】对于肺肾阴虚，虚火上炎之咳嗽，非本方所宜。

（四）温化寒痰剂

苓甘五味姜辛汤 （《金匮要略》）

【组成】茯苓四两（12g）　甘草三两（9g）　干姜三两（9g）　细辛三两（5g）　五味子半升（5g）

【用法】水煎服。

【功效】温肺化饮。

【主治】寒饮咳嗽。咳痰量多，清稀色白，胸膈不快，舌苔白滑，脉弦滑等。

【临床应用】常用于慢性支气管炎、肺气肿属寒饮而咳痰清稀者。

【注意事项】因本方药力较峻，凡中气不足，脾肾阳虚，孕妇等，皆应慎用。

（五）化痰息风剂

半夏白术天麻汤 （《医学心悟》）

【组成】半夏一钱五分（9g） 天麻 茯苓 橘红各一钱（各6g） 白术三钱（18g） 甘草五分（3g）

【用法】加生姜1片，大枣2枚，水煎服。

【功效】燥湿化痰，平肝息风。

【主治】风痰上扰证。眩晕头痛，胸闷呕恶，舌苔白腻，脉弦滑。

【临床应用】常用于耳源性眩晕、神经性眩晕、高血压病等属风痰者。

【注意事项】肝阳化风所致眩晕头痛者慎用。

三、中成药表解

方剂名称	功效	主治
通宣理肺丸	解表散寒，宣肺止咳	风寒束肺，肺气不宣
半夏露糖浆	止咳化痰	用于咳嗽多痰，支气管炎
杏仁止咳糖浆	止咳化痰	痰浊阻肺，咳嗽痰多
蛇胆川贝液	清肺，止咳，除痰	肺热咳嗽
蛇胆川贝枇杷膏	清肺止咳，祛痰定喘	咳嗽咯痰，胸闷气喘，鼻燥，咽干喉痒
橘红片（丸）	清肺，化痰，止咳	肺热咳嗽
养阴清肺丸	养阴润燥，清肺利咽	阴虚肺燥，咽喉燥痛，干咳少痰
参贝北瓜膏	平喘化痰，润肺止咳，补中益气	哮喘气急，肺虚咳嗽，痰多津少
蛤蚧定喘丸	滋阴清肺，止咳平喘	肺肾两虚，阴虚肺热
桂龙咳喘宁胶囊	止咳化痰，降气平喘	外感风寒，痰湿阻肺
苏子降气丸	降气化痰	上盛下虚，气逆痰壅之咳嗽喘息，胸膈痞满

第十节 理气剂

一、概述

凡以理气药物为主组成，具有行气或降气的作用，用以治疗气滞或气逆病证的方剂，统称为理气剂。气滞以肝气郁结与脾胃气滞为主，气逆以胃气上逆和肺气上逆为主。气滞者当行气，气逆者当降气，故本类方剂有行气剂和降气剂之分。

二、常用方剂

(一) 行气剂

越鞠丸 (《丹溪心法》)

【组成】香附 川芎 苍术 神曲 栀子各等分 (各6g)

【用法】丸剂, 一次 6～9g, 温开水送服。作汤剂, 水煎服。

【功效】行气解郁。

【主治】郁证。胸膈痞闷, 脘腹胀痛, 嗳腐吞酸, 恶心呕吐, 饮食不消等。

【临床应用】常用于慢性胃炎、消化性溃疡、胃肠神经官能症、胆囊炎、胆石症、慢性肝炎、肋间神经痛、妇女痛经、月经不调等而有六郁见证者。

【注意事项】忌生冷及油腻难消化的食物。

半夏厚朴汤 (《金匮要略》)

【组成】半夏一升 (12g) 厚朴三两 (9g) 茯苓四两 (12g) 生姜五两 (15g) 苏叶二两 (6g)

【用法】水煎频服。

【功效】行气散结, 降逆化痰。

【主治】梅核气。咽中如有物阻, 咯吐不出, 吞咽不下, 或咳或呕, 舌苔白润或白腻, 脉弦缓或弦滑。

【临床应用】常用于胃神经官能症、食道痉挛、慢性咽喉炎等属于气滞痰阻者。

【注意事项】方中多辛温苦燥之品, 仅适宜于痰气互结而无热者。若见颧红口苦、舌红少苔属于气郁化火, 阴伤津少者, 虽具梅核气之特征, 亦不宜使用该方。

(二) 降气剂

苏子降气汤 (《太平惠民和剂局方》)

【组成】紫苏子 半夏各二两半 (各9g) 川当归两半 (6g) 炙甘草二两 (6g) 前胡姜制厚朴各一两 (各6g) 肉桂一两半 (3g) 生姜二片 (3g) 大枣一枚

【用法】水煎, 饭后温服。

【功效】降气平喘, 祛痰止咳。

【主治】喘咳证。气喘咳嗽, 痰涎壅盛, 胸膈满闷, 大便涩滞, 或腰疼脚软, 或肢体浮肿, 舌苔白滑或白腻, 脉弦滑。

【临床应用】常用于慢性支气管炎、肺气肿、支气管哮喘等属痰气壅盛者。

【注意事项】若中虚痰多, 或肺肾两虚者, 不宜使用。

定喘汤 （《摄生众妙方》）

【组成】白果去壳，砸碎炒黄，二十一枚（9g） 麻黄三钱（9g） 苏子二钱（6g） 甘草一钱（3g） 款冬花三钱（9g） 杏仁去皮尖，一钱五分（4.5g） 桑白皮蜜炙，三钱（9g） 黄芩微炒，一钱五分（4.5g） 法制半夏三钱（9g）

【用法】水煎服。

【功效】宣肺降气，清热化痰。

【主治】哮喘。咳嗽痰多气急，痰稠色黄，微恶风寒，舌苔黄腻，脉滑数。

【临床应用】常用于支气管哮喘、慢性支气管炎等属痰热蕴肺者。

【注意事项】新感风寒，无汗而喘，内无痰热者不宜用；哮喘日久，气虚脉弱者不宜用。

旋覆代赭汤 （《伤寒论》）

【组成】旋覆花三两（9g） 代赭石一两（3g） 清半夏半升（9g） 人参二两（6g） 炙甘草三两（9g） 生姜五两（15g） 大枣擘，十二枚（4枚）

【用法】水煎服。

【功效】降逆化痰，益气和胃。

【主治】胃气虚弱，痰浊内阻证。心下痞硬，噫气不除，或反胃呃逆，舌淡，苔白滑，脉弦而虚。

【临床应用】常用于胃神经官能症、慢性胃炎、胃扩张、消化性溃疡、幽门不完全梗阻、神经性呃逆等属胃虚痰阻者。

【注意事项】代赭石为重坠之品，用量不宜过大，否则药过病所，直趋下焦，不能发挥其降脾胃之逆气以还归于中焦之效。

三、中成药表解

方剂名称	功效	主治
气滞胃疼颗粒	疏肝理气，和胃止痛	肝郁气滞之胃痛
木香顺气丸	行气化湿，健脾和胃	肝气犯胃，胃痛窜走
元胡止痛片	理气活血止痛	气滞血瘀之胃痛、胁痛、头痛及痛经
三九胃泰颗粒	消炎止痛，理气健胃	浅表性胃炎，糜烂性胃炎
香砂养胃丸	理气和中，健脾益胃	脾胃虚弱，消化不良
气滞胃痛片	疏肝和胃，止痛消胀	肝郁气滞，胸痞胀满，胃脘疼痛

第十一节 理血剂

一、概述

凡以理血药为主组成，具有活血化瘀或止血作用，用以治疗瘀血和出血证的方剂，统称理血剂。血病治法概括起来主要有活血祛瘀、止血、补血三个方面。补血剂已于补益剂中论述，故本节主要论述活血祛瘀剂和止血剂两类。

二、常用方剂

（一）活血祛瘀剂

桃核承气汤 （《伤寒论》）

【组成】桃仁去皮尖，五十个（12g）　大黄四两（12g）　桂枝二两（6g）　甘草炙，二两（6g）　芒硝二两（6g）

【用法】芒硝后下，水煎空腹服用。

【功效】破血下瘀。

【主治】下焦蓄血证。少腹急结，小便自利，至夜发热，其人如狂，甚则谵语烦渴，以及血瘀经闭，痛经，脉沉实或涩。

【临床应用】常用于急性盆腔炎、胎盘滞留、附件炎、肠梗阻、盆腔炎、子宫内膜异位症、急性脑出血等属瘀热互结下焦者。

【注意事项】若兼表证未解者，当先解表，后用本方。本方为破血下瘀之剂，孕妇忌用，体虚者慎用。

血府逐瘀汤 （《医林改错》）

【组成】桃仁四钱（12g）　红花三钱（9g）　生地黄三钱（9g）　当归三钱（9g）　牛膝三钱（9g）　赤芍二钱（6g）　枳壳二钱（6g）　川芎一钱半（4.5g）　桔梗一钱半（4.5g）　柴胡一钱（3g）　甘草二钱（6g）

【用法】水煎服。

【功效】活血祛瘀，行气止痛。

【主治】胸中血瘀证。胸痛，头痛，日久不愈，痛如针刺而有定处，或呃逆日久不止，或内热瞀闷，或心悸怔忡，失眠多梦，急躁易怒，入暮潮热，唇暗或两目暗黑，舌质暗红，或舌有瘀斑、瘀点，脉涩或弦紧。

【临床应用】常用于冠心病心绞痛、胸部挫伤及肋软骨炎之胸痛，高血压病，高脂血症，血栓闭塞性脉管炎，神经官能症，脑震荡后遗症之头痛、头晕等属瘀阻气滞者。

【注意事项】本方祛瘀药较多，故孕妇禁用。

补阳还五汤　（《医林改错》）

【组成】生黄芪四两（30～120g）　当归尾二钱（6g）　赤芍一钱半（5g）　地龙一钱（3g）　川芎一钱（3g）　红花一钱（3g）　桃仁一钱（3g）

【用法】水煎服。

【功效】补气，活血，通络。

【主治】气虚血瘀之中风证。半身不遂，口眼㖞斜，语言謇涩，口角流涎，小便频数或遗尿不禁，舌暗淡，苔白，脉缓无力。

【临床应用】常用于脑血管意外后遗症、冠心病、小儿麻痹后遗症，以及其他原因引起的偏瘫、截瘫，或单侧上肢或下肢痿软，辨证属气虚血瘀者。

【注意事项】如属血瘀实证，本方不宜使用。

温经汤　（《金匮要略》）

【组成】吴茱萸三两（9g）　当归二两（6g）　芍药二两（6g）　川芎二两（6g）　人参二两（6g）　桂枝二两（6g）　阿胶二两（6g）　牡丹皮二两（6g）　生姜二两（6g）　甘草二两（6g）　半夏半升（6g）　麦冬一升（9g）

【用法】水煎服，阿胶烊化冲服。

【功效】温经散寒，养血祛瘀。

【主治】冲任虚寒，瘀血阻滞证。漏下不止，血色暗而有块，淋漓不畅，或月经超前或延后，或逾期不止，或一月再行，或经停不至，而见少腹里急，腹满，傍晚发热，手心烦热，唇口干燥，舌质暗红，脉细而涩。亦治妇人宫冷，久不受孕。

【临床应用】常用于功能性子宫出血、慢性盆腔炎、痛经、不孕症等属冲任虚寒，瘀血阻滞者。

【注意事项】若腹满有块，为实证瘀血者，不宜服用本方。

生化汤　（《傅青主女科》）

【组成】全当归八钱（24g）　川芎三钱（9g）　桃仁去皮尖，研，十四枚（6g）　炮姜五分（2g）　炙甘草五分（2g）

【用法】水煎服。

【功效】活血养血，温经止痛。

【主治】血虚寒凝，瘀血阻滞之腹痛证。产后恶露不行或量少色紫暗，夹有血块，小腹冷痛，舌淡苔白，脉沉弦或沉紧。

【临床应用】常用于产后子宫复旧不良、产后子宫收缩痛、胎盘残留等属产后血虚寒凝，瘀血内阻证者。

【注意事项】若产后血热而有瘀滞者，则非本方所宜。

（二）止血剂

十灰散 　《十药神书》

【组成】大蓟　小蓟　荷叶　侧柏叶　茅根　茜根　山栀　大黄　牡丹皮　棕榈皮各等分（各9g）

【用法】上药各烧灰存性，研极细末，藕汁或萝卜汁磨京墨适量调服。作汤剂，水煎服。

【功效】凉血止血。

【主治】血热妄行之上部出血证。呕血、吐血、咯血、嗽血、衄血等，血色鲜红，来势急暴，面赤唇红，心烦口渴，小便短赤，舌红，脉数。

【临床应用】常用于上消化道出血、支气管扩张及肺结核咯血等属热迫血妄行者。

【注意事项】忌烟、酒、辛辣等物。若出血属于虚寒者忌用。

黄土汤 　《金匮要略》

【组成】甘草　干地黄　白术　炮附子　阿胶　黄芩各三两（各9g）　灶心黄土半斤（30g）

【用法】水煎服，阿胶烊化冲服。

【功效】温阳健脾，养血止血。

【主治】脾阳不足，脾不统血证。大便下血，先便后血，或吐血、衄血，及妇人崩漏、血色暗淡，四肢不温，面色萎黄，舌淡苔白，脉沉细无力。

【临床应用】常用于上消化道出血及功能性子宫出血等属脾阳不足者。

【注意事项】因实热出血者，不可服用；有外邪者，不宜使用。

三、中成药表解

方剂名称	功效	主治
复方丹参片	活血化瘀，理气止痛	气滞血瘀，胸痹冠心病，心绞痛
血府逐瘀丸	活血祛瘀，行气止痛	瘀血内阻之头痛、胸痛
麝香保心丸	芳香温通，益气强心	气滞血瘀之胸痹
冠心苏合丸	理气，宽胸，止痛	寒凝气滞，心脉不通，胸痹
速效救心丸	行气活血，祛瘀止痛	气滞血瘀，冠心病，心绞痛
地奥心血康胶囊	活血化瘀，行气止痛	冠心病，心绞痛，瘀血内阻胸痹
通心络胶囊	益气活血，通络止痛	心气虚乏，血瘀阻络，冠心病
槐角丸	清肠疏风，凉血止血	血热肠风便血
三七胶囊	散瘀止血，消肿止痛	外伤出血，跌扑肿痛
七厘散	活血散瘀，消肿止血，定痛	跌打损伤，痹证，急性腰扭伤，慢性腰痛
心脉通片	活血化瘀，通脉养心，降压降脂	高血压，高血脂
再造丸	活血化瘀，化痰通络，行气止痛	中风后遗症

续表

方剂名称	功效	主治
妇女痛经丸	活血散寒，调经止痛	寒凝血滞，经来腹痛
桂枝茯苓丸	活血化瘀，缓消癥块	妇人小腹宿有包块，腹痛拒按
益母草膏（冲剂）	活血调经	气血不和引起的妇科病证
云南白药膏	活血散瘀，消肿止痛，祛风除湿	外伤肿痛
活血止痛散	活血散瘀，消肿止痛	外伤肿痛
舒筋活血丸	舒筋通络，活血止痛	闪腰岔气
跌打丸	活血散瘀，消肿止痛	外伤
妇科十味片	养血疏肝，调经止痛	血虚肝郁，月经不调
加味逍遥丸	疏肝清热，健脾养血	肝郁血虚，肝脾不和
调经丸	理气和血，调经止痛	气郁血滞之月经不调
七制香附丸	开郁顺气，调经养血	气滞经闭
固经丸	滋阴清热，固经止带	阴虚血热，经血量多，先期
痛经丸	温经活血，调经止痛	下焦寒凝血瘀之痛经
调经止痛片	补气活血，调经止痛	月经后期
妇科千金片	清热除湿，益气化瘀	湿热郁阻，月经不调
抗妇炎胶囊	活血化瘀，清热燥湿	血瘀，湿热郁阻
八珍益母丸	益气养血，活血调经	气血两虚兼血瘀
乌鸡白凤丸	补气养血，调经止带	气血两虚之月经不调
当归养血丸	益气养血调经	气血两虚之月经不调
乳癖消	软坚散结，活血消痛	气滞血瘀所致乳癖，乳腺增生

第十二节 补益剂

一、概述

凡以补益药为主组成，具有补养人体气、血、阴、阳等作用，用以治疗各种虚证的方剂，统称补益剂。属于"八法"中的"补法"。虚证有气虚、血虚、气血两虚、阴虚、阳虚、阴阳两虚等不同，所以，补益剂也分为补气剂、补血剂、气血双补剂、补阴剂、补阳剂和阴阳并补剂。

二、常用方剂

（一）补气剂

四君子汤 （《太平惠民和剂局方》）

【组成】人参去芦　白术　茯苓去皮（各9g）　甘草炙各等分（6g）

【用法】水煎服。

【功效】益气健脾。

【主治】脾胃气虚证。面色萎白，气短乏力，语音低微，食少便溏，舌淡苔白，脉虚弱。

【临床应用】现代常用于治疗慢性胃炎、胃及十二指肠溃疡等属脾胃气虚证者。

【注意事项】适宜在小满、芒种前后服用，效果更佳。

知识链接

四君子汤中四味药材品性平和中正，不偏不倚，从了"君子致中和"的古意。故用"四君子"来命名。

参苓白术散 (《太平惠民和剂局方》)

【组成】人参二斤 (15g)　　白术二斤 (15g)　　白茯苓二斤 (15g)　　炙甘草二斤 (10g) 山药二斤 (15g)　莲子肉去皮，一斤 (9g)　薏苡仁一斤 (9g)　砂仁一斤 (6g)　炒桔梗一斤 (6g)　炒白扁豆姜汁浸，去皮，一斤半 (12g)

【用法】散剂，一次9g，每日2次。作汤剂，加大枣3枚，水煎服。

【功效】健脾益气，渗湿止泻。

【主治】脾虚夹湿证。饮食不化，胸脘痞闷，肠鸣泄泻，四肢无力，形体消瘦，面色萎黄，舌淡苔白腻，脉虚缓。

【临床应用】常用于一些慢性疾病，如慢性胃肠炎、贫血、慢性支气管炎、慢性肾炎以及妇女带下等属脾虚夹湿者。

【注意事项】忌不易消化食物。感冒发热病人不宜服用。

补中益气汤 (《脾胃论》)

【组成】黄芪五分 (18g)　　人参三分 (9g)　　白术三分 (9g)　　炙甘草五分 (9g)　　当归二分 (3g)　橘皮二分或三分 (6g)　升麻二分或三分 (6g)　柴胡二分或三分 (6g)

【用法】水煎服。

【功效】补中益气，升阳举陷。

【主治】①脾胃气虚证。饮食减少，体倦肢软，少气懒言，面色㿠白，大便稀溏，舌淡苔白，脉虚软。②气虚下陷证。脱肛，子宫下垂，久泻，久痢，久疟以及崩漏等，气短乏力，语音低微，舌淡苔白，脉虚弱。③气虚发热证。身热有汗，渴喜热饮，气短乏力，食少，舌淡，脉虚大无力。

【临床应用】常用于治疗胃下垂、胃黏膜脱垂、重症肌无力、脱肛、眼睑下垂、功能性子宫出血、子宫脱垂、乳糜尿、产后小便不禁、功能性发热、血细胞减少症等属中气下陷或脾虚者。

【注意事项】阴虚内热者忌服。

玉屏风散 （录自《医方类聚》）

【组成】蜜炙黄芪二两 (30g)　白术二两 (30g)　防风一两 (15g)

【用法】散剂，每次 6～9g，每日 2 次，大枣煎汤送服；亦可作汤剂，水煎服。

【功效】益气固表止汗。

【主治】表虚自汗。汗出恶风，面色㿠白，舌淡苔薄白，脉浮虚。亦治虚人腠理不固，易于感冒。

【临床应用】常用于过敏性鼻炎、上呼吸道感染属表虚不固而外感风邪者，以及用于预防体弱反复上呼吸道感染者。

【注意事项】阴虚盗汗，则不宜使用。

生脉散 （《医学启源》）

【组成】人参五分 (9g)　麦冬五分 (9g)　五味子五粒 (6g)

【用法】水煎服。

【功效】益气生津，敛阴止汗。

【主治】①温热、暑热耗气伤阴证。汗多神疲，体倦乏力，气短懒言，咽干口渴，舌干红少苔，脉虚数。②久咳伤肺，气阴两伤虚证。干咳少痰，气短自汗，口干舌燥，脉虚细。

【临床应用】常用于肺结核、慢性支气管炎、神经衰弱所致失眠、心脏病心律不齐等属气阴两虚者。

【注意事项】若属外邪未解，或暑病热盛，气阴未伤者，均不宜用。

（二）补血剂

四物汤 （《仙授理伤续断秘方》）

【组成】熟地黄 (15g)　当归 (9g)　白芍药 (9g)　川芎各等分 (6g)

【用法】水煎服。

【功效】补血调血。

【主治】营血虚滞证。头晕目眩，心悸失眠，面色无华，妇女月经不调，量少或经闭不行，脐腹作痛，舌淡，脉细弦或细涩。

【临床应用】现代常用于治疗妇女月经不调、胎产疾病、荨麻疹、慢性皮肤病、骨伤科疾病以及过敏性紫癜、神经性头痛等属血虚血滞者。

【注意事项】对于阴虚发热，以及血崩气脱之证不宜。

（三）补阴剂

六味地黄丸　（《小儿药证直诀》）

【组成】熟地黄八钱（24g）　　山茱萸　干山药各四钱（各12g）　　泽泻　牡丹皮　茯苓去皮，各三钱（9g）

【用法】蜜丸，每服9g，日2～3次；作汤剂，水煎服。

【功效】滋阴补肾。

【主治】肾阴虚证。腰膝酸软，头晕目眩，耳鸣耳聋，盗汗，遗精或骨蒸潮热，手足心热，口燥咽干，牙齿动摇，消渴以及小儿囟门不合，舌红少苔，脉细数。

【临床应用】常用于慢性肾炎、高血压、糖尿病、肺结核、甲状腺功能亢进、无排卵性功能性子宫出血、更年期综合征等属肾阴虚弱者。

【注意事项】忌不易消化食物。感冒发热病人不宜服用。

百合固金汤　（《慎斋遗书》）

【组成】熟地黄三钱（9g）　　生地三钱（9g）　　当归身三钱（9g）　　白芍　甘草各一钱（各3g）　桔梗　玄参各八分（各3g）　　贝母　麦冬　百合各一钱半（各6g）

【用法】水煎服。

【功效】滋肾润肺，止咳化痰。

【主治】肺肾阴亏，虚火上炎证。咳嗽气喘，痰中带血，咽喉燥痛，头晕目眩，午后潮热，舌红少苔，脉细数。

【临床应用】现代常用于治疗慢性肾炎、高血压病、糖尿病、肺结核、肾结核、甲状腺功能亢进、中心性视网膜炎及无排卵性功能性子宫出血、更年期综合征等属肝肾阴虚证者。

【注意事项】本方药物多属甘寒滋腻之品，若脾虚便溏，饮食减少者宜慎用。

（四）补阳剂

肾气丸　（《金匮要略》）

【组成】干地黄八两（24g）　　薯蓣（即山药）　山茱萸各四两（12g）　　泽泻　茯苓　牡丹皮各三两（各9g）　桂枝　附子炮，各一两（各3g）

【用法】蜜丸，每服6～9g，日2～3次，白酒或淡盐汤送下。作汤剂，水煎服。

【功效】补肾助阳。

【主治】肾阳不足证。腰痛脚软，身半以下常有冷感，少腹拘急，小便不利或小便反多，入夜尤甚，阳痿早泄，舌淡而胖，脉虚弱，尺部沉细；以及痰饮、水肿、消渴、脚气、转胞等。

【临床应用】常用于慢性肾炎、糖尿病、甲状腺功能减退、性神经衰弱、肾上腺皮质功能减退、慢性支气管哮喘、更年期综合征等属肾阳不足者。

【注意事项】如有咽干、口燥、舌红、少苔等肾阴不足，肾火上炎症状者不宜用。

（五）阴阳并补剂

地黄饮子 （《黄帝素问宣明论方》）

【组成】熟干地黄 (18~30g)　巴戟天去心　山茱萸　石斛　肉苁蓉酒浸，焙（各9g）炮附子　五味子　官桂　白茯苓　麦冬去心　石菖蒲　远志各等分（各6g）

【用法】加生姜5片，大枣1枚，薄荷2g。水煎服。

【功效】滋肾阴，补肾阳，开窍化痰。

【主治】喑痱。舌强不能言，足废不能用，口干不欲饮，足冷面赤，脉沉细弱。

【临床应用】常用于高血压病、脑动脉硬化、中风后遗症、脊髓炎等慢性病过程中出现阴阳两虚者。

【注意事项】服药期间，忌生冷食物。本方阴阳并补，温而不燥，是其特长；然毕竟偏于温补，故对气火上升，肝阳偏亢之证，不宜应用。

三、中成药表解

方剂名称	功效	主治
补中益气丸	补中益气，升阳举陷	脾胃虚弱，中气下陷
参芪片	补益元气	气虚体弱，四肢无力
当归补血口服液	补气益血	气血两虚证
归脾丸	益气健脾，养血安神	心脾两虚证
十全大补膏（丸）	温补气血	气血不足证
知柏地黄丸	滋阴降火	阴虚火旺证
左归丸	滋肾补阴	真阴不足证
大补阴丸	滋阴降火	阴虚火旺，咯血，耳鸣
麦味地黄丸	滋肾养肺	肺肾阴亏证
杞菊地黄丸	滋肾养肝	肝肾阴亏证
河车大造丸	滋阴清热，补肾益肺	肺肾两虚证
消渴丸	滋肾养阴，益气生津	气阴两虚，消渴症
龙牡壮骨颗粒	强筋壮骨，健脾和胃	治疗和预防小儿佝偻病、软骨病

第十三节 固涩剂

一、概述

凡以固涩药为主组成，具有收敛固涩作用，用以治疗气、血、精、津液耗散滑脱之证的方剂，统称固涩剂。本类方剂根据所治病证的不同，分为固表止汗剂、敛肺止咳剂、涩肠固脱剂、涩精止遗剂、固崩止带剂五类。

二、常用方剂

（一）固表止汗剂

牡蛎散 （《太平惠民和剂局方》）

【组成】黄芪去苗土（15g）　麻黄根洗（15g）　牡蛎米泔浸，刷去土，火烧通赤，各一两（15g）

【用法】加小麦或浮小麦15g，水煎服。

【功效】益气固表，敛阴止汗。

【主治】自汗，盗汗。体常自汗，夜卧更甚，久而不止，心悸惊惕，短气烦倦，舌淡红，脉细弱。

【临床应用】现代常用于治疗病后、手术后及产后自汗、盗汗等属气阴两虚者。

【注意事项】本方收敛固涩之功较著，汗多因实邪而致者禁用。

（二）敛肺止咳剂

九仙散 （王子昭方，录自《医学正传》）

【组成】人参　款冬花　桔梗　桑白皮　五味子　阿胶　乌梅各一两（各12g）　贝母半两（5g）　罂粟壳八两，去顶，蜜炒黄（6g）

【用法】散剂，每次6～9g；作汤剂，水煎服。

【功效】敛肺止咳，益气养阴。

【主治】久咳肺虚证。久咳不已，咳甚则气喘自汗，痰少而黏，脉虚数。

【临床应用】现代常用于治疗支气管炎、支气管哮喘、百日咳等见有上述证候者。慢性气管炎、肺气肿属久咳肺虚，气阴两亏者，可用本方加减。

【注意事项】久咳而内多痰涎，或咳嗽而外有表证者忌用，以免邪留不去。方中罂粟壳不宜多服，久服。

（三）涩肠固脱剂

真人养脏汤　（《太平惠民和剂局方》）

【组成】人参　当归去芦　白术焙，各六钱（各6g）　　肉豆蔻面裹煨，半两（8g）　　肉桂去粗皮　甘草炙，各八钱（各6g）　　白芍药一两六钱（12g）　　木香不见火，一两四钱（3g）　　诃子去核，一两二钱（9g）　　罂粟壳去蒂萼，蜜炙，三两六钱（6g）

【用法】水煎服。

【功效】涩肠止泻，温中补虚。

【主治】久泻久痢。大便滑脱不禁，或下痢赤白，或便脓血，里急后重，脐腹疼痛，日夜无度，胸膈痞闷，胁肋胀满，不思饮食，及脱肛坠下，舌淡苔白，脉迟细。

【临床应用】常用于慢性肠炎、慢性痢疾日久不愈属脾肾虚寒者。

【注意事项】忌酒及生冷、鱼腥、油腻。本方为治脾肾虚寒之久泻久痢而设，而湿热积滞之泻痢，自当禁用。

四神丸　（《证治准绳》）

【组成】补骨脂四两（12g）　　肉豆蔻二两（6g）　　炒吴茱萸一两（3g）　　五味子二两（6g）

【用法】丸剂，每服6~9g，日2次，温开水送服。作汤剂，加生姜6g，红枣10枚，水煎服。

【功效】温肾暖脾，固肠止泻。

【主治】脾肾阳虚之五更泻。五更泄泻，不思饮食，食不消化，或腹痛腰酸肢冷，神疲乏力，舌淡，苔薄白，脉沉迟无力。

【临床应用】常用于过敏性结肠炎、慢性非特异性结肠炎等属脾肾虚寒者。

【注意事项】忌食生冷之物。湿热泄泻，腹痛者禁用。

（四）涩精止遗剂

金锁固精丸　（《医方集解》）

【组成】炒沙苑蒺藜　蒸芡实　莲须各二两（各12g）　　酥炙龙骨　牡蛎盐水煮一日一夜，煅粉，各一两（各6g）

【用法】丸剂，每服9g，1日2次，温开水送下。作汤剂，加莲子肉6g，水煎服。

【功效】补肾涩精。

【主治】肾虚不固之遗精。遗精滑泄，神疲乏力，腰痛耳鸣，舌淡苔白，脉细弱。

【临床应用】常用于遗精、早泄、乳糜尿、带下、尿失禁等属肾虚下元不固者。

【注意事项】本方多为收敛之品，偏于固涩。如属心、肝火旺或下焦湿热所扰以致遗精者，禁用本方。

（五）固崩止带剂

固冲汤 《医学衷中参西录》

【组成】炒白术一两（30g）　生黄芪六钱（18g）　煅龙骨八钱（24g）　煅牡蛎八钱（24g）
山茱萸肉八钱（24g）　生杭芍四钱（12g）　海螵蛸四钱（12g）　茜草三钱（9g）　棕榈炭二钱
（6g）　五倍子轧细，药汁送服，五分（1.5g）

【用法】水煎服。

【功效】益气健脾，固冲摄血。

【主治】脾气虚弱，冲脉不固证。血崩或月经过多，色淡质稀，心悸气短，腰膝酸软，舌淡，脉微弱者。

【临床应用】常用于功能性子宫出血、经期或产后出血过多属脾气虚弱，冲任不固者。

【注意事项】凡阴虚血热，冲任热盛，胞宫血瘀引起的月经过多，不宜应用。

完带汤 《傅青主女科》

【组成】炒白术一两（30g）　炒山药一两（30g）　酒炒白芍五钱（15g）　酒炒车前子三钱（9g）　制苍术三钱（9g）　人参二两（6g）　陈皮五分（2g）　黑荆芥穗五分（2g）　柴胡六分（2g）　甘草一钱（3g）

【用法】水煎服。

【功效】补脾疏肝，化湿止带。

【主治】脾虚肝郁，湿浊带下。带下色白，清稀如涕，面色㿠白，倦怠便溏，舌淡苔白，脉缓或濡弱。

【临床应用】常用于阴道炎、宫颈糜烂、盆腔炎而属脾虚肝郁，湿浊下注者。

【注意事项】带下证属湿热下注者，非本方所宜。

三、中成药表解

方剂名称	功效	主治
缩泉丸	补肾缩尿	肾虚小便频数，遗尿
锁阳固精丸	益肾固精	肾阳不足，遗精滑泄
固本益肠片	健脾温肾，涩肠止泻	脾虚或脾肾阳虚所致的慢性泄泻
固肠止泻丸	调和肝脾，涩肠止泻	肝脾不和，泻痢腹痛
涩肠止泻散	收敛止泻，健脾和胃	脾胃气虚泄泻，急慢性肠炎

第十四节 治风剂

一、概述

凡以辛散祛风或息风止痉的药物为主组成，具有疏散外风或平息内风的作用，用以治疗风病的方剂，统称治风剂。风病的治疗，外风宜疏散，内风宜平息。因此，本类方剂相应地分为疏散外风剂和平息内风剂两大类。

二、常用方剂

（一）疏散外风剂

川芎茶调散 （《太平惠民和剂局方》）

【组成】川芎　荆芥去梗，各四两（各12g）　白芷　羌活　甘草爁，各二两（各6g）细辛一两（3g）　防风去芦，一两半（4.5g）　薄荷不见火，八两（12g）

【用法】散剂，每服6～10g，茶水送服；作汤剂，水煎服。

【功效】疏风止痛。

【主治】外感风邪头痛。偏正头痛或颠顶作痛，恶寒发热，目眩鼻塞，舌苔薄白，脉浮。

【临床应用】常用于治疗偏头痛、血管神经性头痛、慢性鼻炎头痛等属风邪所致者。

【注意事项】忌烟、酒及辛辣食物。

独活寄生汤 （《备急千金要方》）

【组成】独活三钱（9g）　桑寄生　杜仲　牛膝　细辛　秦艽　茯苓　桂心　防风川芎　人参　甘草　当归　芍药　生地黄各二钱（各6g）

【用法】水煎服。

【功效】祛风湿，止痹痛，益肝肾，补气血。

【主治】痹证日久，肝肾两虚，气血不足证。腰膝疼痛、痿软，肢节屈伸不利，或麻木不仁，畏寒喜温，心悸气短，舌淡苔白，脉细弱。

【临床应用】常用慢性关节炎、类风湿性关节炎、风湿性坐骨神经痛、腰肌劳损、骨质增生症、小儿麻痹等属风寒湿痹日久，正气不足者。

【注意事项】痹证属湿热实证者忌用。

消风散 （《外科正宗》）

【组成】当归　生地黄　防风　蝉蜕　知母　苦参　胡麻仁　荆芥　苍术　牛蒡子

石膏各一钱（各6g）　　木通　甘草各五分（各3g）

【用法】水煎，空腹服。

【功效】疏风除湿，清热养血。

【主治】风疹、湿疹。皮肤瘙痒，疹出色红，或遍身云片斑点，抓破后渗出津水，苔白或黄，脉浮数。

【临床应用】常用于急性荨麻疹、湿疹、过敏性皮炎、稻田性皮炎、药物性皮炎、神经性皮炎等属风热或风湿所致者。

【注意事项】服药期间不宜食辛辣、鱼腥、烟酒、浓茶等，以免影响疗效。

（二）平息内风剂

羚角钩藤汤　（《通俗伤寒论》）

【组成】羚角片一钱半，先煎（4.5g）　　双钩藤三钱，后入（9g）　　霜桑叶二钱（6g）　　滁菊花三钱（9g）　　鲜生地五钱（15g）　　生白芍三钱（9g）　　川贝母四钱，去心（12g）　　淡竹茹鲜刮，与羚羊角先煎代水，五钱（15g）　　茯神木三钱（9g）　　生甘草八分（3g）

【用法】水煎服。

【功效】凉肝息风，增液舒筋。

【主治】热盛动风证。高热不退，烦闷躁扰，手足抽搐，发为痉厥，甚则神昏，舌绛而干，或舌焦起刺，脉弦而数。

【临床应用】常用于流行性脑炎、乙型脑炎以及妊娠子痫、高血压所致的头痛、眩晕、抽搐等属肝经热盛，热极动风，或阳亢动风者。

【注意事项】若热病后期，阴虚风动，而病属虚风者，不宜应用。

镇肝息风汤　（《医学衷中参西录》）

【组成】怀牛膝一两（30g）　　生赭石轧细，一两（30g）　　生龙骨五钱（15g）　　生牡蛎五钱（15g）　　生龟板五钱（15g）　　生杭芍五钱（15g）　　玄参五钱（15g）　　天冬五钱（15g）　　川楝子二钱（6g）　　生麦芽二钱（6g）　　茵陈二钱（6g）　　甘草钱半（4.5g）

【用法】水煎服。

【功效】镇肝息风，滋阴潜阳。

【主治】类中风。头目眩晕，目胀耳鸣，脑部热痛，心中烦热，面色如醉，或时常噫气，或肢体渐觉不利，口角渐形㖞斜；甚或眩晕颠仆，昏不知人，移时始醒，或醒后不能复原，脉弦长有力者。

【临床应用】常用于高血压、脑血栓形成、血管神经性头痛等属肝肾阴虚，肝风内动者。

【注意事项】因血虚、气虚、肾虚、痰湿所致的眩晕及肾阴阳俱虚的高血压不宜用。

天麻钩藤饮　（《中医内科杂病证治新义》）

【组成】石决明_{先煎}（18g）　钩藤_{后下}　川牛膝（各12g）　天麻　栀子　黄芩　杜仲　益母草　桑寄生　首乌藤　朱茯神（各9g）

【用法】水煎服。

【功效】平肝息风，清热活血，补益肝肾。

【主治】肝阳偏亢，肝风上扰证。头痛，眩晕，失眠，舌红苔黄，脉弦。

【临床应用】常用于高血压、内耳性眩晕等属肝阳上亢，肝风上扰者。

【注意事项】天麻不宜久煎。阴虚、血虚者慎用。

三、中成药表解

方剂名称	功效	主治
正天丸	疏风活血，通络止痛	外感风邪，瘀血阻络
通天口服液	活血化瘀，祛风止痛	瘀血阻滞，风邪上扰
大活络丸	祛风止痛，祛湿豁痰，舒筋活络	缺血性中风，风湿痹症
牛黄降压片	清心化痰，平肝安神	心肝火旺，痰热壅盛
脑立清丸	平肝潜阳，醒脑安神	肝阳上亢证
全天麻胶囊	平肝，息风，止痉	肝风上扰，头晕目眩
脑血栓片	活血化瘀，醒脑通络，潜阳息风	瘀血阻络，肝阳上亢
华佗再造丸	活血化瘀，化痰通络，行气止痛	痰瘀阻络中风
天麻头痛片	养血祛风，散寒止痛	风寒头疼，血瘀头痛
麝香壮骨膏	镇痛，消炎	风湿疼痛
仙灵骨葆胶囊	滋补肝肾，活血通络，强筋壮骨	肝肾不足，瘀血阻络
养血荣筋丸	养血荣筋，祛风通络	类风湿关节炎
强力天麻杜仲丸	散风活血，舒筋止痛	中风
益肾蠲痹丸	温补肾阳，搜风剔邪，蠲痹通络	尪痹
追风透骨片	祛风除湿，通经活络，散寒止痛	风寒湿痹证
天麻片	祛风除湿，通络止痛，补益肝肾	风湿瘀阻，肝肾不足
牵正散	祛风化痰止痉	风中经络，口眼㖞斜

第十五节　安 神 剂

一、概述

凡以安神药为主组成，具有安神定志作用，用以治疗神志不安疾患的方剂，统称为安神剂。神志不安疾患，分为实证、虚证，实证宜重镇安神；虚证宜补养安神。故本类方剂可分为重镇安神剂与补养安神剂两类。

二、常用方剂

（一）重镇安神剂

朱砂安神丸 　《内外伤辨惑证》

【组成】朱砂半两（1g）　黄连六钱（15g）　炙甘草五钱五分（15g）　生地黄十钱五分（6g）当归二钱五分（8g）

【用法】上药蜜炼为丸，每次 6～9g，临睡前温开水送服。

【功效】重镇安神，清心泻火。

【主治】心火偏亢，阴血不足证。心烦神乱，失眠多梦，惊悸怔忡，甚则欲吐不果，胸中自觉懊恼，舌红，脉细数。

【临床应用】常用于神经衰弱、精神抑郁症、神经官能症等属心火偏亢、阴血不足者。

【注意事项】忌食辛辣、油腻食物。孕妇忌服，不宜多服或久服。

（二）补养安神剂

天王补心丹 　《摄生秘剖》

【组成】酸枣仁　柏子仁炒　当归身酒洗　天门冬去心　麦门冬去心，各二两（各9g）生地黄酒洗，四两（12g）　人参去芦　丹参微炒　玄参　白茯苓去皮　五味子烘　远志去心，炒　桔梗各五钱（各5g）

【用法】上为末，炼蜜为丸，如梧桐子大。每服 20 丸，睡前温开水送服。

【功效】滋阴养血，补心安神。

【主治】阴虚血少。虚烦失眠，心悸神疲，梦遗健忘，大便干结，手足心热，口舌生疮，舌红少苔，脉细而数。

【临床应用】常用于神经衰弱、神经官能症、精神分裂症、心脏病、甲状腺功能亢进等属心经阴亏血少者。

【注意事项】脾胃虚弱，便溏者不宜长期服用。

酸枣仁汤 　《金匮要略》

【组成】炒酸枣仁二升（15g）　茯苓二两（6g）　知母二两（6g）　川芎二两（6g）　甘草一两（3g）

【用法】水煎，睡前服。

【功效】养血安神，清热除烦。

【主治】虚烦不眠证。失眠心悸，虚烦不安，头目眩晕，咽干口燥，舌红，脉弦细。

【临床应用】常用于神经衰弱、心脏神经官能症、更年期综合征等属肝血不足，虚热内扰，心神不安者。

【注意事项】实证、热证所致失眠不宜用。

甘麦大枣汤 （《金匮要略》）

【组成】炙甘草三两 (9g)　　小麦一升 (15g)　　大枣十枚 (10 枚)

【用法】水煎服。

【功效】养心安神，和中缓急。

【主治】脏躁。精神恍惚，常悲伤欲哭，不能自主，心中烦乱，睡眠不安，甚则言行失常，呵欠频作，舌淡红苔少，脉细微数。

【临床应用】主要用于神经官能症、癔病、抑郁症、更年期综合征等属心阴不足，肝气失和者。

【注意事项】湿浊内盛者不宜用。心火亢盛者不宜用。

三、中成药表解

方剂名称	功效	主治
柏子养心丸	补气，养血，安神	心气虚寒，失眠
养血安神丸	养血安神	失眠多梦，心悸头晕
安神健脑液	益气养血，滋阴生津，养心安神	气血两亏，阴津不足
安神补脑液	生精补髓，益气养血，强脑安神	肾精不足，气血两亏
安神补心丸	养心安神	心血不足，虚火内扰
枣仁安神液	养血安神	心血不足之失眠
解郁安神颗粒	疏肝解郁，安神定志	情志不舒，肝郁气滞

第十六节　开窍剂

一、概述

凡以芳香开窍药为主组成，具有开窍醒神作用，用以治疗神昏窍闭之证的方剂，统称开窍剂。神昏窍闭之证可分为热闭与寒闭两种，所以，本类方剂又分为凉开剂和温开剂两类。

二、常用方剂

（一）凉开剂

安宫牛黄丸 （《温病条辨》）

【组成】牛黄　郁金　黄连　朱砂　山栀　雄黄　黄芩各一两 (各30g)　　水牛角浓缩粉

一两（30g）　**冰片**　**麝香**各二钱五分（各7.5g）　**珍珠**五钱（15g）

【**用法**】上为极细末，炼老蜜为丸，每丸一钱（3g），金箔为衣，蜡护。脉虚者人参汤下，脉实者银花、薄荷汤下，每服一丸。兼治飞尸卒厥，五痫中恶，大人小儿痉厥之因于热者。大人病重体实者，日再服，甚至日三服；小儿服半丸，不知，再服半丸。

【**功效**】清热开窍，豁痰解毒。

【**主治**】温热病邪热内陷心包证。高热烦躁，神昏谵语，口干舌燥，舌红或绛，脉数；亦治中风昏迷，小儿惊厥属邪热内闭者。

【**临床应用**】常用于流行性脑炎、乙型脑炎、脑血管意外、肝昏迷、尿毒症、中毒性肺炎等属邪热内陷心包，或痰热蒙蔽心窍者。

【**注意事项**】寒闭证及脱证禁用，孕妇慎用。

（二）温开剂

苏合香丸 　（《外台秘要》）

【**组成**】苏合香　龙脑（冰片）各半两（各15g）　　麝香　安息香用无灰酒一升熬膏　青木香　香附　白檀香　丁香　沉香　荜茇各一两（各30g）　　熏陆香（乳香）制，半两（15g）　　白术　诃黎勒煨　朱砂各一两（各30g）　　水牛角浓缩粉，一两（30g）

【**用法**】上为细末，入研药匀，用安息香膏并炼白蜜和剂，每服旋丸如梧桐子大，取井水化服四丸（3g），老人、小儿可服一丸，温酒化服也得，并空心服之。

【**功效**】芳香开窍，行气温中。

【**主治**】寒闭证。突然昏倒，牙关紧闭，不省人事，苔白，脉迟。或心腹卒痛，甚则昏厥。亦治中风、中气及感受时行瘴疬之气等属寒凝气滞之闭证者。

【**临床应用**】常用于脑血管意外、癔病性昏厥、癫痫、心肌梗死、心绞痛、肝昏迷等属寒痰凝滞，气血瘀阻者。

【**注意事项**】脱证者不宜应用，孕妇慎用。

三、中成药表解

方剂名称	功效	主治
清开灵颗粒	清热解毒，镇静安神	外感风热火毒证
紫雪散	清热开窍，止痉安神	热人心包，肝风内动
牛黄清心丸	清心化痰，镇惊祛风	神志混乱，言语不清，痰涎壅盛，头晕目眩
礞石滚痰丸	逐痰降火	痰火扰心，便秘

第十七节　驱虫剂

一、概述

凡以安蛔、驱虫药物为主组成，具有驱虫或者杀虫等作用，用以治疗人体消化道寄生虫病的方剂，统称为驱虫剂。属于"八法"中的消法。

二、常用方剂

乌梅丸　（《伤寒论》）

【组成】乌梅三百枚（30g）　细辛六两（3g）　蜀椒四两（5g）　干姜十两（9g）　黄连十六两（9g）　当归四两（6g）　炮附子六两（6g）　桂枝六两（6g）　人参六两（6g）　黄柏六两（6g）

【用法】上药为末，蜜炼成丸如绿豆大。每于空腹时以粥饮下20丸。

【功效】温脏安蛔。

【主治】蛔厥证。腹痛时作，手足厥冷，时静时烦，时发时止，得食而呕，常自吐蛔。亦治久痢。

【临床应用】常用于胆道蛔虫症、肠道蛔虫症、慢性胃肠炎、慢性细菌性痢疾、慢性结肠炎等属寒热错杂，正气虚弱者。

【注意事项】空腹服药，禁食生冷、油腻之物。年老、体弱、孕妇宜慎用或禁用。

肥儿丸　（《太平惠民和剂局方》）

【组成】炒神曲　黄连各十两（各9g）　煨肉豆蔻　使君子　炒麦芽各五两（各6g）　槟榔细剉，二十个（9g）　木香二两（3g）

【用法】上药共为细末，取鲜猪胆汁和为小丸，每次3g，空腹服，一岁以下小儿酌减。

【功效】杀虫消积，清热健脾。

【主治】小儿疳积。消化不良，面黄体瘦，肚腹胀满，发热口臭，大便溏薄，以及虫积腹痛。

【临床应用】常用于小儿肠道蛔虫症、小儿慢性消化不良等属脾虚食积、虫积者。

【注意事项】该品为驱虫消积药，不可作为补品长期服用，非因虫积所致消化不良不宜用。忌生冷、油腻食物。

三、中成药表解

方剂名称	功效	主治
驱虫片	杀虫理气，导滞泻热	各种寄生虫病
蛲虫药膏	驱虫止痒	蛲虫病
使君子丸	驱虫消积，散结止痛	小儿虫积

同步训练

一、单项选择题

1. 桂枝汤用于下列哪种病证（　　）

    A. 外感风寒表实证　　　　　　　　B. 外感风寒表虚，营卫不和证

    C. 风寒客表，水饮内停证　　　　　D. 素体气虚，兼外感风寒湿邪

    E. 温病初起，或外感风热证

2. 逍遥丸的功效是（　　）

    A. 疏肝理气，透邪解郁　　　　　　B. 补脾泻肝，缓痛止泻

    C. 疏肝解郁，行气止痛　　　　　　D. 疏肝解郁，健脾养血

    E. 疏肝解郁，养血润燥

3. 可用于治疗湿热淋证的方剂是（　　）

    A. 大承气汤　　　　　　　　　　　B. 调胃承气汤

    C. 八正散　　　　　　　　　　　　D. 麻子仁丸

    E. 黄龙汤

4. 茵陈蒿汤的证治要点是（　　）

    A. 午后身热　　　　　　　　　　　B. 身目俱黄，黄色鲜明

    C. 舌淡苔白　　　　　　　　　　　D. 胸闷不饥

    E. 脉沉数

5. 下列哪种病证是参附汤的主治证（　　）

    A. 中风，汗出肢冷，息微而见神昏者　B. 气郁而见神昏谵语者

    C. 痰厥而见神昏谵语者　　　　　　D. 阳明腑实而见神昏谵语者

    E. 高热而见神昏谵语者。

6. 下列哪种病证是大承气汤的主治证（　　）

    A. 中风而见神昏谵语者　　　　　　B. 气郁而见神昏谵语者

    C. 痰厥而见神昏谵语者　　　　　　D. 阳明腑实而见神昏谵语者

    E. 中暑而见神昏谵语者

7. 治疗流行性腮腺炎，首选方剂是（　　）

    A. 普济消毒饮　　　　　　　　　　B. 清营汤

    C. 黄连解毒汤　　　　　　　　　　D. 清热地黄汤

    E. 白虎汤

8. 由人参、白术、茯苓和炙甘草组成，治疗脾胃气虚证的基本方剂是（　　）

    A. 四君子汤　　　　　　　　　　　B. 四物汤

    C. 玉屏风散　　　　　　　　　　　D. 肾气丸

    E. 归脾丸

9. 四物汤的主治证下列哪项最准确（　　）

    A. 表虚不固　　　　　　　　　　　B. 气阴两虚

    C. 气血两虚　　　　　　　　　　　D. 营血虚滞

    E. 阴虚发热

10. 痛泻要方的功效是（　　）

　　A. 疏肝解郁，行气止痛　　　　　　B. 健脾柔肝，祛湿止泻

　　C. 清热燥湿，止痛止泻　　　　　　D. 清热解毒，凉血止泻

　　E. 消食导滞，健脾止泻

11. 病人若出现失眠多梦，惊悸怔忡，心烦神乱，舌红、脉细数，治宜选用（　　）

　　A. 天王补心丹　　　B. 酸枣仁汤　　　C. 朱砂安神丸

　　D. 磁朱丸　　　E. 甘麦大枣汤

12. 治上实下虚之喘咳，宜选用（　　）

　　A. 苏子降气汤　　　B. 定喘汤　　　C. 小青龙汤

　　D. 麻黄汤　　　E. 都气丸

13. 治疗湿热黄疸的常用方是（　　）

　　A. 茵陈四逆汤　　　B. 茵陈蒿汤　　　C. 甘露消毒丹

　　D. 蒿芩清胆汤　　　E. 导赤散

14. 茵陈蒿汤的功用是（　　）

　　A. 清热利湿退黄　　　B. 清热泻火退黄　　　C. 清热解毒退黄

　　D. 清热利水通淋　　　E. 清热燥湿退黄

15. 真武汤的功用是（　　）

　　A. 温阳利水　　　B. 益气固表　　　C. 健脾化饮

　　D. 行气利湿　　　E. 解表散寒

16. 具有祛风湿，止痹痛，益肝肾，补气血功效的方剂是（　　）

　　A. 九味羌活汤　　　B. 大秦艽汤　　　C. 独活寄生汤

　　D. 羌活胜湿汤　　　E. 防风汤

17. 川芎茶调散主治（　　）

　　A. 外感风邪头痛　　　B. 肝阳上亢头痛　　　C. 气虚不升头痛

　　D. 血虚不荣头痛　　　E. 瘀血阻络头痛

18. 羚角钩藤汤中钩藤应（　　）

　　A. 先煎　　　B. 包煎　　　C. 另煎

　　D. 后下　　　E. 泡服

19. 虫积成疳，治疗宜选用（　　）

　　A. 化虫丸　　　B. 肥儿丸　　　C. 乌梅丸

　　D. 健脾丸　　　E. 四君子汤

20. 完带汤的功用特点是（　　）

　　A. 健脾化湿止带，兼以清热　　　　B. 健脾化湿止带，兼以疏肝

　　C. 健脾收涩止带，兼以化湿　　　　D. 健脾收涩止带，兼以养血

　　E. 健脾疏肝并重，兼以祛湿

二、问答题

1. 使用解表剂应注意哪些问题？

2. 泻下剂的使用注意事项有哪些？

3. 六味地黄丸与肾气丸都能治疗肾虚腰痛，如何区别应用？

4. 治风剂分哪几类？各适应于何种病证？注意哪些事项？

5. 使用固涩剂应该注意哪些事项？

6. 比较四君子汤和理中汤。

7. 写出补阳还五汤的药物组成、功效、主治病证。

8. 试述生脉饮的临床应用。